高职高专教育"十二五"规划建设教材

食品营养与卫生

席会平　慕永利　主编

中国农业大学出版社
·北京·

内 容 简 介

本书主要分为基础知识和实验实训两大部分。基础知识部分共 8 个项目,分别是营养与卫生基础理论知识、人体需要的能量和营养素、各类食物的营养、各类人群的合理膳食、膳食结构与营养配餐、膳食与疾病、食品污染及其预防、食物中毒及其预防。在学习营养学基本理论的基础上指导不同年龄、不同生理阶段的人群(如孕妇、乳母、婴幼儿、儿童青少年和老人等)及不同病理条件下人群(肥胖病、高血压、糖尿病和癌症患者)合理膳食,并结合实例对个体进行营养配餐。实验实训部分有膳食调查、食物营养价值的评价等 16 个实验实训项目,具有较强的实用性。本书每个项目前都有学习目标和教学基本内容,项目后还设有思考题,便于学习记忆。

本书适用于高职高专食品加工技术、食品营养与检测、食品生物技术、农产品质量检测等专业的教师与学生使用,也可作为从事食品类生产的技术人员参考用书。

图书在版编目(CIP)数据

食品营养与卫生/席会平,慕永利主编. —北京:中国农业大学出版社,2014.6
ISBN 978-7-5655-0985-8

Ⅰ.①食… Ⅱ.①席… ②慕… Ⅲ.①食品营养-高等职业教育-教学参考资料
②食品卫生—高等职业教育—教学参考资料 Ⅳ.①R15

中国版本图书馆 CIP 数据核字(2014)第 112036 号

书 名	食品营养与卫生		
作 者	席会平 慕永利 主编		
策划编辑	姚慧敏 伍 斌	责任编辑	冯雪梅
封面设计	郑 川	责任校对	陈 莹 王晓凤
出版发行	中国农业大学出版社		
社 址	北京市海淀区圆明园西路 2 号	邮政编码	100193
电 话	发行部 010-62818525,8625	读者服务部	010-62732336
	编辑部 010-62732617,2618	出 版 部	010-62733440
网 址	http://www.cau.edu.cn/caup		
经 销	新华书店	e-mail	cbsszs @ cau.edu.cn
印 刷	涿州市星河印刷有限公司		
版 次	2014 年 7 月第 1 版 2014 年 7 月第 1 次印刷		
规 格	787×1 092 16 开本 17.25 印张 418 千字		
定 价	36.00 元		

图书如有质量问题本社发行部负责调换

编　写　人　员

主　　编　席会平（河南质量工程职业学院）

　　　　　慕永利（河南煤炭职业学院）

副　主　编　田晓玲（辽宁农业职业技术学院）

　　　　　刘彦钊（河南质量工程职业学院）

参　　编　杜冰冰（潍坊职业学院）

　　　　　邱再明（河南质量工程职业学院）

　　　　　王婷婷（河南质量工程职业学院）

　　　　　尚新彬（漯河医学高等专科学校）

　　　　　孙显慧（潍坊职业学院）

　　　　　韦俊峰（南京顶益食品有限公司）

前　言

随着我国社会经济的发展和人民生活水平的提高,人们对食品的营养和卫生提出了更高的要求,不仅要吃饱,而且要吃得更健康、更安全。但是,由于人们营养和卫生知识的欠缺无法形成科学健康的饮食理念,而造成我国居民营养缺乏病与富裕文明病同在,并且食物中毒事件屡有发生,严重影响居民的生命健康。《中国营养改善行动计划》中提出要加强对营养和健康方面的人才培养及研究机构和科技队伍的建设,同时加强对各类人员的营养知识培训。我国于2009年6月1日开始实施的《中华人民共和国食品安全法》第一章第八条规定"国家鼓励社会团体、基层群众性自治组织开展食品安全法律、法规以及食品安全标准和知识的普及,倡导健康的饮食方式,增强消费者食品安全意识和自我保护能力"。要在公众宣传普及营养安全知识,就需要培养大量的食品营养与安全方面的高素质应用型人才。

本教材是根据教育部高职高专规划教材的具体要求和高等职业教育的特点,本着实用、够用的原则组织教材内容。全书主要分为基础知识和实验实训两大部分。基础知识部分主要讲述营养与卫生基础理论知识、人体需要的能量和营养素、各类食物的营养、各类人群的合理膳食、膳食结构与营养配餐、膳食与疾病、食品污染及其预防、食物中毒及其预防等。每个项目前都有学习目标和教学基本内容,项目后还设有复习思考题,便于学习记忆。实验实训部分则结合基础知识,设计了膳食调查、食物营养价值的评价、食谱设计等实验实训项目,以锻炼高职高专学生的实践动手能力。

本书由全国五所高职院校和一个大型食品企业长期从事食品营养与卫生教学和科研工作的教师、工程师合力编写,由席会平、慕永利主编。本书的编写分工如下:基础知识部分项目一、项目七由慕永利编写,项目二、项目三由席会平编写,项目四由田晓玲和尚新彬编写,项目五由邱再明编写,项目六由杜冰冰和孙显慧编写,项目八由刘彦钊编写,综合实验实训项目及附录部分由王婷婷编写。全书由席会平、韦俊峰统稿。

本教材的特色之处在于内容的先进性和实用性,适合高职高专食品加工技术、食品营养与检测、食品生物技术、农产品质量检测等专业的教师及学生使用,也可作为从事食品类生产的技术人员参考用书。

本书在编写过程中得到了中国农业大学出版社的大力支持,同时还参考了部分相关专业文献,在此一并表示衷心感谢。由于编者水平有限,书中难免有一些不足之处,敬请广大读者批评指正,以便我们今后修订、补充和完善。

编　者
2014年3月

目　　录

第一部分　基础知识

第二部分　综合实验实训项目

第三部分　附　　录

第一部分　基础知识

项目一 营养与卫生基础理论知识

【学习目标】

1. 掌握食品营养与卫生的基本概念；了解我国食品营养与卫生面临的任务；了解食品营养与卫生研究的具体内容；了解国内外居民食品营养与卫生的发展概况。

2. 理解本课程对其专业及个人生活的重要性。

【教学基本内容】

◆食品营养与卫生的有关概念及研究内容
◆食品营养与卫生的起源与发展史
◆国内外居民食品营养与卫生状况
◆食品营养与卫生今后面临的任务

任务一 食品营养与卫生概述

一、食品营养与卫生的有关概念及研究内容

随着人们生活水平的提高，人们对食品质量的要求也越来越高，对食品质量的衡量标准已不再只是过去的"色、香、味"俱佳，而是将食品的"安全卫生"和"富于营养"放在首位，那怎样吃才算是吃的既营养又卫生呢？

所谓营养是人体为了维持正常的生理、免疫功能、正常的生长发育、代谢修补等生命现象而摄取和利用食物的综合过程。由此可见营养是一种作用，是一种重要的生物学过程，食物在没有被食用之前就不能称之为"营养"，人们常说"某某食品营养丰富"或"某某食品富于营养"，其实是把"营养"和"营养素"混为一谈，营养素是指食物中含有的能供给机体能量，组成机体成分，调节生理机能的物质。目前已知有 40～45 种人体必需的营养素，并存在于食品中，它们通常分为七大类即糖类、脂肪、蛋白质、维生素、矿物质、水和膳食纤维。其中糖类、蛋白质和脂肪存在和摄取的量较大且又能提供热量，又分别称为宏量营养素和产热营养素。而维生素和矿物质在平衡膳食中仅需少量，故称微量营养素。人们正是通过摄取食物中的这些营养素达到滋养身体的目的，而正确合理地摄取和利用食物中营养素则是一门科学，即食品营养学。

食品营养学是研究食物营养和人体健康关系的学科。具体就是研究怎样正确地把食物中的营养素通过摄取、消化、吸收以及利用等生理作用以滋养人体的一门科学。人体对各种营

素的需求因个体的年龄、性别、生理状态、劳动强度等不同对各种营养素的需求是有差异的,如果其中任何一种营养素过多或不足都会影响人体正常的代谢平衡,甚至对人体健康造成危害。食品营养学涵盖的内容可概括为:①人体对热能和各种营养素的需要;②各种条件下不同人群的营养的需求;③各种食物的营养特点;④食品加工对营养素的影响;⑤常见慢性疾病人群的营养需求等。

食品卫生学是研究可能威胁人体健康的有害因素及其预防措施,以提高食品的卫生质量、保护食用者的饮食安全的一门学科,其实质就是食品的食用安全性问题。由于现代工业的发展,食品污染越来越严重,包括农药残留、重金属、食品包装材料、微生物等这些污染物通过食物进入人体,严重危害着人体健康。食品卫生研究的主要内容包括:①食品污染物质的性质、分类、来源、对人体造成的危害;②为防止污染,保证食品的卫生质量,食品生产、消费的全过程所应采取的相应措施以及食品卫生监督管理;③食物中毒及预防。

综上所述,食品营养与食品卫生是两个既有密切联系,又有明显区别的相关学科。他们研究的都是食物对人体健康的影响,前者关心的是食物有利于人体的一面,人怎样从食物中得到益处。后者关心的是食物有害于人体的一面,怎样避免食物给我们带来的危害。二者结合在一起实质就是"趋利避害",促进健康。因此食品营养与卫生是研究食物的营养、卫生与人体健康关系的一门学科。它较好地将食品营养与食品卫生的理论知识有效地运用于食品、饮食、医疗、卫生等行业实践中。

二、食品营养卫生与人体健康

有人曾经对健康有这样一个生动的譬喻:如果将一个人的事业、成功、财产等描述为下面这个巨大的数字的话:100 000 000 000 000 000 000。这个数字中的第一个数字 1 就代表着"健康",假如一个人失去了健康,那么再巨大的数字也会归于零!国内外医学界近年来研究的成果表明,一个人的生命与健康很大程度是掌握在自己手里。世界卫生组织(WHO)近年对影响人类健康的众多因素进行了评估,结果表明:每个人的健康与生命60%取决于自己,15%取决于遗传因素,10%取决于社会因素,8%取决于医疗条件,7%取决于气候影响。现代社会,生物致病因子得到了有效的控制,因此环境致病因子已成为人类疾病的主因。而饮食因素又是最重要的环境因素,当前,膳食结构是否合理已成为影响人类健康的主要原因。美国著名抗衰老研究专家认为"只有懂得了怎样吃对健康有利,才能找到长寿之路的入口",营养学之父霍雷斯·弗来切尔证实健康的生活方式和科学饮食是长寿的先决条件。

合理营养是人们的健康、智力和身体潜力得以充分发挥的先决条件。而合理营养要求膳食的种类和数量满足人体生理和生活的需要。如以馒头为例,馒头是我们日常生活中最普通的食物,当人们饥饿时吃馒头会解除饥饿,因为馒头中含有某些营养素,我们在食用它的时候,从中摄取它的营养素,但是如果一个人长期只吃馒头的话,仍然无法维持健康,因人体对营养素的需要是多方面的,而馒头主要是以糖类中淀粉为主,蛋白质、脂类等营养素含量明显不足,所以不能满足人体的需要。而任何一种营养素不足都会导致营养缺乏症,如:缺铁引起的缺铁性贫血、缺钙引起佝偻病、缺维生素 A 引起的夜盲症等;热量或脂肪过剩而引起肥胖病、糖尿病等。

"食以安为先"。食品卫生与人体健康是紧密相关的,仍然以馒头为例,馒头虽然能给人体提供营养素,可是,假如这个馒头放置时间过长,发生了变质或者受到了污染,人吃下去是会生病的。既可以引起食物中毒、传染病、寄生虫病,也可以引起慢性中毒、肿瘤等危害。因此食品安全卫生与营养同等重要,它是人体从食物中摄取营养的安全保证,是人们拥有健康身体的前提。

任务二　食品营养与卫生的起源与发展史

一、食品营养学的发展史

食品营养学是一门既古老又年轻的学科,它的起源和发展与国民经济和科学技术水平是紧密相连的,在漫长的生活实践中,人类对营养是逐渐由感性经验到科学认识。中华民族自古就有"寓医于食"、"药食同源"的传统,食疗养生的理念被人民群众广泛接受。"饮食者,人之命脉也",则是明代医药学巨匠李时珍对膳食营养对健康作用所做的高度概括。而合理营养的核心就是平衡膳食,在世界饮食科学史上最早提出平衡膳食观点的是我国。早在两千多年前《黄帝内经·素问》中就提出"五谷宜为养,五畜适为益,五菜常为充,五果当为助。"这一精辟的论述,不仅指出了平衡膳食要求食物种类要齐全,而且还以"养"、"益"、"助"、"充"来阐述膳食中各食物的比重和作用。我国历代有关营养和饮食方面的重要著作有《食经》、《食疗》、《千金食治》、《食疗本草》、《食医心鉴》、《饮膳正要》等,这些饮食平衡的内容至今仍有指导意义,而且与现代营养学的平衡理论不谋而合。在国外,公元前 900 年前的古埃及就有"患夜盲症的人最好多吃牛肝"的记载;西方公认的"现代医学之父"希波克拉底在公元前 400 年就曾说过"我们应该以食物为药,饮食就是你首选的医疗方法"。公元前 525 年左右,希腊的希罗多德斯发现,希腊人的头盖骨比普鲁士人的头盖骨硬,他认为,这是由于希腊人受阳光照射多的缘故。

很多与营养学有关的事实,很早以前就已经知道了,但是,现代营养学奠基于 18 世纪中叶。关于生命过程是一呼吸过程、呼吸是氧化燃烧的理论、消化是化学过程的一系列启蒙性生物科学成就将营养学引上了现代科学发展的轨道。在此之后,人们逐渐认识到蛋白质、脂肪、碳水化合物及无机盐、维生素、微量元素的重要生理作用,建立了食物组成与物质代谢的概念,整个 19 世纪到 20 世纪是发现和研究各种营养素的鼎盛时期。第二次世界大战结束后,生物化学及分子生物学的发展为营养学向微观世界的发展、探索生命奥秘提供了理论基础,分析技术的进步又大大提高了营养学研究的速度和有效性。随着营养生理、营养生化的迅速发展,使营养与疾病的关系得以进一步阐明,大大促进了临床营养的进展。

二、食品卫生学的发展史

随着社会的进步和科学的发展,人类对食品卫生与自身健康的关系有了更深的认识,同时也积累了许多宝贵的经验。我国早在 3000 多年前的周朝,就不仅能控制一定卫生条件而制造出酒、醋、酱等发酵食品,而且已经设置了"凌人",专司食品冷藏防腐。东汉时期,张仲景的著作《金匮要略》中记载:"六畜且死,皆疫死,则有毒,不可食之";"肉中有如米者不可食之";"秽饭馁肉臭鱼,食之皆伤人"。唐代的法典《唐律》就规定了处理腐败食品的法律准则,如"脯肉有毒曾经病人,有余者速焚之,违者杖九十;若故与人食,并出卖令人病者徒一年;以故致死者,绞。"的记载。我国自南北朝以来,历代皇帝都设有光禄寺卿,为统治者的肉食安全服务,宫廷御膳中有专职人员检验食品,有时还利用侍从人员进行试验性品尝。在国外,公元前400年的"论饮食"、16世纪俄国的"治家训"等中都有对食品卫生的经验性认识和管理的论述,在中世纪的罗马和意大利等国也已设置了专管食品卫生的"市吏"。但这些都属于古典食品卫生学的范畴,直到19世纪,巴斯德发现了食品腐败与微生物之间的关系,随后又提出了巴斯德消毒法,以及食品成分化学分析法的建立等,才给现代食品卫生学奠定了自然科学的基础。

第二次世界大战结束以后,随着科学技术的进步,新技术、新方法的应用,食品卫生学在生物性、化学性、放射性三大类污染物、食物中毒及其预防、各类食品的卫生问题及其在生产中的卫生要求、食品毒理学方法以及食品卫生学科学管理等方面的研究得到了迅猛发展,而随着食品生产中新工艺、新材料、新添加剂的使用,新的卫生问题不断出现,使食品卫生学的研究领域大大扩展。1962年联合国FAO和WHO成立了食品法典委员会(CAC),我国在1982年制定颁布了《中华人民共和国食品卫生法(试行)》并于1995年正式实施,2009年2月28日公布《中华人民共和国食品安全法》并于2009年6月1日起正式施行。

任务三 国内外居民食品营养与卫生状况

一、国外居民食品营养与卫生状况

(一)国外居民食品营养状况

调查国民营养与健康状况是反映一个国家或地区经济与社会发展、卫生保健水平和人口素质的重要指标。良好的营养和健康状况既是社会经济发展的基础,也是社会经济发展的重要目标。法国一位著名学者曾经说过:"一个民族的命运要看她吃的是什么和怎么吃。"目前,各国食品营养发展不平衡,尤其是发展中国家,由于贫困、战争和灾荒导致粮食短缺而造成人民营养缺乏。根据总部设在罗马的联合国粮农组织、世界粮食计划署和国际农业发展基金会2012年10月9日联合发布的数字,在2010—2012年间,全球近8.7亿人处于长期营养不良,占全球总人口的12.5%。报告说,全球营养不良人口中约8.52亿人生活在发展中国家,约占这些国家总人口的14.9%。而一些发达国家居民由于摄入某些营养素过剩而导致的肥胖病、高血压、冠心病、糖尿病等严重影响着身体健康,甚至缩短生命。无论是发达国家还是发展中国家都非常重视国民营养教育和食品营养知识的普及。早在半个多世纪以前,一些发达国家就意识到"科学的营养搭配、均衡的膳食可以改变一个人、一个家庭乃至一个民族的前途"。

以日本为例,日本今天之所以能有"长寿国"之称,并居经济高速发达国家之列,不能不归功于战后日本贤人达士的远见卓识:要使国家强大起来,需要人民的强健体魄,而强健的体魄,必须依靠科学的膳食调配。对此即使在困难的时期,他们也投入了大量的人力、物力、财力用来培养营养专家,大力宣传营养知识,先后颁布了与营养相关的三个重要法律,包括:营养师法、营养改善法、学校供餐法,使国民能够适应快节奏、高强度的工作。目前日本1亿多人口中营养师总数达到了40万,相当于各科临床医生总数的2.4倍多。专门培养营养人才的学校有

200多所。营养师与全国人口的比例达到1∶300,这些措施对增强日本国民体质,提高劳动效率与促进经济发展发挥了重要作用。世界卫生组织公布的2011年《世界卫生统计资料》显示,日本人的平均寿命继续保持83岁,为世界第一。日本人的平均身高比20世纪50年代增高11 cm,体重增加8 kg,被国际公认为创造"人类体质的奇迹"。

美国是一个营养科学比较发达的国家,早在1946年就颁布了《国家学生午餐法》,之后《儿童营养法》也相继出台。美国2亿多人口,营养学会会员5万余人,注册营养师6万人。美国分别对学龄前儿童,小学低、中、高年级学生及专业人员(如运动员)进行营养教育,使人们从儿童时代起就懂得如何正确地选择食品。

(二)国外居民食品卫生状况

在保证居民食品卫生安全方面,国际上的共同经验是必须进行法制化管理及产品的可追溯体制。现在很多国家都颁布了食品卫生法,如美国在1906年、日本在1948年就颁布了食品卫生法,瑞典、罗马尼亚、加拿大等先后颁布了食品卫生法。欧洲自20世纪80年代建立了全球最先进的食品加工链,溯源体系有效地确保了食品安全。

但是世界范围内屡屡发生大规模的食品安全事件。1995年肆虐日本造成万余人感染、11人死亡的大肠杆菌;1996年英国发生的疯牛病;1998年东南亚的猪脑炎;1999年比利时等国发生的二噁英污染;2000年法国的李斯特杆菌污染;2000年7月日本雪印牌牛奶污染;2001年欧洲爆发的猪口蹄疫;另外还有涉及全球的"苏丹红一号"国际食品安全紧急警告事件。涉及麦当劳、肯德基等著名食品企业的致癌物"丙烯酰胺"事件。2013年初席卷欧洲多国的"马肉事件"严重触发了人们对食品安全的忧虑。这一系列突发事件不仅对人体健康构成危害,也给相关食品国际贸易带来的危机,从而使食品安全问题受到了历史上空前的关注。

二、我国居民食品营养与卫生状况

(一)我国居民食品营养状况

随着我国经济的迅猛发展和社会的进步,居民的经济收入逐步提高,我国居民的营养也有了较明显的改善和提高。我国分别于1959年、1982年、1992年、2002年和2012年进行了5次全国居民营养健康调查,于2002年进行了国民营养与健康综合性调查,调查覆盖全国31个省、自治区、直辖市,调查表明,随着国民经济的持续快速发展,最近十年我国城乡居民的膳食、营养状况有了明显改善,城乡居民能量及蛋白质摄入基本得到满足,肉、禽、蛋等动物性食物消费量明显增加,优质蛋白比例上升;儿童青少年生长发育水平稳步提高;儿童营养不良患病率显著下降;居民贫血患病率有所下降。

但也出现了居民营养与健康不容忽视的问题:城市居民膳食结构不尽合理,钙、铁、维生素(A、B_1、B_2)等微量元素缺乏;高血压、糖尿病患病率有较大幅度升高;超重和肥胖患病率呈明显上升趋势;血脂异常值得关注。因为营养过剩,全国有1.6亿成人血脂异常,另有1.6亿成人患高血压,2000多万人患有糖尿病。在大城市中,每100个成人中就有30个人超重。而据最新统计发布的《汤臣倍健国民健康报告(2012)》显示,男性、女性的体重正常率分别为46.06%和56.06%,但在这批体重正常人群中,隐性肥胖检出率达39.44%,其中男性隐性肥胖检出率更高达50.54%,女性的隐性肥胖检出率为28.45%。这意味着,每五个正常体重者中就有两个暗藏着"隐性肥胖"危机;此外,高血压的患病情况也不容乐观。20岁及以上人群高血压检出率为 20.21％,也就是说 5 个人中就有 1 个存在高血压问题。相比 2002 年中国居民营养与健康状况调查结果提高近 2 个百分点;在动脉硬化以及骨质疏松方面也呈现类似的年轻化及全国性趋势,同样不容忽视。而且近年来,在学生中出现的肥胖儿的比例也在逐年提高,很多人认为,这是生活水平提高的原因,然而,在这些肥胖儿中,营养素缺乏的现象非常严重,此外,肥胖儿在生长过程中也会面临许多的问题。

(二)我国居民的卫生状况

新中国成立以来,我国食品卫生工作取得了显著成绩。1950 年我国开始建立各级卫生防疫站,内设食品卫生科(组)。此外,还建立了有关的研究机构和专业机构。1974 年我国确定在卫生防疫站中成立食品卫生监测站,负责食品卫生检验和监督工作。同时由于食品卫生质量的保证和提高,涉及很多部门,为了加强领导,协调分工,确定成立从中央到地方各级食品卫生领导小组。1978 年和 1979 年先后制订并公布了《中华人民共和国食品卫生标准》和《中华人民共和国食品卫生管理条例》。此种标准和条例的公布执行,一方面可以推动食品卫生工作,同时还可对全国食品卫生方面存在的问题有深入的了解,并建立统一的食品卫生试验方法。这对保证食品卫生质量有重大意义。建国五十年来,我国先后颁布了食品卫生管理办法、规范、程序、规程、条例、规定等单项法规 100 多个,食品卫生标准近 500 个,以及一系列与之配套的地方法规。特别是 1995 年我国正式制定并颁布了《中华人民共和国食品卫生法》以后,进一步形成了较完善的食品卫生法律体系和食品卫生监督管理体系,从而使我国的食品卫生监督管理工作进入了一个依法行政的新的历史发展时期。2009 年 2 月 28 日,《中华人民共和国食品安全法》颁布,并于同年 6 月 1 日起施行,《中华人民共和国食品卫生法》同时废止。这标志着我国的食品卫生监督管理工作更加完善和成熟。

然而目前环境污染仍是人类所面临的最大生存危机之一,随着现代工业的高速发展,其废水、废气、废渣对环境的污染与损害日趋严重,生物圈中有害化学物质的积累,不仅给环境本身而且也给食品原料的生产和食品加工带来不良影响。农业上大量施用化肥、农药使得食物中农药等残留量超过人体能够承受的限度,如长期食用,日积月累将会严重威胁和损害人们的身体健康。畜牧业生产中滥用兽药和饲料添加剂,食品工业中大量使用食品添加剂,放射性污染发生的危险性以及水污染导致水产品的污染等现象日趋严重。近年来食品安全事件如“瘦肉精事件”、“塑化剂风波”、“速生鸡事件”等屡屡发生,食品安全问题的解决刻不容缓。

2013 年 3 月,第十二届全国人大会议关于国务院机构改革和职能转变方案中提出组建国家食品药品监督管理总局,对生产、流通、消费环节的食品安全和药品的安全性、有效性实施统一监督管理。

任务四　食品营养与卫生今后面临的任务

一、我国食品营养今后面临的任务

据国际经验,人均 GDP 指标由 1 000 美元增加到 3 000 美元的时期,是居民的膳食结构迅速发生变化的关键时期,也正是一些慢性病发病的高峰期,据 2003 年的资料,我国人均

GDP 首次突破 1000 美元,与膳食营养有关的慢性病已成为非常庞大的队伍。

该时期是决定我国居民营养健康水平提高的关键阶段,要积极探索符合中国国情的"中国营养改善行动计划",提高全民族的营养健康水平。

(一)加强营养立法和营养干预,通过法律手段提高食品营养水平

营养立法是营养工作的基础,是国际普遍的经验,有利于营养科学专业人员培养,有利于普及营养知识。为此,中国营养学会在 2004 年"两会"期间建议全国人大首先制定《中国营养改善法》,法规内容包括法规宗旨,居民营养状况与监测,居民营养教育与营养师配置以及干预措施等,使国人的饮食达到结构优化、膳食平衡、营养全面、卫生安全的要求。

我国从 2011 年秋季学期开始启动实施农村义务教育学生营养改善计划,由国家对集中连片特殊困难地区 680 个县市的农村义务教育学生,按每人每天 3 元标准提供营养膳食补助。但是,这个关系到中国农村孩子体质和未来的民生计划,在实施过程中也暴露出了诸多问题。在我国全面建设小康社会的时期,加快营养立法刻不容缓。

(二)普及营养知识是建立"营养、科学、卫生、合理"膳食结构的必要措施

目前我国一半以上居民的营养学知识是通过食品广告获得的。据中国消费者协会调查,食品广告进行虚假功能宣传的多达 42%,这些误导性宣传对人们科学饮食极其有害。要想从根本上解决问题,加强营养知识的普及教育十分必要,通过出版、广播、电视、电影、授课讲座、宣传手册、举办知识竞赛等多种方式普及营养知识,鼓励人们采用和坚持符合健康要求的生活方式,形成有益健康的习惯。大力推荐 2007 年中国营养学会推出的平衡膳食宝塔的膳食模式。普及营养知识要从小学生抓起,可在各级学校开设营养卫生课程,以不断提高人们膳食营养的知识水平,从小培养其平衡膳食的意识。

(三)大力培养营养科学的专业人才

我国 13 亿人口,只有 2 000 余名营养师;美国 2 亿多人口,营养学会会员 5 万余人,我国营养学会会员只有 7 000 多人;日本培养营养人才的学校有 200 多所,毕业后工作岗位职责分明。我国应加强营养科学专门人才的培养力度,在各医学院校、食品院校设置营养科学专业。通过营养立法手段,规范医院、社区、食品工业、饮食行业的营养师制度,为营养专业人才的就业明确方向和领域。

(四)大力发展无公害食品生产,优化食物结构

食物生产除了解决生产数量,也应注重产品质量安全,开发无公害产品;加快居民主食制成品的发展步伐;随着我国人民生活工作节奏的加快,方便食品、快餐食品成为上班族的重要日常食品之一,但传统的方便面、快餐盒饭的营养搭配不合理,因此,要重点发展符合营养科学要求的方便食品、快餐食品,改变食物营养素缺乏的状况;利用现代食品加工技术开发各种营养科学、风味多样化、易吸收的工程化食品;增加动物性食品生产供应,开发食品新资源,从根本上解决食品供给问题。

二、我国食品卫生今后面临的任务

(一)加强政府监管管理机制

老百姓的一日三餐是否安全,政府的严格监管责无旁贷。一是优化监管机制。不断完善

食品安全综合协调机制,落实属地管理责任,要逐步促进各部门、各环节监管措施有效衔接,形成监管合力,堵塞监管漏洞,提高综合监管水平。二是完善法律体系。尽快完成标准清理整合,强化标准公信力,形成严密完善的食品安全法律标准体系。三是充实监管力量。立足于加大投入、整合资源,加强基层监管能力建设。四是加强技术支撑。加强风险监测能力及检验检测能力建设,提高隐患排查能力。五是严格问责追责。应进一步细化和明晰责任,坚持日常监督和事后追责相结合,落实政府和政府领导的责任。

(二)落实企业第一责任

企业是食品的生产经营主体,也是食品安全的责任主体。一是落实企业负责人的责任。要加大对违法企业负责人的惩罚力度,通过建立违法企业及其责任人"黑名单"等措施,确保法律规定的违法企业负责人从业禁入制度落到实处。二是落实企业的经济责任。要引导监督企业保障食品安全方面的投入,探索完善促进企业持续投入的机制,不断提高安全管理能力。依法落实食品企业的经济赔偿责任,提高赔偿标准。三是建立追溯制度。为食品配备"身份证",记录"前世今生",是实现安全监管的基础性工作。应进一步完善食品追溯体系,既延长追溯环节,从流通延伸到生产、加工环节;又拓宽追溯领域,从肉菜延伸到食品主要品种,做到源头可追溯、流向可跟踪、责任可追究。四是完善诚信体系。"业无信不兴"。要加大企业信用考核,全面建立各类食品生产经营单位的信用档案,建立诚信信息共享机制和失信行为联合惩戒机制,完善激励约束政策,使失信者"一处失信、寸步难行"。

(三)引导公众积极参与

群众的广泛参与,可以延伸食品安全监管视角,弥补相关部门常规监督的不足,有助于形成全社会共同防范食品安全问题的强大合力。一是充分调动广大群众的积极性。树立食品安全"责任共担"的理念,人人需要安全食品,人人参与食品安全。加大科普宣传教育力度,提高公众科学消费意识和识假辨假、防范风险能力,使每个消费者同时也是一名监督者。积极鼓励举报,落实举报人奖励和保护制度。二是加强新闻媒体监督作用。健全与媒体的联络沟通机制,充分发挥媒体监督作用,支持和引导媒体客观准确报道,形成良好的社会舆论氛围。三是发挥行业协会组织的作用。充分发挥行业组织的自律作用,强化行业内部监管,避免行业"潜规则"的出现。

总之,保障食品营养与安全,是政府的责任,企业的责任,也是每一个消费者的责任。相信在党和政府的高度重视下,在社会各方的共同努力下,食品质量会越来越好,老百姓的身体健康和生命安全会得到切实的保障。

本 章 小 结

本章主要介绍了食品营养与卫生研究的具体内容、食品营养卫生与人体健康的关系,世界营养和卫生状况,重点介绍了我国食品营养和卫生状况、存在问题及今后面临的任务。

复习思考题

1.食品营养与卫生研究的主要内容是什么?

2.我国食品营养与卫生现状如何?

3.我国食品营养与卫生今后面临的任务主要有哪些?

项目二 人体需要的能量和营养素

【学习目标】

1.了解各类营养素在人体内消化、吸收和代谢的过程。

2.掌握能量、蛋白质、脂肪、碳水化合物、矿物质、维生素和水的生理作用、食物来源和推荐膳食参考摄入量。

3.掌握人体能量和各种营养素营养状况的评价方法及缺乏症。

【教学基本内容】

◆食物的消化和吸收

◆热能

◆蛋白质与氨基酸

◆脂类

◆碳水化合物

◆维生素

◆矿物质

◆水

任务一 食物的消化和吸收

人体在生命活动中,必须不断地从外界摄取营养物质,以供新陈代谢的需要,这是由人体的消化系统来完成的。食品中天然的营养物质如碳水化合物、脂类、蛋白质,一般都不能直接被人体利用,必须先在消化道内分解,转变成为葡萄糖、甘油、脂肪酸、氨基酸等小分子物质后,才能透过肠壁细胞进入血液循环和淋巴循环而被利用。这种将食物分解为小分子物质的过程称为消化。分解后所形成的小分子物质透过消化道黏膜进入血液或淋巴的过程称为吸收。不能被吸收的食物残渣、水和代谢最终产物则由消化道末端排出体外。食物的消化、吸收和排泄是食物用以满足人体生长发育、能量需要、构成机体组织等不可缺少的三个重要生理过程。

消化一般包括物理性消化、化学性消化和微生物消化。物理性消化是指消化道对食物的机械作用(包括咀嚼、吞咽和各种形式的蠕动)来磨碎食物,使消化液与食物充分混合,并促使食团或食糜下移等。化学性消化是指消化腺分泌的消化液对食物进行化学分解,如把蛋白质分解为氨基酸,淀粉分解为葡萄糖,脂肪分解为脂肪酸和甘油,这些分解后的营养物质被小肠黏膜吸收,进入血液和淋巴系统,残渣通过大肠排出体外。微生物消化是指消化道内共生的微生物对食物中的营养物质进行发酵的过程,主要发生在人体大肠部位。

一、人体消化系统的组成

人体消化系统由消化道和消化腺两大部分组成,如图 2-1 所示。消化道是一条自口腔延至肛门很长的通道,包括口腔、咽、食管、小肠(十二指肠、空肠、回肠)、大肠(盲肠、结肠、直肠)和肛门,全长 8～10 m。

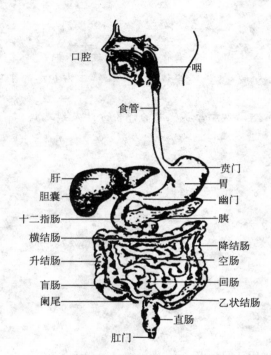

口腔　　咽

食管

肝　　贲门
胆囊　　胃
十二指肠　　幽门
横结肠　　胰
升结肠　　降结肠
盲肠　　空肠
阑尾　　回肠
直肠　　乙状结肠
肛门

图 2-1　人体消化系统

消化腺是分泌消化液的器官,主要有唾液腺(腮腺、颌下腺、舌下腺)、胃腺、胰、肝和肠腺等。这些消化腺有的存在于消化道的管壁内,如胃腺和小肠腺;有的则存在于消化道外,如唾液腺、肝和胰。它们均借导管将分泌物排入消化管内。

人体消化系统的组成及功能如图 2-2 所示。

(一)口腔

口腔对食物的消化作用是接受食物并进行咀嚼,咀嚼过程包括物理的研磨、撕碎和唾液的掺和。口腔里有三对大的唾液腺:腮腺、下颌腺、舌下腺和一些零散的腺体,食物进入口腔,经过牙齿的咀嚼和舌头的搅拌,被切碎磨细,并与唾液混合,形成食团,通过吞咽作用经食道进入胃。

(二)食道

食道又称食管,是一条又长又直的肌肉管,食物借助重力作用和食道肌肉的收缩作用从咽部输送到胃中,食道长约 25 cm,有 3 个狭窄部,这 3 个狭窄部易滞留食物,也是食道癌的好发部位。食物经过食道约 7 s。

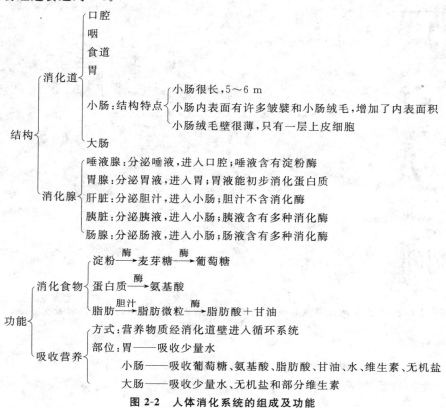

图 2-2　人体消化系统的组成及功能

(三)胃

胃是消化道最膨大的部分,总容量 1 000～3 000 mL,上接食管,下通十二指肠,形状和大小随其内容物的多少而有所不同,充满时膨大,空虚时可缩成管状。胃像一个有弹性的口袋,有两个口,入口叫贲门,出口叫幽门。

胃的作用有三个:即贮存食物;使食物与胃液相混合;以适当的速度向小肠排出食糜。这三个作用都是胃蠕动的结果,胃的蠕动是从胃的中部开始,有节律地向幽门方向进行的收缩活动。一方面使食物与胃液充分混合,以利于胃液的消化作用;另一方面,还可以搅拌和粉碎食物,并推动胃内容物通过幽门向十二指肠移动。

(四)小肠

小肠长 5～6 m,是消化道中最长的一段。小肠上端起于胃的幽门,下端经回盲瓣连接大肠,可分为十二指肠、空肠和回肠三部分,小肠在腹腔与盆腔内形成许多环状迂曲,是食物消化和吸收的最重要场所。

小肠黏膜上具有环状皱褶并拥有大量绒毛及微绒毛(图 2-3),构成了巨大的吸收面积(总吸收面积可达 200～550 m²),小肠的不断蠕动使食物和分泌物混在一起,再加上食物在小肠内停留的时间较长,使大量营养物质在小肠里消化吸收(图 2-4)。

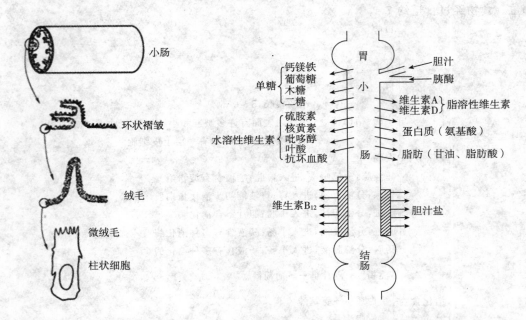

图 2-3　小肠的皱褶、绒毛及微绒毛模式　　　图 2-4　小肠中各种营养素吸收位置

(五)胰脏

胰脏是一个大的小叶状腺体,位于小肠的十二指肠处。胰脏分泌的消化液及胰腺内的胰岛细胞可产生胰岛素、胰高血糖素,通过胰脏直接进入小肠。

(六)肝

肝区包括肝、胆囊和胆管。肝的功能很复杂,主要有以下三点。

1.参与物质代谢

肝几乎参与体内的一切代谢过程,人们称它为物质代谢的"中枢"。它是体内糖、脂类、蛋白质等有机物合成与分解,转化与运输,贮存与释放的重要场所,也与激素和维生素的代谢密切相关。

2.分泌胆汁

肝细胞分泌胆汁,帮助肠道内脂肪的消化和吸收,并促进脂溶性维生素的吸收。成人的肝每天可分泌胆汁 500～1 000 mL。

3.排泄吞噬功能

肝脏可以通过生物转化作用对非营养性物质(包括有毒物质)进行排泄;对进入人体内的细菌、异物进行吞噬,以保护机体。

(七)大肠

大肠长约 1.5 m,在空肠、回肠的周围形成一个方框。根据大肠的位置和特点,分为盲肠和阑尾、结肠、直肠、肛管。大肠在外形上与小肠有明显的不同,一般大肠口径较粗,肠壁较薄。食物从胃到小肠末端移动需要 30～90 min。而通过大肠则需 1～7 d。在结肠中有三种类型的运动。

(1)收缩　为食物提供一个混合作用,促进水分的吸收。

（2）蠕动　通过慢而强的蠕动推进食物从结肠中通过。

（3）排便　当有力的蠕动移动粪便进入直肠时,产生一种排便作用。

二、食物的消化

（一）各种消化液的成分及作用

1.唾液

唾液是无色、无味液体,pH 6.6～7.1,其中水分约占 99%,有机物主要为黏蛋白,此外还含有唾液淀粉酶、溶菌酶、氨基酸、尿素等。唾液中的无机物有 Na^+、K^+、Ca^{2+}、HCO_3^- 和微量的 CNS^-。另外还含有少量的气体如 O_2、N_2、CO_2 等。正常人每天分泌唾液 1～1.5 L。

唾液的作用为:润湿和溶解食物,以引起味觉;清洁和保护口腔,其中的溶菌酶可杀死进入口腔内的微生物;唾液中的黏蛋白可使食物黏合成团,便于吞咽;唾液中的淀粉酶可对淀粉进行简单的分解。

2.胃液

胃液为透明、淡黄色的呈酸性液体,pH 为 0.5～0.9。正常人日分泌量为 1.5～2.5 L。胃液主要成分包括水、HCl、Na^+、K^+ 等无机物以及黏蛋白、胃蛋白酶等有机物。

（1）胃酸　胃酸由盐酸构成,由胃黏膜的壁细胞分泌。它能激活胃蛋白酶原,使之转变为胃蛋白酶,以利于水解蛋白质;维持胃内的酸性环境,使钙、铁等矿质元素处于游离状态,有助于小肠对铁和钙等的吸收;盐酸还有抑制和杀灭胃内细菌的作用;胃酸进入小肠后能刺激胰液和小肠液的分泌,并引起胆囊收缩排出胆汁。胃酸分泌过少会引起消化不良,出现明显的食欲减退并有饱闷感等,胃酸过多对胃壁和十二指肠壁有损伤作用。

（2）胃蛋白酶　胃蛋白酶是由胃黏膜的主细胞以不具活性的胃蛋白酶原的形式所分泌,胃蛋白酶原在胃酸的作用下转变为具有活性的胃蛋白酶。胃蛋白酶可对食物中的蛋白质进行简单分解。

（3）黏液　由胃黏膜表面的上皮细胞和胃腺中的黏液细胞分泌。主成分是糖蛋白,其次为黏多糖等大分子。黏液覆盖在胃黏膜的表面,形成一个厚约 500 μm 的凝胶层。黏液具有润滑作用,可保护胃黏膜不受食物中粗糙成分的机械损伤;黏液为中性或弱碱性,可降低 HCl 酸度和减弱胃蛋白酶的活性,故可保护胃黏膜,使其免于受到 HCl 和蛋白酶对胃黏膜的消化作用。

（4）内因子　正常胃液中含有"内因子",它是相对分子质量为 53 000 的一种糖蛋白。由壁细胞分泌,可与维生素 B_{12} 结合,并促进回肠上皮细胞对维生素 B_{12} 的吸收。

3.胆汁

胆汁是由肝细胞合成,储存于胆囊,经浓缩后由胆囊排出至十二指肠,成人每日约分泌 0.8～1 L。胆汁是一种金黄色或橘棕色有苦味的浓稠液体,其中的有机物主要是胆汁酸盐、磷酸、胆固醇、胆色素、黏蛋白等,无机物除水外还有 Na^+、K^+、Ca^{2+}、HCO_3^-,胆汁 pH 为 7.4 左右。一般认为胆汁中不含消化酶。胆盐可激活胰脂肪酶,使其催化脂肪水解的作用加速;胆汁中的胆盐、胆固醇和卵磷脂可作乳化剂,使脂肪乳化成细小的微粒,增加了胰脂肪酶的作用面积,使其对脂肪的分解作用大大加速;胆盐还可与脂肪酸、甘油一酯结合形成水性复合物以促进这些物质的吸收;胆汁通过促进脂肪的吸收,间接帮助了脂溶性维生素的吸收。此外,胆汁还是胆固醇排出体外的主要途径。

4.胰液

胰液是由胰腺的外分泌腺部分所分泌,之后进入胰管,再经与胆管合并成胆总管后又经位于十二指肠处的胆总管开口进入小肠。胰液是无色弱碱性液体,pH 为 7.8~8.4,成人每日分泌 1~2 L。胰液中的无机物主要为碳酸氢盐,其作用是中和十二指肠中的胃酸,使肠黏膜免受强酸的侵蚀,同时也为小肠中的多种消化酶提供了最适 pH;有机物则为多种消化酶,如胰淀粉酶、胰脂肪酶、胰蛋白酶、糜蛋白酶等。

5.小肠液

小肠液是由十二指肠腺细胞和肠腺细胞所分泌的一种弱碱性液体,pH 约为 7.6。成人每日分泌 1~3 L,小肠液中的消化酶主要包括氨基肽酶、麦芽糖酶、乳糖酶、蔗糖酶、α-糊精酶、磷酸酶、肠脂肪酶等;无机物主要为碳酸氢盐。小肠液的作用是进一步分解肽类、二糖和脂类使其成为可被吸收的物质。

6.大肠液

大肠液为大肠黏膜分泌的少量碱性液体,pH 为 8.3~8.4,主要成分是黏液蛋白。大肠液含酶量很少,一般并不进行消化,主要起保护肠黏膜和润滑粪便的作用。大肠中的物质主要受细菌的分解作用。其中的糖类经细菌发酵后的产物有乳酸、醋酸、CO_2、CH_4 等;脂类发酵产物有脂肪酸、甘油、胆碱等;蛋白质经细菌发酵分解后产生氨基酸、氨、硫化氢、苯酚、吲哚等,其中有些成分是有毒的。细菌代谢产物中有少量维生素 K 和某些 B 族维生素,其中一部分可被人体吸收。

(二)食物的消化

1.碳水化合物的消化

人体从食物中摄入的淀粉首先被口腔中的唾液淀粉酶水解,口腔内唾液分泌的唾液中含有 α-淀粉酶,它对 α-1,4-糖苷键具有专一性,可将淀粉水解成糊精和麦芽糖。当食物进入胃中以后,淀粉酶在酸性条件下便失去了活性。

小肠是淀粉消化的主要场所。淀粉在小肠中可被来自胰液中的 α-淀粉酶水解为 α-糊精和麦芽糖,其余少量淀粉被胃中的盐酸以及小肠中的肠淀粉酶所消化水解,水解的产物胃麦芽糖。之后,麦芽糖可被小肠中的麦芽糖酶水解为葡萄糖,它是人体可以利用的主要单糖。此外,在小肠中含有丰富的 α-糊精酶,可将 α-糊精水解为葡萄糖。人体摄入的乳糖和蔗糖可被小肠中的乳糖酶和蔗糖酶水解为半乳糖和果糖,然后进一步再被水解为葡萄糖。

2.脂类的消化

脂类的消化主要在小肠中进行,小肠中存在着小肠液以及由胰腺和胆囊分泌的胰液和胆汁。胃首先对脂肪进行初步的乳化,脂肪在胃中被乳化后进入十二指肠,然后在胆汁中含有的胆酸盐的作用下,乳化分散为细小的乳胶粒,从而增加了与脂肪酶的接触面积。

脂肪酶的酶解反应只在疏水的脂肪滴与溶解于水的酶蛋白之间的界面进行,所以乳化的脂肪成分会更容易被消化。胆汁中的胆酸盐和胆固醇等都可乳化脂肪,此外,食品乳化剂如卵磷脂等也起着促进脂肪乳化和分散的重要作用。

胰液中含有的胰脂肪酶可将脂肪分解为甘油和脂肪酸。首先食物中的三酰甘油酯受脂肪酶的作用被分解为脂肪酸和二酰甘油酯,甘油二酯再分解为脂肪酸和单酰甘油酯,最终被分解为脂肪酸和甘油。

3. 蛋白质的消化

膳食中的单纯蛋白质主要是在胃和小肠中被消化。胃腺分泌的胃蛋白酶原,在胃酸作用下,活化成胃蛋白酶,胃蛋白酶可将蛋白质水解为䏡和胨,及少量肽和氨基酸。胃蛋白酶主要水解由苯丙氨酸或酪氨酸组成的肽键,对亮氨酸或谷氨酸组成的肽键也有一定的作用。

胰液中的蛋白酶分为内肽酶和外肽酶两大类。胰蛋白酶、糜蛋白酶属于内肽酶,通常均以非活性的酶原形式存在于胰液中。无活性的胰蛋白酶原可被小肠液中的肠致活酶激活成具有活性的胰蛋白酶。具有活性的胰蛋白酶还可以将糜蛋白酶原活化成糜蛋白酶。酸和胰蛋白酶本身也具有活化胰蛋白酶原的作用。

外肽酶主要是羧肽酶 A 和羧肽酶 B。前者可以水解羧基末端为中性氨基酸残基组成的肽键,后者主要水解羧基末端为碱性氨基酸残基组成的肽键。因此,经糜蛋白酶及弹性蛋白酶水解生成的肽可被羧基肽酶 A 进一步水解,而经胰蛋白酶水解产生的肽则可被羧基肽酶 B 进一步水解。

蛋白质经胰酶水解所得的产物中仅有约 1/3 为氨基酸,其余为寡肽,它们可以被位于肠黏膜细胞的刷状缘及胞液中的寡肽酶所水解。寡肽酶中的氨基肽酶和羧基肽酶可以分别从肽链的氨基末端和羧基末端逐步水解肽键,水解的最终产物为氨基酸。

三、人体对营养物质的吸收

(一)人体对糖类的吸收

单糖是碳水化合物在小肠中吸收的主要形式。单糖的吸收不是简单的扩散而是耗能的主动过程,通过小肠上皮细胞膜刷状缘的肠腔面进入细胞内再扩散入血液。因载体蛋白对各种单糖的结合不同,各种单糖的吸收速率也就不同。

单糖的主动转运与 Na^+ 的转运密切相关,当 Na^+ 的主动转运被阻断后,单糖的转运也不能进行。因此认为单糖的主动吸收需要 Na^+ 存在,载体蛋白与 Na^+ 和糖同时结合后才能进入小肠黏膜细胞内。单糖吸收的主要部位是在十二指肠和上段空肠,被吸收后进入血液,经门静脉入肝脏,在肝内贮存或参加全身循环。

(二)人体对蛋白质的吸收

吸收部位主要在小肠上段。未经分解的蛋白质一般不被吸收。吸收机理与单糖相似,是主动吸收,需 Na^+ 的参与。

(三)人体对脂肪的吸收

脂肪经胆盐乳化后,在十二指肠中,在胰液、肠液和脂肪酶消化作用下水解为甘油、游离脂肪酸、甘油一酯及少量甘油二酯和未消化的甘油三酯。胆盐对脂肪的消化吸收具有重要作用,它可与脂肪的水解产物形成水溶性复合物,进一步聚合为脂肪微粒,通过胆盐微粒"引渡"到小肠黏膜细胞的刷状缘,以扩散方式被吸收。

(四)人体对无机盐和维生素的吸收

小肠和大肠的各个部位都可吸收无机盐,吸收速度取决于载体、pH、饮食成分等多种因素。维生素的吸收部位主要集中在小肠。如水溶性维生素大部分在小肠上段吸收,一部分则在空肠和回肠被吸收。

（五）人体对水分的吸收

小肠吸收水分的主要方式是渗透作用,在吸收其他物质过程中所形成的渗透压是促使水分吸收的重要因素;此外小肠收缩时使肠腔内流体压力差增高,也可使部分水以滤过方式被吸收。

任务二　热　能

人体为维持生命活动和从事体力活动,每天都需要一定的能量,已知食物中能产生能量的营养素是碳水化合物、脂肪和蛋白质。产能营养素进入机体后,通过生物氧化释放能量,一部分用于维持体温,另一部分形成三磷酸腺苷(ATP)储存于高能磷酸键中,在生理条件下释放出能量供机体各组织器官活动所需。

一、能量单位

（一）热能概述

人体每时每刻都在消耗热能,如维持心脏跳动、血液循环、肺部呼吸、腺体分泌、物质运转等重要生命活动及体力活动等都需要消耗热能,人体不仅在劳动时需要消耗热能,就是机体处于安静状态时也要消耗一定的热能,人体所消耗的热能都是由摄取的食物供给。能量在自然界有多种形式,如电能、化学能、机械能等,各种能量之间可以相互转换,为了计量上的方便,国际单位和我国法定计量单位规定各种形式的能以焦耳(J)为单位来表示,通常多采用 kJ 作为单位。以往在营养学上通常采用千卡(kcal)表示热能单位。焦耳与千卡之间换算关系如下:

$$1 \text{ 千卡(kcal)} = 4.184 \text{ 千焦耳(kJ)}$$
$$1 \text{ 千焦耳(kJ)} = 0.239 \text{ 千卡(kcal)}$$
$$1 \text{ 兆焦耳(MJ)} = 239 \text{ 千卡(kcal)}$$
$$1000 \text{ 千卡(kcal)} = 4.184 \text{ 兆焦耳(MJ)}$$

（二）能量来源

生物中的能量来源于太阳的辐射能。植物借助叶绿素的功能吸收并利用太阳辐射能,通过光合作用将二氧化碳和水合成碳水化合物,植物还可以吸收利用太阳辐射能合成脂类、蛋白质。而动物在食用植物时,实际上是从植物中间接吸收利用太阳辐射能,人类则是通过摄取动、植物性食物中的蛋白质、脂类和碳水化合物这三大产热营养素获得所需要的能量。

1. 三大产热营养素

（1）碳水化合物　碳水化合物是体内的主要供能物质,是为机体提供热能最多的营养素,一般来说,机体所需热能的 55%～65% 都是由食物中的碳水化合物提供的。食物中的碳水化合物经消化产生的葡萄糖被吸收后,约有 20% 是以糖原的形式储存在肝脏和肌肉中。肌糖原是储存在肌肉中随时可动用的储备能源,可提供肌体运动所需的热能,尤其是高强度和持久运动时的热能需要。肝糖原也是一种储备能源,储存量不大,主要用于维持血糖水平的相对稳定。

脑组织所需能量的唯一来源是碳水化合物,在通常情况下,脑组织消耗的热能均来自碳水化合物在有氧条件下的氧化,这使碳水化合物在能量供给上更具有其特殊重要性。脑组织消耗的能量相对较多,因而脑组织对缺氧非常敏感。另外,由于脑组织代谢消耗的碳水化合物主要来自血糖,所以脑功能对血糖水平有很大的依赖性。人体虽然可以依靠其他物质供给能量,但必须定时进食一定量的糖,维持正常血糖水平以保障大脑的功能。

(2)脂肪 脂肪也是人体重要的供能物质,是单位产热量最高的营养素,在膳食总能量中有 20%~30% 是由脂肪提供的。脂肪还构成了人体内的储备热能,当人体摄入能量不能及时被利用或过多时,无论是蛋白质、脂肪还是碳水化合物,都是以脂肪的形式储存下来。所以,在体内的全部储备脂肪中,一部分是来自食物的外源性脂肪,另一部分则是来自体内碳水化合物和蛋白质转化成的内源性脂肪。当体内热能不足时,储备脂肪又可被动员释放出热量以满足机体的需要。

(3)蛋白质 蛋白质在体内的功能主要是构成体蛋白,而供给能量并不是它的主要生理功能,人体每天所需要的能量有 10%~15% 由蛋白质提供。蛋白质分解成氨基酸,进而再分解成非氮物质与氨基,其中非氮物质可以氧化供能。人体在一般情况下主要是利用碳水化合物和脂肪氧化供能,但在某些特殊情况下,机体所需能源物质供能不足,如长期不能进食或消耗量过大时,体内的糖原和储存脂肪已大量消耗之后,将依靠组织蛋白质分解产生氨基酸来获得能量,以维持必要的生理功能。

2. 热能系数

碳水化合物、脂肪和蛋白质在氧化燃烧生成 CO_2 和 H_2O 的过程中,释放出大量的热能供机体利用。每克碳水化合物、脂肪、蛋白质在体内氧化所产生的热能值称为热能系数(或能量系数)。

食物可在体内氧化,也可在体外燃烧,体内氧化和体外燃烧的化学本质是一致的:食物及其产热营养素所产生的能量有多少,可利用测热器进行精确的测量。将被测样品放入测热器的燃烧室中完全燃烧使其释放出热能,并用水吸收释放出的全部热能而使水温升高,根据样品的质量、水量和水温上升的度数,即可推算出所产生的能量。

然而由于食物中的能量营养素不可能全部被消化吸收,且消化率也各不相同,一般混合膳食中碳水化合物的吸收率为 98%、脂肪为 95%、蛋白质为 92%。另外,消化吸收后,在体内生物氧化的过程和体外燃烧的过程不尽相同,不一定会完全彻底被氧化分解产生能量,特别是最终产物也可能存在不同,如蛋白质在体内氧化时可产生一些不能继续被分解利用的尿素、肌酐、尿酸等含氮化合物,所以体内氧化和体外燃烧产生的热量也不完全相同。因此,营养学在实际应用时,碳水化合物、脂肪、蛋白质的热能系数按以下关系换算:

1 g 碳水化合物产生热能为 16.7 kJ(4.0 kcal)

1 g 脂肪产生热能为 37.6 kJ(9.0 kcal)

1 g 蛋白质产生热能为 16.7 kJ(4.0 kcal)

二、人体热能的需要

机体的热能需要与其消耗是一致的。一方面,人体不断地从外界摄取食物获得所需要的热能,另一方面,人体又在各项生理、生活活动中不断地消耗热能,在理想的平衡状态下,个体的热能需要量等于其消耗量。人体热能需要量的多少,主要决定于维持基础代谢所需的能量、食物热效应所消耗的能量以及体力活动所消耗的能量三个方面。其中最主要的是体力活动所消耗的能量,所占的比重较大。另外,对于处于生长发育过程中儿童、青少年则应包括生长发育所需的能量,孕妇还包括子宫、乳房、胎盘、胎儿的生长及体脂储备所需能量,乳母则需要合成乳汁的能量,情绪、精神状态、身体状态等也会影响到人体对能量的需要。为了达到能量平衡,人体每天摄入的能量应满足人体对能量的需要,这样才能有健康的体质和良好的工作效率。

(一)基础代谢

基础代谢(BM)是指人体为了维持生命,各器官进行最基本生理机能的最低能量需要,即机体处于安静和松弛的休息状态下,空腹(进餐后 12~16 h)、清醒、静卧于 18~25 ℃的舒适环境中维持心跳、呼吸、血液循环、某些腺体分泌、维持肌肉紧张度等基本生命活动时所需的热量。其能量代谢不受精神紧张、肌肉活动、食物和环境温度等因素的影响。

单位时间内的基础代谢,称为基础代谢率(BMR),一般是以每小时所需要的能量为指标,即指机体处于基础代谢状态下,每小时每平方米体表面积的基础代谢热。影响基础代谢的因素主要有以下几方面。

1. 体表面积

人体的身材大小不同,基础代谢总量也显然不同,基础代谢与人体的体表面积基本上呈正比关系。基础代谢率如果以单位体表面积表示,则比较恒定,因此,用每平方米体表面积为标准来衡量能量代谢率是比较合适的。人体的体表面积与体重及身高显著相关,我国成年人的体表面积可以按下式计算:

$$S = 0.00659H + 0.0126\,m - 0.1603$$

式中:S 为体表面积,m^2;H 为身高,cm;m 为体重,kg。

根据公式先计算体表面积,再按年龄、性别在表 2-1 中查出相应的基础代谢率,就可计算出基础代谢水平。

基础代谢=体表面积(m^2)× 基础代谢率[kJ/($m^2 \cdot$ h)或 kcal/($m^2 \cdot$ h)]

表 2-1 　中国人正常基础代谢率平均值　　　　　　　　　kJ/($m^2 \cdot$ h)

性别	年龄/岁						
	11~15	16~17	18~19	20~30	31~40	41~50	>51
男	195.5	193.4	166.2	157.8	158.7	154.1	149.1
女	172.5	181.7	154.1	146.5	146.4	142.4	138.6

2. 年龄

在人的一生中,婴幼儿阶段是整个代谢最活跃的阶段,其中包括基础代谢率,以后到青春期又出现一个较高代谢的阶段。成年以后,随着年龄的增加代谢缓慢地降低,其中也有一定的个体差异。因而,相对来说,婴幼儿、儿童和青少年的基础代谢比成人要高。

3. 性别

实际测定表明,在同一年龄、同一体表面积的情况下,女性的基础代谢率低于男性。

4. 环境温度与气候

环境温度对基础代谢有明显影响,在舒适环境(18~25℃)中,代谢最低;在低温和高温环境中,代谢都会升高。环境温度过低可能引起身体不同程度的颤抖而使代谢升高;当环境温度较高,因为散热而需要出汗,呼吸及心跳加快,因而致使代谢升高。另外,在寒冷气候下基础代谢比温热气候下的要高。

5.激素

激素对细胞的代谢及调节都有较大的影响,如甲状腺素可以增强所有细胞的全部生化反应的速率,因此,甲状腺素的增多即可引起基础代谢率的升高。甲状腺功能亢进者,基础代谢率可比正常平均值增加 40%～80%,甲状腺机能低下者,可比正常值低 40%～50%。

6.其他因素

影响人体基础代谢率的还有生理状况、病理状况、食物的影响等,在不同劳动强度人群中也存在一定的差别。

(二)食物热效应

人体在摄食过程中,由于要对食物中营养素进行消化、吸收、代谢转化等,需要额外消耗能量,同时引起体温升高和散发能量。这种由于进食而引起的能量额外消耗的现象,称之为食物热效应(TEF),也叫食物特殊动力作用(SDA)。

食物热效应与进食的总热量无关,而与食物的种类有关。进食碳水化合物与脂肪对代谢的影响较小,持续时间也只 1 h 左右,碳水化合物的食物热效应为其本身所产生热能的 5%～6%,脂肪的食物热效应为其本身所产生热能的 4%～5%。但进食蛋白质对代谢的影响则较大,持续时间也较长,有的可达 10～12 h,蛋白质的食物热效应为其本身所产生热能的 30%～40%。一般混合膳食其食物热效应约占其基础代谢能量的 10%。

食物热效应的机理,是食物在消化、吸收和代谢过程中的耗能现象。一般认为食物或营养素中所含的能量并非全部都可被机体利用,未被利用的部分则转变为热能向外散失,以利于维持体温的恒定。它只是增加机体的能量消耗,并非增加能量来源。当只够维持基础代谢的食物摄入后,机体内消耗的能量多于摄入的能量,外散的热多于食物摄入的热,就将动用到体内的储备热能。因此,进食时必须考虑食物热效应额外消耗的能量,使摄入的能量与消耗的能量保持平衡。

(三)体力活动

除了基础代谢外,体力活动是人体能量需要的主要因素。因为生理情况相近的人,基础代谢消耗的热能是相近的,而体力活动情况却相差很大。体力活动的能量消耗也称为运动的生热效应(TEE),通常各种体力活动所消耗的能量占人体总能量消耗的 15%～30%。但随人体活动量的增加,其能量的需要也将大幅度增加。这是人体热能需要量变化最大,也是人体保持能量平衡、维持健康最重要的部分。

人体从事体力活动所消耗的热能主要是与劳动强度和劳动持续时间有关,另外与工作熟练的程度也有一定的关系。劳动强度越大、持续时间越长,工作越不熟练,能量消耗越多。人类的体力活动种类很多,一般根据能量消耗水平的不同,即劳动强度的不同分为三个等级:

1.轻体力劳动

如办公室工作、修理电器钟表、售货员、酒店服务员、化学实验操作、讲课等。

2.中等体力劳动

如学生日常活动、机动车驾驶、电工安装、车床操作、金工切割等。

3. 重体力劳动

如非机械化农业劳动、炼钢、舞蹈、体育运动、装卸、采矿等。在中国居民膳食营养素参考摄入量中,不仅对各年龄组人群的能量摄入有具体的推荐量,还根据不同的体力活动等级来推荐能量摄入量。

在一般情况下,在较长时间内健康成年人摄入的热能与所消耗的热能经常保持着平衡状态。一旦失去平衡,就会影响机体的正常活动。摄入热能过多,剩余的能量则转变为脂肪储存于体内,久而久之可引起肥胖。反之,摄入的能量少于消耗时,机体则会动用自身储备的热能,引起体重下降,这两种情况对人体的健康都不利。

三、能量的食物来源与供给量

人体的能量来源是食物中的碳水化合物、脂类和蛋白质,这三类营养素普遍存在于各种食物中。粮谷类和薯类食物含碳水化合物较多,是膳食能量最经济的来源,油料作物富含脂肪,动物性食物一般比植物性食物含有更多的脂肪和蛋白质,但大豆和坚果类例外,它们含丰富的油脂和蛋白质,蔬菜和水果一般含能量较少,具体见表 2-2。

表 2-2　常见食物能量含量(每 100 g)

食物	能量		食物	能量	
	kcal	kJ		kcal	kJ
小麦粉(标准)粉)	344	1 439	蚕豆	335	1 402
粳米(标一)	343	1 435	绿豆	316	1 322
灿米(标一)	346	1 448	赤小豆	309	1 293
玉米(干)	335	1 402	花生仁	563	2 356
玉米面	341	1 427	猪肉(肥瘦)	395	1 653

四、能量的参考摄入量

能量需要量是指维持机体正常生理功能所需要的能量,即能长时间保持良好的健康状况,具有良好的体型、机体构成和活动水平的个体达到能量平衡,并能胜任必要的经济和社会活动所必需的能量摄入。能量的推荐摄入量与各类营养素的推荐摄入量(RNI)不同,它是以平均需要量(EAR)为基础,不增加安全量。建议中国成人活动水平等级见表 2-3。

表 2-3　建议中国成人活动水平等级

活动水平分级	职业工作时间分配	工作内容举例
轻	75%时间坐或站立 25%时间站着活动	办公室工作、修理钟表电器、售货、酒店服务、化学实验操作、讲课等
中	25%时间坐或站立 75%时间特殊职业活动	学生的日常活动、机动车驾驶、电工安装、车床操作、金工切割等
重	40%时间坐或站立 60%时间特殊职业活动	非机械化的农业劳动、炼钢、舞蹈、体育运动、装卸、采矿等

不同人群和不同体力活动能量消耗量也不同。中国营养学会建议将成人活动分为三级（表），并根据目前我国经济水平、食物水平、膳食特点及人群体力活动的特点,结合国内外已有的研究资料,于 2000 年制定了中国居民膳食能量推荐摄入量,见表 2-4。

表 2-4 中国居民膳食能量推荐摄入量(RNI)

年龄/岁	RNI/(MJ/d)		年龄/岁	RNI/(MJ/d)	
	男	女		男	女
0～	0.40 MJ/(kg·d)①		中体力活动	11.39	9.62
0.5～	0.40 MJ/(kg·d)①		重体力活动	13.38	11.30
1～	4.60	4.40	孕妇(4～6 个月)		+0.84
2～	5.02	4.81	孕妇(7～9 个月)		+0.84
3～	5.64	5.43	哺乳妇女		+2.09
4～	6.06	5.85	50～		
5～	6.70	6.27	轻体力劳动	9.62	7.94
6～	7.10	6.70	中体力劳动	10.87	8.36
7～	7.53	7.10	重体力劳动	13.00	9.20
8～	7.94	7.53	60～		
9～	8.36	7.94	轻体力劳动	7.94	7.53
10～	8.80	8.36	中体力劳动	9.20	8.36
11～	10.04	9.20	70～		
14～	12.13	10.04	轻体力劳动	7.94	7.10
18～			中体力劳动	8.80	7.94
轻体力劳动	10.04	8.80	80～	7.94	7.10

注:①AI. 非母乳喂养应增加 20%。

任务三 蛋白质与氨基酸

蛋白质(protein)是生命的物质基础,不论是动物、植物,还是简单的细菌、病毒等生物体都离不开蛋白质。自然界中蛋白质的种类最多,可高达 $10^{10}\sim10^{12}$ 种。蛋白质种类的多样性决定了蛋白质功能的复杂性。例如,酶是具有催化功能的蛋白质;血红蛋白和肌红蛋白分别是血液和肌肉中具备运输氧的功能;免疫球蛋白具有免疫功能,可抵抗细菌和病毒感染,起到保护机体的作用;胰岛素参与血糖的调节,能降低血液中葡萄糖的含量。由此可见,在生命活动中蛋白质是无处不在的,生物体一旦失去蛋白质,生命活动即将停止。因此,蛋白质与生命及其各种生命活动紧密联系在一起。

一、蛋白质的元素组成及分类

(一)蛋白质的组成

蛋白质的主要元素组成有碳（50％～55％）、氢（6％～7％）、氧（19％～24％）、氮（13％～19％），有些蛋白质还含有少量的硫、磷或金属元素铁、铜、锌、钴、锰等，个别蛋白质还含有碘。在这些元素组成中，氮是蛋白质的特征性元素，各种蛋白质的含氮量很接近，平均约为16％，即每克氮相当于6.25 g蛋白质。这是蛋白质元素组成的一个重要特点，也是各种定氮法测定蛋白质含量的计算基础。因为动植物组织中含氮物以蛋白质为主，因此用定氮法测得的含氮量乘以6.25，即可以推算出样品中蛋白质的大致含量。

(二)蛋白质的分类

1.按化学组成分类

分为单纯蛋白质和结合蛋白质。

2.按形状分类

分为纤维状蛋白质和球状蛋白质。

3.按营养价值分类

分为完全蛋白质、半完全蛋白质和不完全蛋白质。

(1)完全蛋白质　这是一类优质蛋白质，其中所含的必需氨基酸种类齐全、数量充足，而且各种氨基酸的比例与人体需要基本相符，容易吸收利用，不但可维持生命，还能促进人体生长发育。如奶类中的酪蛋白、白蛋白，蛋类中的卵白蛋白和卵黄磷蛋白，肉类、鱼类中的白蛋白和肌蛋白，大豆中的大豆球蛋白，小麦中的麦谷蛋白和玉米种的谷蛋白等都是完全蛋白质。

(2)半完全蛋白质　此类蛋白质中所含的各种必需氨基酸种类基本齐全，但含量不一，相互之间比例不太合适。如果以它们作为唯一的蛋白质来源，虽然可以维持生命，但促进生长发育的功能较差，如小麦和大麦中的麦角蛋白就属于这类。

(3)不完全蛋白质　此类蛋白质所含的必需氨基酸种类不全，质量也差。如用它作为膳食蛋白质唯一来源，既不能促进生长发育，维持生命的作用也很薄弱。如玉米中的玉米胶蛋白、动物结缔组织和肉皮中的胶原蛋白以及豌豆中的豆球蛋白等。

二、蛋白质的生理功能

(一)人体主要构成成分

蛋白质占正常成年人体重的16％～19％，其含量仅次于水。人体所有组织、器官均含有蛋白质。

(二)构成体内各种重要的生理活动物质

生物体内的生命现象几乎都离不开蛋白质。如调节人体代谢和功能的绝大多数酶、激素，在体内参与物质转运的血红蛋白、载脂蛋白、载体蛋白，调节人体免疫机能的抗体、细胞因子，以及血液凝固、视觉形成等重要生理活动都与蛋白质有着密切的关系。

(三)体内其他含氮物质的合成原料

体内嘌呤、嘧啶、肌酸、肌酸酐、尿素等含氮物质的合成都是以某些氨基酸作为原料的。还有精氨酸代谢产生的氧化亚氮、含硫氨基酸代谢产生的牛磺酸具有特殊的生理功能,近年来备受关注。

(四)供给能量

1 g蛋白质在体内代谢约产生 16.7 kJ(4.0 kcal)的能量。

(五)肽类和氨基酸的特殊生理功能

近年来的研究发现,某些肽类和氨基酸还具有特殊的生理功能。如以牛乳中的酪蛋白为原料,利用酶技术分离取得的酪蛋白磷酸肽可促进钙、铁的吸收;从乳酪蛋白、鱼贝类、某些植物蛋白中可分离取得具有降血压作用的降压肽;从牛的 κ-酪蛋白、α_1-酪蛋白、β-酪蛋白中得到具有免疫调节作用的免疫调节肽;谷胱甘肽作为自由基清除剂,可保护生物膜免受氧化破坏;精氨酸代谢产生的氧化亚氮对许多生理过程有着重要的作用,如防止胸腺退化、参与巨噬细胞吞噬和杀灭细菌;牛磺酸促进中枢神经系统发育、谷氨酰胺防止长期接受肠外营养支持患者的胃肠发生失用性改变。必须指出的是,目前所知的具有特殊生理作用的氨基酸都是必需氨基酸,更多的发现有待今后的研究。

三、氨基酸

氨基酸是组成蛋白质的基本单位。蛋白质是由许多氨基酸以肽键连接在一起的,并形成一定的空间结构的大分子。由于氨基酸的种类、数量、排列次序及空间结构千差万别,排列出无数种功能各异的蛋白质,现已发现的氨基酸有 40 多种,构成人体蛋白质的氨基酸有 20 多种。

(一)氨基酸的分类

1.必需氨基酸

必需氨基酸是指人体内不能合成或者合成速度不能满足机体的需要,必须由食物来供给的氨基酸。人体必需氨基酸有 9 种,即异亮氨酸、亮氨酸、赖氨酸、蛋氨酸、苯丙氨酸、苏氨酸、色氨酸、缬氨酸和组氨酸。以前必需氨基酸不包括组氨酸,因人体对其需要量较小,且自身肌肉组织和血红蛋白中储存量较大,而婴儿组氨酸需求量较大,所以只确定组氨酸为婴儿必需氨基酸,1985 年世界卫生组织首次将其列为必需氨基酸。

2.非必需氨基酸

非必需氨基酸是指人体能自身合成或可以以其他氨基酸转化而得到,不一定非由食物直接提供的氨基酸,如丙氨酸、胱氨酸、天门冬氨酸、脯氨酸等。

(二)氨基酸的需要量模式

氨基酸模式是蛋白质中各种必需氨基酸的构成比例,其计算方法是将该种蛋白质中的色氨酸含量定为 1,分别计算出其他必需氨基酸的相应比值,这一系列的比值就是该种蛋白质氨基酸模式。

在营养学上通常把营养价值较高、具有和人体要求比例最为接近的氨基酸组成的蛋白质称为参考蛋白质。鸡蛋和人乳蛋白质的氨基酸模式与人体最接近,通常将这两种蛋白质作为参考蛋白质。在动物实验中,则常采用酪蛋白作为参考蛋白质。几种食物和人体蛋白质氨基酸模式、几种食物和不同人群需要的氨基酸评分模式见表 2-5、表 2-6。

表 2-5　几种食物和人体蛋白质氨基酸模式

氨基酸名称	人体	全鸡蛋	鸡蛋白	牛奶	猪瘦肉	牛肉	大豆	面粉	大米
异亮氨酸	4.0	2.5	3.3	3.0	3.4	3.2	3.0	2.3	2.5
亮氨酸	7.0	4.0	5.6	6.4	6.3	5.6	5.1	4.4	5.1
赖氨酸	5.5	3.1	4.3	5.4	5.7	5.8	4.4	1.5	2.3
蛋氨酸＋半胱氨酸	3.5	2.3	3.9	2.4	2.5	2.8	1.7	2.7	2.4
苯丙氨酸＋酪氨酸	6.0	3.6	6.3	6.1	6.0	4.9	6.4	5.1	5.8
苏氨酸	4.0	2.1	2.7	2.7	3.5	3.0	2.7	1.8	2.3
缬氨酸	5.0	2.5	4.0	3.5	3.9	3.2	3.5	2.7	3.4
色氨酸	1.0	1.0	1.0	1.0	1.0	1.0	1.0	1.0	1.0

表 2-6　几种食物和不同人群需要的氨基酸评分模式　　　　　　　　mg/g 蛋白质）

氨基酸名称	人群				食物		
	1 岁以下	2 岁～5 岁	10 岁～12 岁	成人	鸡蛋	牛奶	牛肉
组氨酸	26	19	19	16	22	27	34
异亮氨酸	46	28	28	13	54	47	48
亮氨酸	93	66	44	19	86	95	81
赖氨酸	66	58	44	16	70	78	89
蛋氨酸＋半胱氨酸	42	5	22	17	57	33	40
苯丙氨酸＋酪氨酸	72	63	22	19	93	102	80
苏氨酸	43	34	28	9	47	44	46
缬氨酸	55	35	25	13	66	64	50
色氨酸	17	11	9	5	17	14	12
总计	460	319	241	127	512	504	480

（三）限制氨基酸

被吸收到人体内的必需氨基酸中，能够限制其他氨基酸利用程度的氨基酸称为限制氨基酸。限制氨基酸中缺乏最多的称第一限制性氨基酸，缺乏次之的依次称为第二限制性氨基酸、第三限制性氨基酸等。如粮谷类蛋白质的第一限制性氨基酸是赖氨酸，而大豆、花生、牛奶和肉类蛋白质的第一限制性氨基酸是蛋氨酸。常见植物性食物限制性氨基酸见表 2-7。

表 2-7　常见植物性食物限制性氨基酸

食物	第一限制性氨基酸	第二限制性氨基酸	第三限制性氨基酸
小麦	赖氨酸	苏氨酸	缬氨酸
大麦	赖氨酸	苏氨酸	蛋氨酸

续表 2-7

食物	第一限制性氨基酸	第二限制性氨基酸	第三限制性氨基酸
大米	赖氨酸	苏氨酸	蛋氨酸
玉米	赖氨酸	色氨酸	苏氨酸
花生	蛋氨酸	—	—
大豆	蛋氨酸	苏氨酸	

四、蛋白质摄入量及食物来源

(一)蛋白质推荐摄入量

2000 年,中国营养学会在 RDA 的基础上,重新修订了推荐的膳食营养素摄入量,并采用了 DRIs 新概念。新修订的蛋白质推荐摄入量(RNIs)中成年男、女轻体力活动分别为 75 g/d 和 60 g/d;中体力活动分别为 80 g/d 和 70 g/d;重体力活动分别为 90 g/d 和 80 g/d。

(二)蛋白质的食物来源

蛋白质的食物来源可分为植物性蛋白质和动物性蛋白质两大类。植物蛋白质中,谷类含蛋白质 10%左右,蛋白质含量不算高,但由于是人们的主食,所以仍然是膳食蛋白质的主要来源。豆类含有丰富的蛋白质,特别是大豆含蛋白质高达 35%~40%,氨基酸组成也比较合理,在体内的利用率较高,是植物蛋白质中非常好的蛋白质来源。

蛋类含蛋白质 11%~14%,是优质蛋白质的重要来源。奶类(牛奶)一般含蛋白质 3.0%~3.5%,是婴幼儿蛋白质的最佳来源。

肉类主要包括禽、畜和鱼的肌肉。新鲜肌肉含蛋白质 15%~22%,肌肉蛋白质营养价值优于植物蛋白质,是人体蛋白质的重要来源。

为改善膳食蛋白质质量,在膳食中应保证有一定数量的优质蛋白质。一般要求动物性蛋白质和大豆蛋白质应占膳食蛋白质总量的 30%~50%。常见食物蛋白质含量见表 2-8。

表 2-8 常见食物蛋白质含量 %

食物	蛋白质	食物	蛋白质
小麦粉(标准粉)	11.2	黄豆	35
粳米(标一)	7.7	绿豆	21.6
籼米(标一)	7.7	赤小豆	20.2
玉米(干)	8.7	花生仁	24.8
玉米面	8.1	猪肉(肥瘦)	13.2
小米	9	牛肉(肥瘦)	19.9
高粱米	10.4	羊肉(肥瘦)	19
马铃薯	2	鸡	19.3
甘薯	0.2	鸡蛋	13.3
蘑菇(干)	21.1	草鱼	16.6
紫菜(干)	26.7	牛奶	3

五、食物蛋白质营养价值评价

食物蛋白质的营养价值可从蛋白质含量、被消化吸收的程度及被人体利用程度三方面来评价。

(一)蛋白质含量

评定一种食物蛋白质营养价值,应以含量为基础。如食物中蛋白质含量太低,即使摄入的能量超过人体需要,亦不能满足机体需要。蛋白质含氮较稳定,多数蛋白质的平均含氮量为16%,可通过凯氏定氮法测定食物中总氮量并乘以 6.25 来表示蛋白质含量。

(二)蛋白质消化率

蛋白质消化率指一种食物蛋白质可被消化酶分解的程度。蛋白质消化率越高,被机体吸收利用的可能性越大,营养价值也越高。

由于植物性食物的蛋白质被纤维素包裹,与消化酶接触程度较差,故消化率较动物性食物为低,如肉类的消化率为 92%~94%,蛋类为 98%,而米饭、面制品为 80%,土豆为 74%。但植物性食物通过加工烹调,使纤维素破坏或去除,可提高消化率,如黄豆整粒食用时,其蛋白质消化率只有 65%,将其加工成豆腐后可提高到 90%以上。

食物中蛋白质的消化率以蛋白质能被消化吸收的氮的数量与该种蛋白质含氮总量的比值来表示。

(三)蛋白质生物学价值

蛋白质生物学价值表示蛋白质吸收后在体内被利用的程度。蛋白质生物学价值的高低取决于必需氨基酸的含量和比值。食物蛋白质的必需氨基酸比值与人体组织蛋白质中氨基酸比值比较接近,该食物蛋白质生物学价值越高。各种食物蛋白质生物学价值各不相同,一般动物性食物比植物性食物要高。常用食物蛋白质生物学价值见表 2-9。

表 2-9   常用食物蛋白质生物学价值

蛋白质	生物学价值	蛋白质	生物学价值	蛋白质	生物学价值
鸡蛋黄	96	牛肉	76	玉米	60
全鸡蛋	94	白菜	76	花生	59
牛奶	90	猪肉	74	绿豆	58
鸡蛋白	83	小麦	67	小米	57
鱼	83	豆腐	65	生黄豆	57
大米	77	热黄豆	64	高粱	56

六、蛋白质的缺乏和过量

正常情况下,人体内蛋白质的含量处于动态平衡状态,人体摄入蛋白质量缺乏或过多都会影响人体健康。

（一）蛋白质摄入缺乏

1. 以消瘦为特征的混合型蛋白质-能量缺乏

具体是指蛋白质和能量摄入均严重不足的营养缺乏病，主要的临床表现为体重下降、消瘦、血浆蛋白下降、免疫力下降、贫血、血红蛋白下降等。

2. 以浮肿为特征的蛋白质缺乏

具体是指能量摄入基本满足，但蛋白质摄入严重不足的营养缺乏病，主要临床表现为全身水肿、虚弱、表情淡漠、生长滞缓、头发变色、变脆、易脱落、易感染等。

孕妇缺乏蛋白质将影响胎儿脑细胞发育。儿童、青少年缺乏蛋白质则生长发育迟缓、消瘦、体重过轻甚至智力发育障碍；成年人缺乏蛋白质则表现为疲倦、体重下降、肌肉萎缩、贫血等。若蛋白质长期摄入不足，可逐渐形成营养性水肿，严重时导致死亡。

（二）蛋白质摄入过量

蛋白质摄入过量，会产生许多对人体产生毒副作用的代谢物，进而引起营养缺乏、酸碱度失衡、尿酸蓄积，导致多种疾病如痛风等。另一方面，过多动物性蛋白会加重肾脏的负荷，造成含硫氨基酸摄入过多，可加速骨骼中钙质的丢失，易产生骨质疏松。此外，蛋白质摄入过多，还会导致心脏病、动脉硬化，增加患癌危险如直肠癌、胰腺癌、肾癌及乳腺癌等。

七、蛋白质在食品加工中的变化

食品加工通常是为了杀灭微生物或钝化酶的活性，保护和保存食品，破坏某些营养抑制剂和毒性物质，提高消化率和营养价值，增加方便性，以及维持或改善感官性状等。但是，在追求食品加工的这些作用时，常常带来一些加工损害的不良影响，由于蛋白质（特别是必需氨基酸）在营养上的重要作用，人们对其在食品加工中的变化十分注意。又由于我们今天的食品大都需要经过不同方式的加工，如何保持它们良好的营养价值使之不受损害更为人们所重视。现将蛋白质和氨基酸在食品加工中的某些重要变化简介如下：

（一）蛋白质的变性

当蛋白质受热或在某些理化因素作用下，蛋白质分子内部原有的高度规则性的排列发生变化，从而导致蛋白质若干理化性质改变，这种现象称为蛋白质的变性。引起蛋白质变性的因素有：温度、酸、碱、有机溶剂、机械刺激、紫外线照射等。

1. 热加工的有益作用

高温加热可以破坏酶的活力，杀灭或抑制繁殖型微生物，破坏食品原料中天然存在的有毒蛋白质、肽和酶抑制剂等，从而避免一些营养素的损失，并可提高蛋白质的消化率。例如，生大豆中含有抗胰蛋白酶、红细胞凝集素和其他有害物质，通过加工烹调可以破坏这些有害物质，同时提高大豆蛋白质的消化率和其中含硫氨基酸的利用率。又如，生鸡蛋中含抗生物素蛋白，长期食用生鸡蛋可导致生物素缺乏，若经加热煮熟就可使抗生物素蛋白破坏。

2. 热加工降低了蛋白质的溶解度，风味降低

食物中蛋白质遇热变性的温度是从 45～50℃ 开始，随着温度升高，变性的速度加快，当温度升高至 80℃ 以上时，一些保持蛋白质空间构象的氢键发生断裂，破坏了原分子间肽链的特定排列，原来在分子内部的一些非极性基团暴露到分子的表面，因而降低了蛋白质的溶解度，促进了蛋白质分子间或蛋白质与其他物质分子间的结合,而发生凝结、沉淀,即蛋白质的变性。变性后蛋白质持水性减弱,水分从食物中脱出,食物的体积和质量减少。蛋白质的这种热变性现象,在烹调加工工艺过程中广泛存在。

食品在脱水干燥时,如温度过高、时间过长,蛋白质中的结合水受到破坏,使蛋白质变性,因而食品的复水性降低,硬度增加,风味变劣。

3. 热加工使氨基酸破坏

动物蛋白质主要来自畜类及禽类的肌肉。肌肉蛋白质中 65% 为肌球蛋白和肌动蛋白,其中肌球蛋白多于肌动蛋白,肌球蛋白属于球蛋白类,它能溶于含盐水溶液,加热此溶液时形成凝胶。冷水煮肉,肉中的一些蛋白质和含氮有机物溶解于汤中,汤味鲜,肉味较差;若用沸水煮肉,肉块表面蛋白质迅速凝固,从而保护了肉内容物不溶出,则肉味鲜,汤味较差。油炸肉块可以使肉表面温度很快达到 $115\sim120℃$,肉表面的蛋白质迅速凝固,形成一层结实的膜。但是,当蛋白质受热过高或加热时间过长,食物会发生严重脱水,菜肴质地会变得又老又绵,严重者蛋白质分子会发生断裂或热降解,使蛋白质中的部分氨基酸被破坏。而脱去的氨基酸的氨基还会与葡萄糖分子的羰基发生羰氨反应,即美拉德反应,发生褐变。在褐变反应中最容易损失的是赖氨酸、胱氨酸。因此,降低了食物蛋白质的营养价值,还有可能产生对人体有害的物质。

当水温超过 $60℃$ 时,谷类蛋白质发生了热变性,蛋白质的弹性和亲水性逐渐消失。同样,在高热或长时间加热的条件下,谷类蛋白质中的部分氨基酸,尤其是赖氨酸、色氨酸,因褐变反应而遭到破坏。

(二)蛋白质的水解

凝固变性的蛋白质若在水中继续加热,将有一部分逐渐水解,生成蛋白胨、蛋白际、缩氨酸、肽等中间产物,这些多肽类物质进一步水解,最后分解成各种氨基酸。若用中火或小火炖肉或制汤,肉质及汤汁格外细嫩鲜美,就是这个道理。

肉类食物中的结缔组织含有较丰富的胶原蛋白。当胶原蛋白在水中并受热时,其蛋白质纤维束分离,水解成结构比较简单的白明胶。白明胶易溶于热水,溶液中只要有1%的白明胶,该溶液在 15℃ 左右时即凝结成富有弹性的胶冻。溶胶和凝胶具有热可逆性,即冷却时凝固成凝胶,加热时熔化成溶胶,它们都易被人体消化吸收。

(三)蛋白质溶解度的变化

食物蛋白质溶解度的大小主要取决于溶液的 pH 和溶液中离子的组成。当蛋白质处于等电点时,它不带电荷,蛋白质的溶解度、黏度、渗透压最小。利用蛋白质在等电点时的这些特性,用于提取食物中的蛋白质。在蛋白质中加入中性盐,可以破坏蛋白质的胶体性,使蛋白质从水溶液中沉淀析出的现象称盐析。豆腐的制作原理就是如此。同样,蒸蛋时应先加盐再蒸,可缩短凝固时间。

冷冻肉类时,肉组织会受到一定程度的破坏,引起蛋白质的降解,形成蛋白质的不可逆变性,导致蛋白质持水能力丧失。冻结速度快,蛋白质的变性就少,食品的品质变化也小。为此,我们可利用蛋白质在加工中的物理或化学变化,形成食品独特的风味特色,达到增进食欲、易于消化吸收的效果。

任务四　脂　　类

脂类是脂肪和类脂的总称，是一类难溶于水而易溶于有机溶剂的生物有机分子。脂肪是甘油和各种脂肪酸所形成的甘油三酯；类脂是一类在某些理化性质上与脂肪类似的物质，包括各种磷脂及类固醇，它们也存在于许多动植物食品中。

一、脂类的组成和分类

(一)组成

脂类主要是由碳、氢、氧三种元素组成。有的含有少量的磷、氮等元素。营养学上重要的脂类主要有甘油三酯、磷脂和固醇类物质。食物中的脂类，95%是甘油三酯，5%是其他脂类。

(二)分类

脂类包括脂肪和类脂。通常所说的脂肪包括脂和油，常温情况下呈固体状态的称"脂"；呈液体状态的叫作"油"。脂和油都是由碳、氢、氧三种元素组成的，这些元素先组成甘油和脂肪酸，再由甘油和脂肪酸组成甘油三酯，也称"中性脂肪"。日常食用的动、植物油，如猪油、菜油、豆油、芝麻油等均属于脂和油。也就是说，日常的食用油就是脂肪。类脂是与脂或油很类似的物质，种类很多，主要有：卵磷脂、神经磷脂、胆固醇和脂蛋白等。

油脂的性质与组成它们的脂肪酸有很大关系。自然界有七八十种脂肪酸，大多数是偶数碳原子直链脂肪酸，奇数碳原子脂肪酸是由微生物产生的。能被人体吸收利用的只有偶数碳原子的脂肪酸，这些脂肪酸可含有 0～6 个间隔的顺式双键。此外，根据化学结构不同，脂肪中的脂肪酸可以分为饱和脂肪酸和不饱和脂肪酸。饱和脂肪酸根据分子中碳原子个数的多少又可分为低级饱和脂肪酸和高级饱和脂肪酸，低级饱和脂肪酸的碳原子个数在 10 个以上。不饱和脂肪酸碳碳双键在两个以上的称为多不饱和脂肪酸。脂肪酸还可按其碳链的长短不同分为短链脂肪酸(碳原子个数 4～8)、中链脂肪酸(碳原子个数 10～14)、长链脂肪酸(碳原子个数 16～18)和超长链脂肪酸(碳原子个数大于 20)。

二、脂类的生理功能

(一)供给能量维持体温

一般合理膳食 20%～30%的总能量由脂肪提供。氧化 1 g 脂肪释放的能量比蛋白质和碳水化合物氧化释放能量多。皮下脂肪不易导热，有助于维持体温的恒定。这就是较胖的人不怕寒、怕热的缘故。脏器周围的脂肪层有固定保护内脏的作用。

(二)构成人体成分

正常人的体内大约含有的脂类为体重的 14%～19%，绝大多数的脂肪是以甘油三酯储存于脂肪组织内。脂肪中的磷脂、胆固醇与蛋白质结合成脂蛋白，构成了细胞的各种膜，如细胞膜、核膜、线粒体膜、内质网等，也是构成脑组织和神经组织的主要成分，脂肪还构成和参与人体的内分泌激素的合成。

(三)供给人体必需脂肪酸

脂肪为人体提供必需脂肪酸亚油酸、亚麻酸,此外,脂肪还能够提供其他具有特殊营养功能的多不饱和脂肪酸,如 DHA、EPA,以满足人体正常生理需要。必需脂肪酸具有重要的生理功能,主要表现在:必需脂肪酸是组织细胞的组成成分,对线粒体和细胞膜的结构特别重要;在体内必需脂肪酸参与磷脂的合成并以磷脂的形式出现在线粒体和细胞膜中;必需脂肪酸与脂质代谢有密切联系,对胆固醇的代谢很重要,胆固醇与必需脂肪酸结合后才能在体内进行正常代谢;动物的精子形成也与必需脂肪酸有关,膳食中长期缺乏必需脂肪酸,动物可出现不孕症,授乳过程亦可发生障碍;必需脂肪酸可以保护皮肤免受射线损伤;必需脂肪酸是人体前列腺素在体内合成的原料。

(四)促进维生素吸收

脂肪还能够提供脂溶性维生素(主要有维生素 A、维生素 D、维生素 E、维生素 K)并促进脂溶性维生素的吸收。此外,脂肪还具有节约蛋白质的消耗、增加膳食的美味和增加饱腹感等生理功能。

三、脂类的供给量及食物来源

(一)膳食参考摄入量

2000 年中国营养学会在制定《中国居民膳食营养素参考摄入量》时,参考各国不同人群的脂肪 RDA,结合我国膳食结构的实际,指出成人脂肪适宜摄入量(AI),见表 2-10。

表 2-10　中国成人膳食脂肪适宜摄入量(AI)(脂肪能量占总能量的百分比)　　　　%

项目	脂肪	SFA	MUFA	PUFA	$n6:n3$	胆固醇(mg)
AI	20~30	<10	10	10	(4~6):1	<300

注:SFA 饱和脂肪酸,MUFA 单饱和脂肪酸,PUFA 多饱和脂肪酸。

(二)食物来源

除食用油脂含约 100% 的脂肪外,含脂肪丰富的食品为动物性食物和坚果类。动物性食物以畜肉类含脂肪最丰富,且多为饱和脂肪酸,猪肉含脂肪量在 30%~90% 之间,仅腿肉和瘦猪肉脂肪含量在 10% 左右。牛、羊肉含脂肪量比猪肉低很多,如牛肉(瘦)脂肪含量仅为 2%~5%,羊肉(瘦)多数为 2%~4%。一般动物内脏除大肠外,含脂肪量皆较低,但蛋白质的含量较高。禽肉一般含脂肪量较低,多数在 10% 以下,但北京烤鸭和肉鸡例外,其含量分别为 38.4% 和 35.4%。鱼类脂肪含量基本在 10% 以下,多数在 5% 左右,且其脂肪含不饱和脂肪酸多,所以老年人宜多吃鱼少吃肉。蛋类以蛋黄含脂肪量高,约为 30%,但全蛋仅为 10% 左右,其组成以单不饱和脂肪酸为多。

除动物性食物外,植物性食物中以坚果类(如花生、核桃、瓜子、榛子、葵花子等)含脂肪量较高,最高可达 50% 以上,不过其脂肪组成多以亚油酸为主,所以是多不饱和脂肪酸的重要来源。

四、脂肪营养价值的评价

食用脂肪的营养价值主要从以下三个方面来评价:

(一)食物脂肪的消化率

含不饱和脂肪酸和短碳链脂肪酸越多,其熔点越低,越容易消化,机体利用率高,营养价值高。

(二)必需脂肪酸的含量

必需脂肪酸的含量与组成是衡量食物油脂营养价值的重要方面,植物油中含较多的必需脂肪酸,其营养价值高。动物油脂不含双键,必需脂肪酸少,营养价值低。

(三)脂溶性维生素含量

植物脂肪含丰富的维生素E,特别是谷类种子的胚中含量丰富。动物储藏脂肪不含维生素,一般动物器官中含有少量,如肝脏的脂肪中含有维生素A、维生素E;奶和蛋脂肪中含维生素A、维生素D。

五、脂类的缺乏和过量

(一)脂类摄入缺乏

人体脂肪若长期供给不足,会影响大脑的发育,发生营养不良、生长迟缓和各种脂溶性维生素缺乏症,特别是危及皮肤健康的维生素A缺乏症。同时脂肪长期摄入不足会导致必需脂肪酸缺乏,从而导致生长发育停滞、中枢神经系统功能异常、生殖功能丧失、眼及视网膜病变、肾功能衰竭和血小板功能异常。

(二)脂类摄入过量

脂肪摄入过多会引起超重、肥胖。膳食中脂肪总量与血清胆固醇水平以及冠心病死亡率呈正相关。膳食脂肪总量过高对冠心病的发生有促进作用,而脂肪的种类会对动脉粥样硬化病变产生更大的影响。

近年来研究发现,脂肪摄入过多会引发肿瘤疾病。高脂肪摄入的人群中,结肠癌和乳腺癌发病率及死亡率均高,动物脂肪的摄入量与这两种癌症的发病率和死亡率呈正相关。

六、脂肪在食品加工中的变化

脂肪在食品加工中的变化,主要表现在食品的成型及风味特色上。同时,脂肪在食品加工过程中会发生一些不利于人体健康的变化,严重地影响了加工原料的营养价值。现就其主要变化分述如下:

(一)脂肪在高温下的热分解

在高温下,脂肪先发生部分水解,生成甘油和脂肪酸。当温度升高到300℃以上时,分子间开始脱水,缩合成相对分子质量较大的醚型化合物。当油温达到350~360℃时,则可分解成酮类或醛类物质,同时生成多种形式的聚合物,如己二烯环状单聚体、二聚体、三聚体和多聚体,它们都有一定的毒性。

甘油在高温下脱水生成丙烯醛。丙烯醛是具有挥发性和强烈辛辣气味的物质,对人的鼻腔、眼黏膜有强烈的刺激作用。油在达到发烟点温度时,会冒出油烟,油烟中很重要的成分就是丙烯醛。长时间使用质量差的油来炸食物,有较多的丙烯醛随同油烟一起冒出,应安排排烟设备。

油脂在高温条件下,脂溶性维生素和必需脂肪酸易被氧化破坏,使油脂的营养价值降低。因此,在使用油脂时,应尽量避免持续过高的温度。用于煎炸菜点的油脂,温度最好控制在180～220℃,以减少有害物质的生成。对必须反复使用的油脂,应该随时加入适量的新油。对已变色变味的油脂,不能再使用。

(二)油脂的氧化酸败

油脂对空气中的氧极为敏感,尤其是不饱和脂肪酸,能自动氧化生成具有不良气味的醛类、酮类和低分子有机酸类,这些物质是油脂哈喇味的主要来源。有人用氧化酸败的油脂食物喂大鼠,结果大鼠生长缓慢、生长停止或死亡。

由于不饱和脂肪酸的氧化分解,油脂中的必需脂肪酸和脂溶性维生素也遭到不同程度的破坏。因此,氧化酸败的油脂营养价值降低,并且产生对人体健康有害的物质,不能食用。

(三)油脂的氢化

氢化主要是脂肪酸组成成分的变化。这包括脂肪酸饱和程度的增加(双键加氢)和不饱和脂肪酸的异构化。

氢化可使液体植物油变成固态脂肪。但是很少使氢化进行到完全阶段,因为完全氢化的脂肪熔点很高,消化吸收率低。氢化时,脂肪酸倾向于按其不饱和程度的高低递降。例如三烯酸类先于二烯酸类氢化,二烯酸类又先于单烯酸类氢化。至于异构化作用,除了可形成大量位置异构体外,尚可有天然的顺式不饱和脂肪酸向反式不饱和脂肪酸转变。脂肪组分的改变则可由加工者用不同的催化剂和氢化条件来控制,以便达到所需脂肪的物理性质和稳定性。这些氢化脂肪可用于人造黄油、起酥油、增香巧克力糖衣和油炸用油。许多人造黄油含20%～40%的反式脂肪酸。

关于反式脂肪酸的营养问题,研究报告较少,但多集中于其与冠心病等之间的关系问题上。国外有学者曾用反式脂肪酸喂猪,表明摄食反式脂肪酸与产生动脉粥样硬化有关。

任务五　碳水化合物

碳水化合物也称糖类,由 C、H、O 这三种元素所组成,是自然界存在的一大类有机化合物,它主要由绿色植物经光合作用形成,由于一些糖分子中 H 和 O 的原子数之比往往是 2：1,刚好与水分子中 H 和 O 的比例相同,过去误认为此类物质是碳与水的化合物,故有"碳水化合物"之称,但实际有些糖如鼠李糖、脱氧核糖等分子中 H 和 O 的比例并非 2：1,而一些非糖物质如甲醛、乳酸、乙酸等分子中 H 和 O 的比例是 2：1,所以把糖类称作碳水化合物并不恰当,只是沿用已久,成了人们的一种习惯称呼。

一、碳水化合物的分类

碳水化合物可分为糖、寡糖和多糖三类,如表 2-11 所示。

表 2-11 碳水化合物分类

分类（糖分子 DP）	亚组	组成
糖（1～2）	单糖	葡萄糖、半乳糖、果糖
	双糖	蔗糖、乳糖、麦芽糖、海藻糖
	糖醇	山梨糖醇、甘露糖醇
寡糖（3～9）	异麦芽低聚寡糖	麦芽糊精
	其他寡糖	棉籽糖、水苏糖、低聚果糖
多糖≥10	淀粉	直链淀粉、支链淀粉、变性淀粉
	非淀粉多糖	纤维素、半纤维素、果胶、亲水物质

（一）糖

包括单糖、双糖和糖醇。

1. 单糖

单糖是最简单的糖，通常条件下不能被直接水解为分子更小的糖。常见的单糖有：

（1）葡萄糖 即通常所说的葡萄糖，又名右旋糖。葡萄糖不仅是最常见的糖，也是世界上最丰富的有机物。在血液、脑脊液、淋巴液、水果、蜂蜜以及多种植物液中都以游离形式存在，是构成多种寡糖和多糖的基本单位。

（2）半乳糖 此糖几乎全部以结合形式存在。它是乳糖、蜜二糖、水苏糖、棉籽糖等的组成成分之一。某些植物多糖例如琼脂、阿拉伯树胶、牧豆树树胶、落叶松树胶以及其他多种植物的树胶及黏浆液水解后都可得到半乳糖。

（3）果糖 果糖通常与蔗糖共存于水果汁及蜂蜜中，在苹果及番茄中的含量亦较多。果糖是天然碳水化合物中甜味最高的糖，如果蔗糖甜度为 100，果糖的相对甜度可达 173。

2. 双糖

双糖是由两个相同或不相同的单糖分子上的羟基脱水生成的糖苷。自然界最常见的双糖是蔗糖及乳糖。此外还有麦芽糖、海藻糖、异麦芽糖、纤维二糖、壳二糖等。

（1）蔗糖 蔗糖俗称白糖、砂糖或红糖。它是由一分子 D-葡萄糖的半缩醛羟基与一分子 D-果糖的半缩醛羟基彼此缩合脱水而成。蔗糖几乎普遍存在于植物界的叶、花、根、茎、种子及果实中。在甘蔗、甜菜中含量尤为丰富。

（2）乳糖 乳糖由一分子 D-葡萄糖与一分子 D-乳糖以 β-1,4-糖苷键相连而成。乳糖只存在于各种哺乳动物的乳汁中，其浓度约为 5%。人体消化液中乳糖酶可将乳糖水解为其相应的单糖。

（3）麦芽糖 麦芽糖由二分子葡萄糖借 α-1,4-糖苷键相连而成，大量存在于发芽的谷粒，特别是麦芽中。麦芽糖是淀粉和糖原的结构成分。

3. 糖醇

糖醇是单糖的重要衍生物，常见有山梨糖醇、甘露糖醇、木糖醇、麦芽糖醇等。

山梨糖醇和甘露糖醇二者互为同分异构体。山梨糖醇存在于许多植物的果实中，甘露糖醇在海藻、蘑菇中含量丰富。山梨糖醇可氢化葡萄糖制得，由于它含有多个醇羟基，亲水性强，所以临床上常用 20% 或 25% 的山梨糖醇溶液作脱水剂，使周围组织及脑实质脱水，从而降低颅内压,消除水肿。

木糖醇是存在于多种水果、蔬菜中的五碳醇,其甜度与蔗糖相等。其代谢不受胰岛素调节,故木糖醇常作为甜味剂用于糖尿病人的专用食品及许多药品中。

麦芽糖醇由麦芽糖氢化制得,可作为功能性甜味剂用于心血管病、糖尿病等患者的保健食品中,不能被口腔中的微生物利用,有防龋齿作用。

(二)寡糖

寡糖又称低聚糖。FAO(联合国粮食及农业组织)根据专家建议,定义糖单位大于等于3的并且小于10的聚合度为寡糖和糖的分界点。目前已知的几种重要寡糖有棉籽糖、水苏糖、异麦芽低聚糖、低聚果糖、低聚甘露糖、大豆低聚糖等,其甜度通常只有蔗糖的30%~60%。

1. 低聚果糖

低聚果糖又称寡果糖或蔗果三糖族低聚糖,是由蔗糖分子的果糖残基上结合1~3个果糖而组成。低聚果糖主要存在于日常食用的水果、蔬菜中,如洋葱、大蒜、香蕉等。低聚果糖的甜度为蔗糖的30%~60%,难以被人体消化吸收,被认为是一种水溶性膳食纤维,但易被大肠双歧杆菌利用,是双歧杆菌的增殖因子。

2. 大豆低聚糖

大豆低聚糖是存在于大豆中的可溶性糖的总称,主要成分是水苏糖、棉籽糖和蔗糖。大豆低聚糖也是肠道双歧杆菌的增殖因子,可作为功能性食品的基料,能部分代替蔗糖应用于清凉饮料、酸奶、乳酸菌饮料、冰淇淋、面包、糕点、糖果和巧克力等食品中。

(三)多糖

多糖是由≥10个的单糖分子脱水缩合,并借糖苷键彼此连接而成的高分子聚合物。多糖在性质上与单糖和低聚糖不同,一般不溶于水,无甜味,不形成结晶,无还原性,在酶或酸的作用下,水解成单糖残基不等的片段,最后成为单糖。根据营养学上新的分类方法,多糖可分为淀粉和非淀粉多糖。

1. 淀粉

淀粉是人类的主要食物,存在于谷类、根茎类等植物中。淀粉由葡萄糖聚合而成,因聚合方式不同分为直链淀粉和支链淀粉。为了增加淀粉的用途,淀粉经过改性处理后可以获得各种各样的变性淀粉。

(1)直链淀粉 又称糖淀粉,由几十个至几百个葡萄糖分子残基以 α 1,4-糖苷键相连而成的一条直链,并卷曲成螺旋状二级结构。直链淀粉在热水中可以溶解,与碘产生蓝色反应,一般不显还原性。在天然食品中,直链淀粉含量较少,一般仅占淀粉成分的19%~35%。

(2)支链淀粉 又称胶淀粉,分子相对较大,一般由几千个葡萄糖残基组成,其中每25~30个葡萄糖残基以 α 1,4-糖苷键相连而形成许多个短链,每两个短链之间又以 α 1,6-糖苷键连接,如此则使整个支链淀粉分子形成许多分支再分支的树冠样的复杂结构。支链淀粉难溶于水,其分子中有许多个非还原性末端,但却只有一个还原性末端,故不显现还原性。支链淀粉遇碘产生棕色反应。在食物淀粉中,支链淀粉含量较高,一般占65%~81%。

(3)糖原 即多聚 D-葡萄糖,几乎全部存在于动物组织中,故又称动物淀粉。糖原结构与支链淀粉相似,分子中各葡萄糖残基间通过 α 1,4-糖苷键相连,链与链之间以 α 1,6-糖苷键连接。糖原的分支多,支链比较短,每个支链平均长度相当于12~18个葡萄糖分子。糖原的分子很大,一般由几千个至几万个葡萄糖残基组成。

2.非淀粉多糖

80%～90%的非淀粉多糖由植物细胞壁成分组成,包括纤维素、半纤维素、果胶等,即我们常说的膳食纤维,其他是非细胞壁物质如植物胶质、海藻胶类等。

(1)纤维素 纤维素一般由1 000～10 000个葡萄糖残基借 β-1,4-糖苷键相连,形成一条线状长链。纤维素在植物界无处不在,是各种植物细胞壁的主要成分。人体缺乏能水解纤维素的酶,故纤维素不能被人体消化吸收,但它可刺激和促进胃肠道的蠕动,有利用于其他食物的消化吸收及粪便的排泄。

(2)半纤维素 绝大多数的半纤维素都是由2～4种不同的单糖或衍生单糖构成的杂多糖。半纤维素也是组成植物细胞壁的主要成分,一般与纤维素共存。半纤维素既不是纤维素的前体或衍生物,也不是其生物合成的中间产物。

(3)果胶类 果胶类亦称果胶物质,一般指 D-半乳糖醛酸为主要成分的复合多糖之总称。果胶类普遍存在于陆地植物的原始细胞壁和细胞间质层,在一些植物的软组织中含量特别丰富,例如在柑橘类水果的皮中约含30%,甜菜中约含25%,苹果中约含15%。果胶物质均溶于水,与糖、酸在适当的条件下能形成凝冻,一般用作果酱、果冻及果胶糖果等的凝冻剂,也可用作果汁、饮料、冰淇淋等食品的稳定剂。

(4)其他多糖 动物和植物中含有多种类型的多糖,有些多糖具有调节生理功能的活性,如香菇多糖、茶多糖、银耳多糖、壳聚糖等。

二、碳水化合物的生理功能

(一)供给和储存能量

膳食碳水化合物是人类获取能量的最经济和最主要的来源。每克葡萄糖在体内氧化可以产生4 kcal的能量。在维持人体健康所需要的能量中,55%～65%的能量由碳水化合物提供。糖原是肌肉和肝脏碳水化合物的储存形式,肝脏约储存机体内1/3的糖原。一旦机体需要,肝脏中的糖原即分解为葡萄糖以提供能量。碳水化合物在体内释放能量较快,供能也快,是神经系统和心肌的主要能源,也是肌肉活动时的主要燃料,对维持神经系统和心脏的正常供能,增强耐力,提高工作效率都有重要意义。

(二)构成组织及重要生命物质

碳水化合物是构成机体组织的重要物质,并参与细胞的组成和多种活动。每个细胞都有碳水化合物,其含量为2%～10%,主要以糖脂、糖蛋白和蛋白多糖的形式存在。核糖核酸和脱氧核糖核酸两种重要生命物质均含有 D-核糖,即五碳醛糖。一些具有重要生理功能的物质,如抗体、酶和激素的组成成分,也需碳水化合物参与。

(三)节约蛋白质作用

机体需要的能量,主要由碳水化合物提供,当膳食中碳水化合物供应不足时,机体为了满足自身对葡萄糖的需要,将通过糖原异生作用动用蛋白质以产生葡萄糖,供给能量。而当摄入足够量的碳水化合物时则能预防体内或膳食蛋白质消耗,不需要动用蛋白质来供能,即碳水化合物具有节约蛋白质作用。

（四）抗生酮作用

脂肪酸被分解所产生的乙酰基需要与草酰乙酸结合进入三羧酸循环，而最终被彻底氧化和分解产生能量。当膳食中的碳水化合物供应不足时，草酰乙酸供应相应减少，而体内脂肪或食物脂肪被动员并加速分解为脂肪酸来供应能量。这一代谢过程中，由于草酰乙酸不足，脂肪酸不能彻底氧化而产生过多的酮体，酮体不能及时被氧化而在体内蓄积，以致产生酮血症和酮尿症。膳食中充足的碳水化合物可以防止上述现象的发生，因此称为碳水化合物的抗生酮作用。

（五）解毒作用

经糖醛酸途径生成的葡萄糖醛酸，是体内一种重要的结合解毒剂，在肝脏中能与许多有害物质如细菌毒素、酒精、砷等结合，以消除或减轻这些物质的毒性或生物活性，从而起到解毒作用。

（六）增强肠道功能

非淀粉多糖类如纤维素和果胶、抗性淀粉、功能性低聚糖等抗消化的碳水化合物，虽不能在小肠内消化吸收，但能刺激肠道蠕动，增加了结肠内的发酵，发酵产生的短链脂肪酸和肠道菌群增殖，有助于正常消化和增加排便量。

三、膳食纤维

膳食纤维又名"粗纤维"，是"体内清道夫"，是不能被人体胃肠道消化吸收的植物食物的残余物，是一种复杂的混合物的总称，具有多种生理功能。1976 年特罗韦尔（Trowell）将其定义为"不能被人体内的消化酶水解的多糖类碳水化合物和木质素"。2001 年美国化学家协会的最新定义是：膳食纤维是植物的可食部分或类似的碳水化合物，在人类的小肠中难以消化吸收，在大肠中会全部发酵分解。

（一）膳食纤维的分类

膳食纤维包括多糖、低聚糖及相关的植物物质，主要化学成分是非淀粉多糖和木质素，分为水溶性膳食纤维和非水溶性膳食纤维。

（1）水溶性纤维能溶于水，并在水中形成凝胶体，包括果胶、藻胶、豆胶、树胶、黏质等，主要来源于水果、海藻、燕麦、豆类及一些蔬菜中。

（2）非水溶性纤维主要存在于全谷物制品如麦糠、蔬菜和坚果中。人们日常所食的蔬菜，如芹菜、韭菜、菠菜、豆角、豆芽、胡萝卜中都含有较多的不可溶性膳食纤维。

（二）膳食纤维的生理功能

人不能消化膳食纤维，但结肠内细菌的酶能使纤维素、半纤维素和果胶分解。所以大便中排出的纤维素只有食物中的 20%～70%，半纤维素 15%～45%，果胶约 10%，麦麸约 70%。人虽不能利用膳食纤维，但它们仍有一定的生理功能。

（1）增强胃肠功能，有利于粪便排出。

（2）控制体重和减肥。

（3）降低血糖和血胆固醇。

（4）预防结肠癌。

四、碳水化合物的供给量及食物来源

(一)碳水化合物的膳食参考摄入量

人体对碳水化合物的需要量,常以可提供能量的百分比来表示。由于体内其他营养素可转变为碳水化合物,因此其需要量尚难确定。

在1988年,中国营养学会曾建议我国健康人群的碳水化合物供给量为总摄入能量的60%~70%。根据目前我国膳食碳水化合物的实际摄入量和FAO/WHO的建议,于2000年制订的中国居民膳食营养素参考摄入量中的碳水化合物适宜摄入量(AI)为总能量的55%~65%。限制纯能量食物如蔗糖的摄入量,提倡摄入营养素、能量密度高的食物,以保障人体能量和营养素及改善胃肠道环境和预防龋齿的需要。

(二)碳水化合物的食物来源

膳食中碳水化合物的来源主要是粮谷类和薯类食物。粮谷类一般含碳水化合物60%~80%,薯类含量为15%~29%,豆类中为40%~60%,见表2-12。

表 2-12　常见食物碳水化合物含量　　　　　　　　　　　　　g/100 g

食物名称	含量	食物名称	含量	食物名称	含量
粉条	83.6	木耳	35.7	葡萄	9.9
粳米(标二)	77.7	鲜枣	28.6	酸奶	9.3
籼米(标一)	77.3	甘薯	23.1	西瓜	7.9
挂面(标准粉)	74.4	香蕉	20.8	杏	7.8
小米	73.5	黄豆	18.6	梨	7.3
小麦粉(标粉)	71.5	柿	17.1	花生仁	5.5
莜麦面	67.8	马铃薯	16.5	南瓜	4.5
玉米	66.7	苹果	12.3	萝卜	4
方便面	60.9	辣椒	11	鲫鱼	3.8
小豆	55.7	桃	10.9	豆腐	3.8
绿豆	55.6	橙	10.5	茄子	3.6
番茄	3.5	鲜贝	2.5	冬瓜	1.9
牛乳	3.4	猪肉	2.4	鸡蛋	1.5
芹菜	3.3	黄瓜	2.4	鸡肉	1.3
带鱼	3.1	白菜	3.1		

五、碳水化合物的缺乏和过量

(一)碳水化合物摄入缺乏

碳水化合物摄入不足会使蛋白质用于能量代谢,同时对脂肪代谢不利,使脂肪氧化不完全,产生一定数量的酮体,酮体聚集引起血液酸度偏高,导致"酮症",表现为疲乏、恶心、呕吐

等,严重者可致昏迷。长期碳水化合物摄入不足,会造成生长发育迟缓,体重轻,容易疲劳、头晕等。

如果谷类食物摄入不足还会造成 B 族维生素的缺乏,如果膳食纤维缺乏会引起胃肠道构造的损害和功能障碍,增加诸如溃疡性结肠炎、肥胖、糖尿病、高脂血症、动脉硬化及癌症等疾病发病的危险。

(二)碳水化合物摄入过量

高糖可刺激人体内胰岛素水平升高,促使血管紧张度增加,引发高血压。食入蔗糖过多者,糖尿病的发病率增加,糖还可影响体内脂肪的消耗,造成脂肪堆积,导致肥胖。还会促进动脉粥样硬化的发展和发生,同时还可引起龋齿和牙周病的发生。

六、碳水化合物在食品加工中的变化

(一)淀粉在食品加工中的变化

淀粉中的直链淀粉能够在热水中分散成胶体溶液,而支链淀粉易分散于冷水中,在热水中只能膨胀,却不溶解。当把淀粉混在水中加热时,到达一定温度时(一般在 55℃以上),淀粉吸水膨胀,因膨胀后的体积达到原来体积的数百倍之大,所以淀粉悬浮液就变成黏稠的胶体溶液,这种现象称为淀粉的糊化。淀粉粒突然膨胀的温度称为糊化开始温度,所有淀粉粒全部膨胀的温度称为糊化完成温度。淀粉糊化的本质是高能量的热和水破坏了淀粉分子内部氢键的结合,使分子混乱度增大。淀粉糊化后,继续加热膨胀到极限的淀粉颗粒开始破碎分解,最终生成胶状分散物,糊黏度也升至最高值。

糊化淀粉(α-淀粉)在室温下冷却就会变成凝胶体,好像冷凝的果胶或动物胶溶液,这种现象称为淀粉的回生或老化,这种淀粉称为回生淀粉(β-淀粉)。α-淀粉在高温下喷雾干燥可长期保存,成为方便食品,如其加水,可得到完全糊化的淀粉。淀粉糊化以后变得易于消化,但老化后又难于消化,利用淀粉加热糊化、冷却又老化的特点,可制作出粉皮、粉丝等。

烹调中淀粉虽然不像其他调味原料那样具有调味作用,但能使菜肴更鲜嫩,改善菜肴的滋味,对菜肴的色、香、味、形都有很大作用。

常用的炸、熘、炒等烹调方法,大多使用旺火热油。鸡、鱼、肉等原料如果不经挂糊、上浆,在旺火热油中,水分会很快蒸发,原料中香味、营养成分也随水分外溢,质地变老。原料若用淀粉挂糊、上浆,受热后立即凝成一层薄膜,使原料不直接与高温接触,油不易浸入原料内部,水也不易蒸发,不仅能保持原料原有的质地,而且表面色泽光润,形态饱满。

(二)蔗糖在食品加工中的变化

蔗糖本身为无色晶体,加热至 150℃即开始熔化,继续加热就形成一种黏稠微黄色的熔化物。烹调中菜肴挂霜就是利用这一特性,菜肴拔丝也是利用加热时糖物理特性的变化。

当加热温度超过其熔点时或在碱性条件下,糖便被分解产生 5-羟甲基糠醛及黑腐质,而影响到糖类的营养作用。5-羟甲基糠醛和黑腐质使糖的颜色加深,吸湿性增强,也使糖具有诱人的焦香味。当加热到 125℃时,分解产物不多,继续加热,产物分解速度加快,当加热到 160℃时,糖分子迅速脱水缩合,形成一种可溶于水的黑色分解产物和一类裂解产物,同时引起酸度增高和色度加深。因此,在高温下长时间熬糖,会使糖的颜色变暗,质量下降。黑腐质主要影响糖的色泽和吸湿性,而 5-羟甲基糠醛会促使糖反砂。

在焙烤、油炸食品中,焦糖化作用必须控制得当,才能使食物有悦人的色泽和风味。

当蔗糖或其他碳水化合物与含有蛋白质等氨基化合物的食品一起加热时,特别是当温度过高时,则发生美拉德反应。如果再继续加热,则可发生炭化,具有苦味。

烹调中加糖,除了能增加菜的风味以外,还可以增加菜肴色泽,改变菜肴质地,促进食欲。在腌肉中加糖,能使肉中胶原蛋白膨胀,使肉组织柔嫩多汁。

(三)麦芽糖(饴糖)在食品加工中的变化

麦芽糖在酸和酶的作用下可发生水解反应生成两分子葡萄糖。由于麦芽糖不含果糖,所以在味感上没有蔗糖甜,目前低糖食品都用它作甜味料。另外,麦芽糖在温度升高时,分子相碰没有蔗糖那么剧烈,它的颜色变化:浅黄→红黄→酱红→焦黑。烹调中利用麦芽糖的这一特性给烤鸭上颜色,等到鸭皮色呈酱红时,鸭子正好成熟。由于麦芽糖中的胶体不易损失,如一旦失去水分,麦芽糖的糖皮较厚,增加了烤鸭皮质的酥脆程度。同时,由于麦芽糖分子中不含果糖,烤制后食物的相对吸湿性较差,脆度更好,因此,麦芽糖为烤制肉食品的理想上色糖浆。

任务六 维 生 素

一、概述

维生素(vitamin)是机体为维持正常的生理功能必须从食物中获得的一类微量小分子有机物。维生素的种类多,化学结构与生理功能各异,彼此之间没有内在的关系,它们并不是化学性质和结构相似的一类化合物。但由于生理功能和营养学意义有类似之处所以归为一类。维生素对维持健康十分重要。长期缺乏任何一种维生素都会导致相应的疾病。有些维生素生物体可自行合成一部分,但大多数需由食物供给。维生素不能供给机体热能,也不能作为构成组织的物质。其主要作用是作为辅酶的成分调节机体代谢。

(一)维生素的命名

目前维生素有三种命名系统:

(1)按发现的历史顺序,以英文字母顺序命名,如维生素 A、维生素 B、维生素 C、维生素 D、维生素 E 等。

(2)按其特有的生理和治疗作用命名,如抗干眼病因子、抗癞皮病因子、抗坏血酸等。

(3)按其化学结构命名,如视黄醇、硫胺素、核黄素等。

不同名称的应用无严格规范,往往三类名称混用。

(二)维生素的分类

目前已知的维生素有 30 多种,尽管它们都是小分子有机化合物,但结构差异很大,有酚类、醇类、醛类、胺类等,不能按照一般有机化合物的分类方法来分类。通常根据维生素的溶解性质分为脂溶性维生素和水溶性维生素两大类。

(1)脂溶性维生素　不溶于水而溶于脂肪和脂肪溶剂的维生素称为脂溶性维生素。包括维生素 A、维生素 D、维生素 E 和维生素 K。

(2)水溶性维生素 溶于水而不溶于有机溶剂的维生素称为水溶性维生素。包括 B 族维生素、维生素 C,B 族维生素有维生素 B_1、维生素 B_2、维生素 B_6、维生素 B_{12}、烟酸、叶酸、胆碱等。

二、水溶性维生素

(一)维生素 B_1

维生素 B_1 又名硫胺素、抗神经炎因子或抗脚气病因子。维生素 B_1 可溶于水,在酸性环境中较稳定,碱性环境中不稳定,易被氧化而失去活性,一般烹调温度下损失不多。维生素 B_1 在体内主要以二磷酸硫胺素(TPP)的形式存在。

1. 生理功能

(1)辅酶功能 TPP 作为重要的辅酶主要参与两个反应:即 α-酮酸的氧化脱羧反应,使丙酮酸转化成乙酰 CoA 和 α-酮酸转化为琥珀酸 CoA,进入三羧酸循环,参与能量代谢。

(2)非辅酶功能 当维生素 B_1 缺乏时可影响某些神经递质的合成和代谢,如乙酰胆碱合成减少和利用减低,而乙酰胆碱有促进胃肠蠕动和腺体分泌的作用。

2. 缺乏症

维生素 B_1 缺乏症又称脚气病,主要损害神经-血管系统,多发生在以精白米面为主食的地区。脚气病包括以下几种类型。

(1)干性脚气病 以多发性周围神经炎症状为主,表现为肢端麻痹、肌肉酸痛、压痛,尤以腓肠肌为甚。向上发展累及腿伸屈肌、手臂肌群,出现垂足、垂腕症状。

(2)湿性脚气病 多以水肿和心脏症状为主,表现为心悸、气短、心动过速等。

(3)婴儿脚气病 多发生于 $2\sim5$ 个月的婴儿,见于缺乏维生素 B_1 的乳母所喂养的婴儿,发病突然,病情急,初期食欲缺乏、呕吐、兴奋、心跳快、呼吸困难;晚期有发绀、水肿、心脏扩大、心力衰竭、强直性痉挛,常在症状出现后 $1\sim2$ d 突然死亡。

3. 膳食参考摄入量

维生素 B_1 与能量代谢有密切的关系,所以维生素 B_1 的供给量应按照总能量需要量推算。一般成年人为 0.5 mg/4.18 MJ,孕妇、乳母和老年人较成年人高,为 $0.5\sim0.6$ mg/4.18 MJ。RNI 成年男性为 1.4 mg/d,女性为 1.3 mg/d,UL 为 50 mg/d。

4. 食物来源

维生素 B_1 广泛存在于天然食物中,含量丰富的食物有:谷类、豆类及坚果类。动物内脏、瘦肉、禽蛋中含量也较多。日常膳食中维生素 B_1 主要来自谷类食物,如米、面碾磨过于精细、过度洗米、去米汤或烹调中加碱,均可造成维生素 B_1 大量损失。

(二)维生素 B_2

维生素 B_2 又名核黄素,食物中的核黄素以结合及游离两种形式存在,游离状态的核黄素对光敏感,紫外光照射下易被破坏,在酸性环境中较稳定,碱性环境中不稳定。

1. 生理功能

(1)参与体内生物氧化与能量代谢 核黄素以黄素单核苷酸(FMN)和黄素腺嘌呤二核苷酸(FAD)辅酶形式与特定蛋白结合形成黄素蛋白,黄素蛋白是机体中许多酶系统中重要辅基的组成成分,通过呼吸链参与体内氧化还原反应与能量代谢。

（2）参与维生素 B_6 和烟酸的代谢，维持还原性谷胱甘肽的浓度。

2. 缺乏症

维生素 B_2 缺乏的主要临床表现为眼、口腔和皮肤的炎症反应。眼部即眼球结膜充血，角膜血管增生，睑缘炎、畏光、视物模糊和流泪等。口腔即口角湿白及开裂，嘴唇干裂、肿胀、溃疡以及色素沉着，舌疼痛、肿胀、红斑及舌乳头萎缩等。皮肤即鼻翼两侧、眉间、腹股沟、阴囊等皮脂分泌旺盛部位常可见到脂溢性皮炎。

3. 膳食参考摄入量

维生素 B_2 需要量与能量代谢有直接关系。我国成年人的 RNI 男性为 1.4 mg/d、女性为 1.2 mg/d。

4. 来源

维生素 B_2 广泛存在于动植物食物中，不同食物中含量差异较大，动物性食物以动物内脏、乳类、蛋类含量尤为丰富，植物性食物以绿色蔬菜、豆类含量较高，而谷类含量较少。

（三）维生素 B_6

维生素 B_6 有 3 种活性形式，即吡哆醇、吡哆醛和吡哆胺。易被碱破坏，各种形式对光均较敏感。

1. 生理功能

维生素 B_6 在体内以磷酸吡哆醛辅酶形式参与许多酶系反应。主要表现为：参与氨基酸和脂肪的代谢，促进体内烟酸合成，参与造血，促进抗体的合成，促进维生素 B_{12}、铁、锌的吸收，参与神经系统中许多酶促反应，使神经递质的水平升高等。

2. 缺乏

维生素 B_6 缺乏通常与其他 B 族维生素缺乏同时存在。人体维生素 B_6 缺乏可见眼、鼻、口腔周围甚至整个颜面部、阴囊、会阴等处出现脂溢性皮炎；唇裂、舌炎及口腔炎症；婴幼儿或个别成年人有神经精神症状。

3. 膳食参考摄入量

正常情况下，维生素 B_6 不易缺乏，成年人 AI 为 1.2 mg/d。

4. 食物来源

维生素 B_6 普遍存在于动植物性食物中，肉类、蔬菜、水果、坚果类及谷物都含有一定量的维生素 B_6。

（四）尼克酸

尼克酸又名烟酸、维生素 PP、维生素 B_5、抗癞皮病因子等。性质稳定，在酸、碱、光、氧或加热条件下不易被破坏。

1. 生理功能

主要以辅酶Ⅰ(NAD)与辅酶Ⅱ(NADP)的形式参与体内物质代谢和能量代谢，并与维生素 B_6、泛酸和生物素共同参与脂肪、蛋白质和 DNA 的合成，参与葡萄糖耐量因子的构成，大剂量的烟酸有降低血胆固醇的作用。

2. 缺乏

尼克酸缺乏症主要见于以玉米或高粱为主食的地区，因为玉米或高粱中的尼克酸是结合型的，不能被人体吸收利用。尼克酸缺乏症即癞皮病，典型症状是皮炎、腹泻和痴呆。皮炎多呈对称性,分布于身体暴露和易受摩擦部位,表现多样化,有红肿、水疱、粗糙、脱屑、角化过度、色素沉着等。

3. 膳食参考摄入量

膳食中烟酸的参考摄入量以烟酸当量(NE)表示,我国成年男性 RNI 为 14 mgNE/d,女性为 13 mgNE/d。

4. 食物来源

尼克酸广泛存在于各种动植物性食物中。在肝、肾、瘦肉、鱼及坚果类中含量丰富,牛奶和蛋类含量较低,但含色氨酸丰富,在体内可以转变为尼克酸。

(五)叶酸

叶酸在中性和碱性溶液中对光稳定,酸性溶液中不稳定,叶酸在食物储存和烹调中损失较多。

1. 生理功能

四氢叶酸为叶酸在体内的生物活性形式,叶酸的重要生理功能是作为一碳单位的载体参与代谢。主要参与嘌呤、嘧啶核苷酸的合成;催化二碳氨基酸和三碳氨基酸相互转化;促进苯丙氨酸与酪氨酸、组氨酸与谷氨酸、半胱氨酸与蛋氨酸的转化等。

2. 缺乏

人体缺乏叶酸的典型症状为巨幼红细胞贫血、舌炎和腹泻。孕早期缺乏叶酸可致胎儿神经管畸形。叶酸缺乏影响同型半胱氨酸合成蛋氨酸,研究认为同型半胱氨酸血症是动脉硬化的危险因素。另有研究发现,叶酸缺乏会导致某些癌症及孕妇先兆子痫、胎盘早剥的发生率增高。

3. 膳食参考摄入量

叶酸的摄入量以膳食叶酸当量(DFE)表示,我国成年人 RNI 为 400 μg DFE/d。

4. 食物来源

叶酸广泛存在于各种动植物性食物中,叶酸含量较丰富的食物有动物肝脏、豆类、坚果、绿叶蔬菜、水果、小麦胚芽等。

(六)维生素 B_{12}

维生素 B_{12} 含钴,又称钴胺素,是唯一含金属元素的维生素。维生素 B_{12} 在中性溶液中耐热,在强酸、强碱环境中易被破坏,日光、氧化剂和还原剂均能使其破坏。

1. 生理功能

维生素 B_{12} 可促进生长、维持神经组织正常功能及红细胞生成,降低血浆中的同型半胱氨酸,减少动脉硬化发生的危险性,并提高叶酸的利用率等。

2. 缺乏

维生素 B_{12} 缺乏症多数由于吸收不良引起。维生素 B_{12} 缺乏可表现为巨幼红细胞贫血、精神抑郁、记忆力下降、四肢震颤等神经症状及高同型半胱氨酸血症。

3. 膳食参考摄入量

人体对维生素 B_{12} 的需要量极少,我国推荐成年人维生素 B_{12} 的 AI 值为 2.4 μg/d。

4. 食物来源

维生素 B_{12} 主要来源于动物性食物,如动物内脏、畜禽肉类、鱼类、海产品、蛋奶类。

(七)维生素 C

维生素 C 又名抗坏血酸,有酸味,性质不稳定,遇空气、热、光和碱性物质,特别是当氧化酶及微量铜、铁等重金属离子存在时,可促进其氧化进程。在组织中以两种形式存在,即还原型抗坏血酸和脱氢型抗坏血酸,两种形式都具有生理活性。

1. 生理功能

维生素 C 是一种生物活性很强的物质,在人体内具有多种生理功能。

(1)抗氧化作用 维生素 C 可直接与氧化剂作用,使体内氧化还原过程正常进行,也可还原超氧化物、羟基、次氯酸以及其他活性氧化剂,这类氧化剂可能影响 DNA 的转录或损伤 DNA、蛋白质或膜结构。

(2)参与胶原蛋白的合成。

(3)改善铁、钙和叶酸的利用。

(4)促进类固醇的代谢。

(5)清除自由基,发挥抗衰老作用。

(6)其他作用。维生素 C 还参与去肾上腺素和 5-羟色胺的合成,促进抗体的形成,大剂量的维生素 C 还具有一定的解毒作用。

2. 缺乏

维生素 C 缺乏症称为坏血病,主要表现为毛细血管脆性增加,牙龈肿胀出血、四肢关节或皮下出血,伤口愈合不良等。严重者可出现贫血、心力衰竭甚至内出血而致突然死亡。

3. 膳食参考摄入量

维生素 C 的推荐摄入量各个国家有较大的差异,我国成年人的 RNI 值为 100 mg/d,UL 值≤1 000 mg/d。

4. 食物来源

维生素 C 主要来源于新鲜蔬菜和水果,一般是叶菜类含量比根茎类多,酸味水果比无酸味水果含量多。含量较多的蔬菜有辣椒、油菜、卷心菜、菜花和芥菜等。含量较多的水果有柑橘、柠檬、柚子、草莓、猕猴桃、酸枣、刺梨等。

三、脂溶性维生素

(一)维生素 A

维生素 A 又名视黄醇,包括已形成的维生素 A 和维生素 A 原。存在于植物中,在体内可以转化成维生素 A 的类胡萝卜素称为维生素 A 原。类胡萝卜素种类很多,其中最重要的为 β-胡萝卜素。维生素 A 和胡萝卜素都对酸、碱和热稳定,一般烹调和罐头加工不易破坏;但易被氧化和受紫外线破坏,脂肪酸败可引起其严重破坏。

1. 生理功能

(1)维持正常视觉 维生素 A 能促进人视网膜中杆状细胞内视紫红质的合成与再生。视紫红质对暗光敏感,如视网膜处有足量视黄醇(维生素 A 在体内的活性形式)积存,即可与视蛋白结合形成视紫红质,在暗处迅速恢复对光的敏感性,在一定时间、一定照度下的暗处能够看见物体,称为"暗适应"。

(2)维持上皮正常生长与分化 维生素 A 对上皮的正常形成、发育及维持十分重要。

(3)促进生长发育　维生素A有助于细胞的增殖与生长,为动物生长所必需。

(4)维持生殖功能　一般认为维生素A对生殖系统上皮有影响。

(5)增强免疫和抗癌作用　研究资料表明,维生素A对机体免疫系统有重要的作用。

2.缺乏与过量

维生素A缺乏仍是许多发展中国家的一个主要公共卫生问题,婴幼儿和儿童维生素A缺乏的发生率远高于成年人。

(1)暗适应能力下降、夜盲及眼干燥症　维生素A缺乏最早的表现是暗适应能力降低,严重时可致夜盲。由于角膜、结膜上皮组织、泪腺等退行性变,可致角膜干燥、发炎、软化、溃疡等一系列变化,在球结膜上出现泡状银灰色斑点(Bitotspot,毕脱斑),角膜损伤严重者可导致失明。

(2)黏膜、上皮改变　上皮组织分化不良,表现皮肤粗糙、干燥、鳞状等角化变化,臂、腿、肩、下腹部皮肤尤为明显,口腔、消化道、呼吸道和泌尿生殖道的黏膜失去滋润、柔软性,使细菌易于侵入,儿童易发生反复呼吸道感染。

(3)生长发育受阻　尤见于儿童,首先影响骨骼发育,齿龈增生与角化,影响牙釉质细胞发育,使牙齿停止生长。过量摄入维生素A可引起急性、慢性及致畸毒性。急性毒性产生于一次或多次连续摄入大量的维生素A(成年人大于RNI 100倍,儿童大于RNI 20倍)。慢性中毒比急性中毒常见,维生素A食用剂量为RNI的10倍以上时可发生,常见症状是头痛、食欲缺乏、脱发、肝大、长骨末端外周部分疼痛、肌肉疼痛和僵硬、皮肤干燥瘙痒、复视、出血、呕吐和昏迷等。

3.膳食参考摄入量

膳食或食物中全部具有视黄醇活性的物质常用视黄醇当量(RE)来表示,包括已形成的维生素A和维生素A原。换算关系为:

$$1 \, \mu g \text{ 视黄醇} = 1 \, \mu g \text{ RE}$$
$$1 \, \mu g \, \beta\text{-胡萝卜素} = 0.167 \, \mu g \text{ RE}$$
$$1 \, \mu g \text{ 其他维生素A原} = 0.084 \, \mu g \text{ RE}$$
$$1 \, U \text{ 维生素A} = 0.3 \, \mu g \text{ RE}$$

食物中总视黄醇当量$(\mu g \text{ RE})$ = 视黄醇(μg) + β-胡萝卜素$(\mu g) \times 0.167$ + 其他维生素A原$(\mu g \text{ RE}) \times 0.084$

我国成年人维生素A的RNI,男性为800 μg RE/d,女性为700 μg RE/d。UL成年人为3 000 μg/d。

4.食物来源

维生素A最好的来源是各种动物的肝脏、鱼肝油、鱼卵、蛋、乳及其制品等;植物性食物只能提供类胡萝卜素,类胡萝卜素主要存在于绿叶蔬菜、黄色蔬菜和水果中,如西兰花、菠菜、豌豆苗、韭菜、胡萝卜、辣椒、杧果、杏及柿子等。

(二)维生素D

维生素D是具有胆钙化醇生物活性的一类化合物。食物中的维生素D主要是麦角钙化醇D_2和胆钙化醇D_3;人体皮肤中含有一定量的7-脱氢胆固醇,在日光或紫外线照射下转变为维生素D_3。维生素D化学性质比较稳定,在中性和碱性溶液中耐热,酸性溶液中则逐渐分解。

1. 生理功能

维生素 D 在体内肝脏和肾脏羟化后形成 $1,25\text{-}(OH)_2D_3$，并被转运至小肠、肾、骨等靶器官以实现其生理功能。

(1)维持血钙水平 $1,25\text{-}(OH)_2D_3$ 与甲状旁腺素、钙、磷共同调节血钙水平。

(2)促使骨、软骨及牙齿的矿化 维生素 D 可通过不同的途径增加机体对钙、磷的利用，促进骨、软骨及牙齿的矿化，并不断更新以维持正常生长。

(3)其他作用 维生素 D 还可促进小肠钙吸收和肾脏对钙、磷的重吸收，减少丢失。

2. 缺乏与过量

婴儿缺乏维生素 D 可引起佝偻病，成年人(尤其是孕妇)、乳母和老年人缺乏维生素 D 可使已成熟的骨骼脱钙而发生骨质软化症和骨质疏松症。摄入过量的维生素 D 会产生不良反应，中毒症状有食欲缺乏、体重减轻、恶心、呕吐、腹泻、头痛、多尿、烦渴、发热，血清钙磷增高，以致发展成动脉、心肌、肺、肾等软组织转移性钙化和肾结石。

3. 膳食参考摄入量

当钙磷摄入量合适时，儿童、少年、孕妇、乳母、老年人维生素 D 的 RNI 为 $10~\mu g/d$，成年人为 $5~\mu g/d$。

4. 食物来源

维生素 D 主要存在于海水鱼、肝、蛋黄等动物性食物及鱼肝油制剂中。人乳和牛乳含维生素 D 含量相对较低，蔬菜、水果及谷类含量很少。

(三)维生素 E

维生素 E 又名生育酚，包括 8 种化合物：4 种生育酚(即 α、β、γ 和 δ-生育酚)和 4 种生育三烯酚(即 α、β、γ 和 δ-生育三烯酚)，其中以 α-生育酚的生物活性最大。α-生育酚是黄色油状液体，对热和酸稳定，对氧十分敏感，在油脂酸败时易被破坏。

1. 生理功能

(1)抗氧化作用 它与其他抗氧化物质以及抗氧化酶、谷胱甘肽过氧化物酶等一起构成体内抗氧化系统，保护生物膜及其他蛋白质免受自由基攻击。

(2)预防衰老 补充维生素 E 可减少细胞中的脂褐质(俗称老年斑)形成，改善皮肤弹性，使性腺萎缩减轻，提高免疫力。

(3)与动物的生殖功能和精子的形成有关 维生素 E 缺乏时可出现睾丸萎缩和上皮细胞变性、孕育异常。

(4)调节血小板的黏附力和聚集作用 维生素 E 缺乏时血小板聚集和凝血作用增强，增加心肌梗死及脑卒中的危险性。

2. 缺乏与过量

维生素 E 缺乏在人类较为少见，但可出现在低体重的早产儿、血 β-脂蛋白缺乏症、脂肪吸收障碍的患者。缺乏维生素 E 时，可出现视网膜蜕变、溶血性贫血、肌无力、神经退行性变、小脑共济失调等。

大剂量维生素 E(每天摄入 $0.8\sim3.2~g$)有可能出现中毒症状，补充维生素 E 制剂，应以每天不超过 400 mg 为宜。

3. 膳食参考摄入量

我国现行成年人维生素 E 的 AI 为 $14~mg~\alpha\text{-}TE/d$。

4.食物来源

维生素 E 广泛存在于天然食物中,其中含量较高的食物有各种植物油、坚果类、豆类及海产品。

任务七　矿物质

一、概述

人体内除碳、氢、氧和氮 4 种构成水和有机物质的元素外,其他元素统称为矿物质或无机盐。各种无机盐约占人体体重的 4% 左右。

(一)矿物质的分类

根据含量可将人体内的矿物质分为常量元素和微量元素两大类。

1.常量元素

常量元素又称宏量元素或组成元素。每种常量元素的标准含量大于人体体重的 0.01%,人体每日需要量在 100 mg 以上,如钙、磷、钠、钾、氯、镁与硫 7 种,它们也被称为必需常量元素。

2.微量元素

微量元素又称痕量元素。它们在体内存在的浓度很低,每种微量元素的标准含量小于人体体重的 0.01%,人体每日需要量在 100 mg 以下,这些微量元素一般在低浓度下就具有生物学作用。早在 1973 年,WHO 就认为人体必需的微量元素共有 14 种,分别是铁、锌、硒、碘、铜、锰、铬、氟、钼、钴、硅、镍、硼、钒;1990 年重新界定了必需微量元素的定义,并按照其生物学作用将之分为三类:

第一类,人体必需微量元素,共 8 种,包括铁、锌、硒、碘、铜、钼、钴和铬;

第二类,人体可能必需的元素,共 5 种,包括锰、硅、硼、钒和镍;

第三类,具有潜在毒性,但是低剂量可能具有功能作用,共 8 种,包括氟、铅、镉、汞、砷、铝、锡和锂。

(二)矿物质在人体内的代谢特点

矿物质不能在人体内合成,只能从膳食和饮水中摄取;它也不能在体内代谢过程中消失,不能转化为其他物质,只能通过一定途径(如肾脏、肠道和皮肤等)排出体外。

(三)矿物质的主要生理功能

(1)矿物质是构成机体组织的重要组成部分,如钙、磷、镁是构成骨骼、牙齿的重要成分,磷、硫参与构成组织蛋白,铁为血红蛋白的组成成分。

(2)矿物质是细胞内、外液的组成成分,对维持细胞内、外液的渗透压和物质交换起重要作用。在细胞内、外液中,无机元素与蛋白质一起调节细胞膜的通透性、控制水分、维持正常的渗透压、酸碱平衡、维持神经肌肉兴奋性。

(3)矿物质是构成酶的辅基、激素、维生素、蛋白质和核酸的成分,或参与酶系的激活。

就我国目前的膳食结构而言,存在着某些无机盐缺乏的现象,在此将着重讨论重要的无机盐和微量元素:钙、磷、铁、碘、锌、硒、氟。

二、常量元素

(一)钙

钙是人体内含量最多的一种常量元素。刚出生的婴儿,体内含钙量约 28 g;成年时,人体含钙量达 850～1 200 g,相当于人体重的 1.5%～2.0%。其中 99% 左右的钙集中在骨骼和牙齿中,主要以与磷相结合的形式存在,余下的 1% 钙,大多呈离子状态存在于软组织、细胞外液及血液中,这部分钙统称为混溶钙池,与骨骼钙维持着动态交换与平衡。

1. 生理功能

(1)构成骨骼和牙齿。骨骼和牙齿是人体中含钙最多的组织。

(2)维持神经与肌肉活动,如神经肌肉的兴奋、神经冲动的传导、心脏的正常搏动等。

(3)促进体内某些酶的活性。钙对许多参与细胞代谢的大分子合成、转运的酶都有调节作用,如腺苷三磷酸酶、琥珀酸脱氢酶、脂肪酶以及一些蛋白质分解酶等。

(4)参与血凝过程、激素分泌、维持体液酸碱平衡以及细胞内胶质稳定性,当身体有出血现象时,钙可以促进血液凝固从而尽快止血,这时,钙与血小板起着同样的凝血作用。

2. 缺乏症状

小儿缺钙易引发佝偻病,出牙晚,易出汗,睡眠易惊醒、啼哭,严重时表现为"鸡胸"、"X"形腿或"O"形腿。老人缺钙易引发骨质疏松症,表现为身材变矮、容易骨折。少年儿童缺钙,会导致成长发育迟缓、身材矮小。任何年龄的人缺钙,都会引起抽搐(抽筋)、情绪烦躁不安。最近,有科学家指出,缺钙会导致视力下降,是形成近视眼的因素之一。

3. 影响钙吸收的因素

(1)抑制钙吸收的因素

①膳食中草酸、植酸影响人体对钙的吸收。草酸、植酸可与钙结合成难以吸收的盐类。粮食中植酸较多,某些蔬菜(如菠菜)含草酸较多。

②膳食纤维干扰钙的吸收。

③脂肪过多降低钙的吸收。未被吸收的脂肪酸与钙结合形成脂肪酸钙(钙皂),从而降低了钙的吸收。

④某些药物如四环素、肝素等降低钙的吸收。

(2)促进钙吸收的因素

①维生素 D 可促进钙、磷的吸收和利用。

②乳及乳制品中的乳糖提高钙的吸收率。乳及乳制品中的乳糖可与钙结合形成低分子的可溶性络合物,提高钙的吸收率。

③肠道内的酸性环境如乳酸、醋酸、氨基酸等物质的存在,有利于钙的吸收。

膳食中钙的吸收还与机体的生理状况和年龄有关。婴幼儿、孕妇和乳母对钙的吸收率高于一般成年人,达 50% 左右。随着年龄的增大,人体钙的吸收率下降。此外,患有慢性胃肠炎、肝脏、肾脏功能较差者,钙的吸收率和利用率较低。某些激素如甲状旁腺激素、降钙素等调节机体钙平衡,影响着钙的吸收和利用。

4.供给量和食物来源

目前我国推荐钙的供给量:成年人不分性别为 800 mg,青少年为 1 000 mg,孕妇为 1 000～1 200 mg,乳母为 1 200 mg,UL 为 2 000 mg。实际调查表明我国多数居民存在钙缺乏,所以建议膳食补钙。不同人群钙的适宜摄入量见表 2-13。

表 2-13　不同人群钙的适宜摄入量(AI)　　　　　　　　　　　　　mg/d

人群	婴儿	儿童	青少年	成人	老年	孕妇	乳母
AI	300～400	600～800	1 000	800	1 000	1 000～1 200	1 200

奶和奶制品中钙含量最为丰富且吸收率也高。小虾皮中含钙特高,芝麻酱、大豆及其制品也是钙的良好来源,深绿色蔬菜如小萝卜缨、芹菜叶、雪里蕻等含钙量也较多。含钙丰富的食物见表 2-14。

表 2-14　含钙丰富的食物　　　　　　　　　　　　　　　　　　mg/100 g

食物	含量	食物	含量	食物	含量
虾皮	991	苜蓿	713	酸枣棘	435
虾米	555	荠菜	294	花生仁	284
河虾	325	雪里蕻	230	紫菜	264
泥鳅	299	苋菜	187	海带(湿)	241
红螺	539	乌塌菜	186	黑木耳	247
河蚌	306	油菜薹	156	全脂牛奶粉	676
海参(鲜)	285	黑芝麻	780	酸奶	118

(二)磷

磷在人体内的含量为 650 g 左右,占体内无机盐总量的 1/4,平均占体重 1% 左右。总磷的 85%～90% 以羟磷灰石形式存在于骨骼和牙齿中,其余 10%～15% 与蛋白质、脂肪、糖及其他有机物结合,分布于几乎所有组织细胞中,其中一半左右在肌肉组织中。软组织和细胞膜中的磷,大部分为有机磷;骨中磷大多为无机正磷酸盐,体液中的磷以磷酸盐的形式存在。

1.生理功能

(1)为骨、牙齿以及软组织的重要成分。磷是骨骼、牙齿的钙化及生长发育所必需的,磷酸盐与胶原纤维的共价连接在矿化中起决定作用。

(2)磷酸盐调节能量释放。机体代谢中能量多以 ADP＋磷酸＋能量＝ATP 及磷酸肌酸形式储存,需要时释放(上式逆反应),即 ADP、ATP、磷酸肌酸等作为储存、转移和释放能量的物质,是细胞内化学能的主要来源。

(3)组成生命的重要物质。磷是许多维持生命的化合物的重要成分,如磷脂、磷蛋白和核酸等。

(4)磷酸盐是酶的重要成分。人体内许多酶如焦磷酸硫胺素、辅酶Ⅰ、辅酶Ⅱ等都需磷参与。

(5)磷酸盐能参与物质活化 B 族维生素(维生素 B_1、维生素 B_2、尼克酸等),只有经过磷酸化,其才具有辅酶的作用。碳水化合物和脂肪的中间代谢与吸收,均需先经过磷酸化后才能继续进行反应。

(6)磷酸盐还参与调节酸碱平衡的作用。磷酸盐能与氢离子结合,并以不同形式的磷酸盐从尿中排出,从而调节着体液的酸碱度。

2.供给量和食物来源

磷广泛存在于食物中,很少有人发生磷缺乏,所以,一般国家对磷的供给量都无明确规定。由于磷与钙关系密切,通常磷的摄入量大于钙的摄入量,如果食物中钙和蛋白质的含量充足的话磷就不会缺乏。我国建议成人磷的 AI 为 700 mg/d,钙磷比例维持在(1∶1)～(2∶1)之间比较好,UL 为 3 500 mg/d。磷的适宜摄入量见表 2-15。

表 2-15 磷的适宜摄入量(AI) mg/d

年龄	0 岁	半岁	1 岁	4 岁	7 岁	14 岁	18 岁	50 岁
AI	150	300	450	500	700	1 000	700	700

磷的来源广泛,在乳、瘦肉、禽、蛋、鱼、动物肝脏、花生、坚果、豆类、芝麻酱、海带、紫菜等含量较多,谷类食物中的磷主要以植酸磷的形式存在,其与钙结合不易被吸收。富含磷的食物见表 2-16。

表 2-16 富含磷的食物 mg/100 g

食物	紫菜	鸡蛋黄	甲鱼	牛奶	花生	鸡	香菇	奶粉	蟹	青鱼	瘦肉
含磷量	710	532	430	195	399	189	414	883	616	246	177

三、微量元素

(一)铁

铁是人体内含量最多的一种必需微量元素。人体内铁的总量为 4～5 g,其中 60%～75% 的铁存在于血红蛋白中,3% 的铁存在于肌红蛋白中,1% 的铁存在于各种含铁酶(细胞色素、细胞色素氧化酶、过氧化物酶与过氧化氢酶等)中,以上铁存在的形式又称之为功能性铁。其余 21%～36% 的铁为储存铁,以铁蛋白和含铁血黄素形式分布于肝脏、脾脏和骨骼中。铁在人体内含量随年龄、性别、营养状况和健康状况的不同而有个体差异。

1.生理功能

(1)作为血红蛋白与肌红蛋白、细胞色素 A 以及某些呼吸酶的成分参与体内氧与二氧化碳的转运、交换和组织呼吸过程。

(2)与红细胞的形成和成熟有关,维持正常的造血功能。

(3)参与其他重要功能,如催化 β 胡萝卜素转化为维生素 A、嘌呤与胶原的合成、抗体的产生、脂类从血液中转运以及药物在肝脏的解毒等作用。

2.缺乏症状

膳食中可利用的铁若长期不足,会导致缺铁性贫血,特别是婴幼儿、孕妇及乳母更易发生。缺铁性贫血是当前世界上普遍存在的营养问题。

缺铁性贫血主要症状有皮肤及黏膜苍白、疲倦、心慌、气短、眩晕、免疫功能低下、指甲脆薄、精力不集中、工作效率降低、学习能力下降。缺铁儿童易烦躁,抵抗力下降,并出现虚胖、肝脾肿大等症状。缺铁性贫血是青少年学生的一种常见病。

3. 影响铁吸收的因素

铁的吸收率比钙还低。铁在食物中主要以三价铁形式存在,少数食物中的铁以还原铁(亚铁或二价铁)形式存在。肉类等食物中的铁约一半左右是血红素铁,而其他为非血红素铁,吸收差。前者在体内吸收时,不受膳食中植酸、磷酸的影响,后者常受膳食因素的影响。

一般来说,在植物性食物中铁吸收率较动物性食物低,如大米为 1%,玉米和黑豆为 3%,莴苣为 4%,小麦、面粉为 5%,血为 11%,血红蛋白为 25%,动物肉、肝为 22%。蛋类因受一种磷酸糖蛋白-卵黄高磷蛋白的干扰,吸收率仅为 3%。牛奶是一种贫铁食物,且吸收率不高。人乳中铁吸收率最高,可达 40%,所以提倡母乳喂养。

4. 供给量和食物来源

婴幼儿由于生长较快,需要量相对较高,需从食物中获得铁的数量大于成年人;妇女月经期铁损失较多,因此供给量应适当增高。我国建议铁的每日供给量为成年男子 15 mg,成年女子 20 mg,孕妇、乳母为 25~35 mg,成人铁的 UL 为 50 mg/d。不同人群铁的适宜摄入量见表 2-17。

表 2-17 不同人群铁的适宜摄入量(AI)　　　　　mg/d

年龄	0~0.5	0.5~1	1~4	4~7	7~11	11~14		14~18		18~50		50~	孕妇			乳母
类别	—	—	—	—	—	男	女	男	女	男	女	—	早期	中期	晚期	—
AI	0.3	10	12	12	12	16	18	20	22	15	20	15	15	25	35	25

膳食中铁的良好来源为动物肝脏、动物全血、畜禽肉类、鱼类。蔬菜中含铁量不高,油菜、苋菜、菠菜、韭菜等利用率不高。含铁较高的食物见表 2-18。

表 2-18 含铁较高的食物　　　　　mg/100 g

食物	含量	食物	含量	食物	含量
鸭血	30.5	蛏子	33.6	藕粉	41.8
鸡血	25.0	蛤蜊	22.0	黑芝麻	22.7
沙鸡	24.8	刺蛄	14.5	鸡蛋黄粉	10.6
鸭肝	23.1	发菜	99.3	地衣(水浸)	21.1
猪肝	22.6	红蘑	235.1	冬菜	11.4
蚌肉	50.0	冬菇	10.5	苜蓿	9.7

(二)碘

人体内约含碘 20~50 mg,相当于 0.5 mg/kg,其中甲状腺组织内含碘最多。

1. 生理功能

碘的生理功能是参与甲状腺素的形成,故其生理功能也通过甲状腺素的作用表现出来。甲状腺素在体内主要是促进和调节代谢及生长发育,具体表现为促进人体的生长、发育,增加基础代谢率和耗氧量,促进蛋白质的合成,调节胆固醇代谢,促进糖和脂肪的代谢,调节水盐代谢,维持人体的代谢平衡。

2.缺乏与过量症状

（1）缺乏症状　饮食中长期碘摄入不足或生理需碘量增加，可导致甲状腺素分泌不足，促使甲状腺增加分泌，引起甲状腺代偿性增生、肥大，出现甲状腺肿大，在青春期、妊娠和哺乳期人群中最易发生。

缺碘地区可流行地方性甲状腺肿大（大脖子病）。饮食卫生不良、营养缺乏也是本病的重要诱因。严重缺碘不仅可发生黏液性水肿，还会遗传，使下一代生长停滞、发育不全、智力低下、聋哑、矮小、形似侏儒，即所谓的"克汀病"（呆小症）。地方性呆小症是因胎儿及婴儿期严重缺碘引起的中枢神经系统损害，是以甲状腺功能低下及生长发育停滞为主的病变。据 WHO 资料报告，全球有 4 亿多人缺碘，儿童痴呆中 80% 是由于缺碘所致。

（2）过量症状　碘过量通常发生于摄入含碘量高的饮食物，以及在治疗甲状腺肿等疾病中使用过量的碘剂等情况。我国河北、山东部分县区居民，曾饮用深层高碘水，或高碘食物造成高碘甲状腺肿，限制高碘食物即可防治。

3.碘缺乏症预防方法

购买加碘盐、正确使用加碘盐是预防国人发生碘缺乏病的重要措施。中国传统的烹调方法是用盐爆锅，非常不好。因为碘很容易受热挥发，故应在菜或汤出锅后放盐。盐应在不透明的瓶内或罐内存放，要加盖密封。家庭和饮食制作部门都不应一次购买太多的盐，避免长期不用。经常食用海带与其他海产品能保证学生获得充分的碘供应。为保证和促进儿童的智力发育，营养学家主张大力开发价廉、方便的海带制品，将海带制品作为中小学生的常食，这是提高人的碘营养水平的最可靠、最安全、最经济的措施。基于同样理由，有人建议，在安排学生膳食时，每两周应至少给孩子吃一次用海带烹制的菜肴，如海带炖豆腐、海带炖排骨。海带价格便宜，营养丰富，应该受到家长和学生的青睐。

4.供给量和食物来源

人体对碘的需要量与年龄、性别、体重、发育及营养状况等有关。2000 年中国营养学会建议每日膳食中碘的推荐摄入量（RNI）为：成年人为 150 μg，孕妇、乳母为 200 μg，成年人的 UL 为 1 000 μg/d。不同人群碘的推荐摄入量见表 2-19。含碘量较高的食物有海产品，如海带（24 000 μg/100 g）、紫菜（1 800 μg/100 g）、淡菜（干）（1 200 μg/100 g）、海参（干）（600 μg/100 g）、海盐（30 μg/30 kg）等。

表 2-19　不同人群碘的推荐摄入量（RNI）　　　　　　　　μg/d

年龄	RNI	年龄	RNI	年龄	RNI
0～0.5	50	11～14	120	怀孕中期	200
0.5～1	50	14～18	150	怀孕晚期	200
1～4	50	18～50	150	乳母	200
4～7	90	50～	150		
7～11	90	怀孕早期	200		

（三）锌

人体含锌 2～2.5 g，主要存在于肌肉、骨骼、皮肤中。血液中的锌有 75%～88% 存在于红细胞中，其余 12%～22% 存在于血浆中，血浆中的锌往往与蛋白质相结合而存在。

1. 生理功能

(1)锌是很多酶的组成成分,同时也是酶的激活剂,在组织呼吸和物质代谢中起重要作用。

(2)锌能促进生长发育和组织再生。锌对促进蛋白质和核酸的合成代谢具有重要作用,同时锌对于促进性器官和性功能的正常发育是必需的。

(3)锌有促进维生素 A 代谢的作用。锌对于维持正常暗适应能力有重要作用,且对于维持皮肤健康也是必需的。

(4)锌有促进食欲的作用,通过参与构成一种含锌蛋白即唾液蛋白而对味觉与食欲发生作用。

(5)锌有参与免疫系统的功能,能促进 T 淋巴细胞和 B 淋巴细胞的复制。

2. 缺乏与过量症状

(1)缺乏症状 生长期儿童锌缺乏主要表现为生长迟缓,长期缺乏可导致侏儒;垂体调节功能障碍、食欲不振、味觉异常(异食癖)甚至丧失(厌食症);性成熟延迟、第二性特征发育障碍、性功能减退、精子产生过少等;眼的损害、暗适应能力降低、皮肤创伤不易愈合、易感染等。孕妇缺乏、可导致胎儿畸形、免疫功能减退。

(2)过量症状 成人一次摄入大于 2 g 会发生中毒,导致腹痛、腹泻、恶心、呕吐,长期大量摄入(100 mg/d)可出现贫血、免疫功能减退、铜缺乏等。

3. 影响锌吸收的因素

锌主要在小肠内被吸收,然后和血浆中的白蛋白或运铁蛋白结合,运送到各器官组织。一般在人体内锌吸收率为 20%～30%。

(1)促进锌吸收的因素 维生素 D、肠道内游离氨基酸、还原型谷胱甘肽、柠檬酸盐等。

(2)抑制锌吸收的因素 膳食中的植酸(全谷物和豆类中)、食物纤维及高钙、高铜、高亚铁离子等。

4. 供给量和食物来源

人体每日锌的更新量为 6 mg,考虑到吸收率,我国规定 1～10 岁每日供给量为 13.5 mg,10～17 岁为 15.5～19 mg,成年男性为 15 mg,女性为 11.5 mg,孕妇、乳母为 20 mg,UL 为 45 mg。

食品中贝壳类海产品、红色肉类、动物内脏类等都是锌的极好来源。如牡蛎含锌量很高,鲜牡蛎含锌量高达 149 mg/100 g,因此牡蛎被誉为"海洋中的牛奶"。干果类、谷类胚芽和麦麸也含有丰富的锌。奶酪、燕麦、花生等含锌量也较多。不过谷类食物因植酸的影响限制了锌的利用率。蔬菜水果含锌低。

(四)硒

硒在人体内总量为 14～20 mg,广泛分布于人体所有组织和器官中。在肝脏、胰腺、肾脏、心脏、脾脏、牙釉质、头发及指甲中含量较多,而脂肪组织中含量较低。测定血硒和发硒常可反映体内硒的营养状况。

1. 硒的生理功能

(1)硒是谷胱甘肽过氧化物酶的必需组成成分,保护细胞膜的结构和功能不受过氧化物的损害和干扰,维持细胞正常功能。

(2)硒能加强维生素 E 的抗氧化作用,其效力比维生素 E 高 500 倍,两者有协同作用。

(3)硒与金属有很强的亲和力,在体内能与某些金属毒物如汞、镉、铅等结合形成金属硒蛋白复合物而起到解毒作用,并使金属毒物排出体外。

(4)硒有保护心血管、维护心肌健康的作用。硒可防止血压升高和血栓形成,高硒地区人群心血管疾病发病率低。

(5)硒还有促进生长、保护视觉器官以及抗肿瘤等作用。

2.缺乏与过量症状

(1)缺乏症状　硒缺乏已被证实是发生克山病的重要原因,克山病在我国最早发现于黑龙江省克山地区,临床上主要症状表现为心脏扩大、心功能失代偿、心力衰竭、心源性休克、心律失常、心动过速或过缓等;缺硒还可导致大骨节病,表现为骨端软骨细胞变性坏死、肌肉萎缩和发育障碍、行走无力;缺硒还与新生儿溶血性贫血、感染敏感性有关。此外,某些癌症发病率高(如食管癌、胃癌、直肠癌),也与缺硒有关。

(2)过量症状　硒摄入过多也可致中毒。我国湖北恩施县的地方性硒中毒,与当地水、土壤中硒含量过高,导致粮食、蔬菜、水果中含高硒有关。硒中毒主要表现为头发变干、变脆、易断裂及脱落、肢端麻木、抽搐,甚至偏瘫,严重者可致死亡。

3.供给量和食物来源

硒在小肠内被吸收,吸收率在50%以上,通过与血浆蛋白的结合,转运到各器官组织。考虑到各方面的因素,我国1988年由中国营养学会推荐硒的供给量7岁以上人群为50 $\mu g/d$,成年人硒的 UL 为 400 $\mu g/d$。不同人群硒的推荐摄入量见表2-20。

表2-20　不同人群硒的推荐摄入量(RNI)　　　　　　　　　　　　$\mu g/d$

年龄	RNI	年龄	RNI	年龄	RNI
0～0.5	15	11～14	45	怀孕中期	50
0.5～1	20	14～18	50	怀孕晚期	50
1～4	20	18～50	50	乳母	65
4～7	25	50～	50		
7～11	35	怀孕早期	50		

动物性食物如肝、肾、海产品及肉类都是硒的良好来源,粮食等植物性食物则随土壤中的硒含量而各异,一般超过0.2 mg/kg,蔬菜水果中的硒含量在0.01 mg/kg以下,精制食品随加工程度的提高含硒量减少,烹调加热可导致硒的挥发,造成一定的损失。含硒较高的食物见表2-21。

表2-21　含硒较高的食物　　　　　　　　　　　　　　　$\mu g/100\ g$

食物	硒含量	食物	硒含量	食物	硒含量
鱼子酱	203.09	青鱼	37.69	瘦牛肉	10.55
海参	150.00	泥鳅	35.30	干蘑菇	39.18
牡蛎	86.64	黄鳝	34.56	小麦胚粉	65.20
蛤蜊	77.10	鳕鱼	24.8	花豆(紫)	74.06

续表 2-21

食物	硒含量	食物	硒含量	食物	硒含量
鲜菠菜	57.77	猪肾	111.77	白果	14.50
鲜赤贝	57.35	猪肝（卤煮）	28.70	豌豆	41.80
蛏子	55.14	羊肉	32.20	扁豆	32.00
章鱼	41.68	猪肉	11.97	甘肃软梨	8.43

（五）铬

铬在自然界有两种形式：三价铬和六价铬。三价铬是人体必需的微量元素，六价铬则对人体有毒性。铬在人体的量为 5～10 mg，主要存在于骨、皮肤、脂肪、肾上腺、大脑和肌肉中。铬在人体组织中的质量分数随年龄增长而降低。

1. 生理功能

(1)铬是体内葡萄糖耐量因子(GTF)的重要组成成分，能增强胰岛素的作用。

(2)有提高高密度脂蛋白和载脂蛋白 A 的浓度及降低血清胆固醇的作用。

(3)三价铬与 DNA 结合，可增加其启动位点的数目，增强 RNA 和 DNA 的合成。

2. 缺乏症状

当铬摄入不足时，可导致生长迟缓，葡萄糖耐量损害，血糖、尿糖增加，易患糖尿病、高血脂症、冠心病等。

3. 供给量与食物来源

成人 AI 为 50 μg/d，UL 为 500 μg/d。

铬的良好食物来源为啤酒酵母、肉类、海产品、谷物、豆类、坚果类、黑木耳、紫菜等。

任务八　水

一、概述

水是一切生物体的重要组成部分，是人类赖以维持最基本生命活动的物质，对维持机体的正常功能和代谢具有重要作用。水在体内不仅构成身体的成分，而且还具有调节生理功能的作用。人体组织中含量最多的成分是水，分布于细胞、细胞外液和机体的各种组织中。体内所有的组织中都含有水，水约占体重的 2/3。但水在体内的分布并不均匀，一般在代谢活跃的组织和器官中水的含量都较多，如血液含水 90%，肌肉含水 70%，骨骼含水 22%。体内的水还可因年龄、性别和体型的胖瘦而存在明显个体差异。新生儿含水最多，约占体重的 80%；婴幼儿次之，约占体重的 70%；随着年龄的增长会逐渐减少，10～16 岁以后，减至成人水平；成年男子约为体重的 60%，女子为 50%～55%；40 岁以后随肌肉组织含量的减少，含水量也逐渐减少，一般 60 岁以上男性含水量为体重的 51.5%，女性为 45.5%。另外，水的含量还随体内脂肪含量的增加而减少，因脂肪组织的含水量较低，仅为 10%～30%，而肌肉的含水量可高达

70%,所以,肥胖者体内含水占体重的 45%～50%,而瘦者体内含水可达 70%。

体内的水除一部分以自由状态存在外,大部分以结合形式存在,与蛋白质、多糖和脂类等组成胶体溶液。

二、水的生理功能

(一)机体的重要成分

水是人体内含量最大和最重要的部分,成人体内水分含量约占体重的 2/3。水广泛分布在组织细胞内外,构成人体的内环境。

(二)促进体内物质代谢

人体内所有的物质代谢过程都有水的参与。水的溶解力很强,并有较强的电解力,可使水溶性物质以溶解状态和电解质离子状态存在,并具有较大的流动性。可作为营养素的溶剂,有利于将其吸收和在体内运送;还可作为代谢产物的溶剂,有利于将其及时排出体外。难溶或不溶于水的物质(如脂类及某些蛋白质)能分散于水中成为胶体溶液,水作为体内胶态系统的主要成分,有利于它的形成和稳定。所以,水在消化、吸收循环、排泄过程中,能促进营养物质的运送和废物的排泄,使人体内新陈代谢和生理化学反应得以顺利进行。此外,水还直接参与体内的水解、氧化及还原等过程。

(三)调节和维持体温

水对体温的调节和维持与它的理化性质密切相关。水的比热容高(1 g 水升高或降低 1℃需要约 4.2 J 的热量),流动性大,体液和血液中水的含量也大。大量的水能吸收体内物质代谢过程中产生的热能,而使体内温度变化不大,并通过体液交换和血液循环,将体内代谢产生的热运送到体表,散发到环境中,使机体能维持均匀而恒定的温度。水的蒸发热也高(在 37 ℃时蒸发 1 g 水可带走 2.4 kJ 的热量),所以,体热可随着水分经皮肤的蒸发和排汗而散热,这对在高温环境中的机体具有重要的生理意义。

(四)润滑作用

在关节、胸腔、腹腔和胃肠道等部位,都存在一定量的水分,对器官、关节、肌肉、组织能起到缓冲、润滑和保护的作用。如关节腔内的滑液能减少活动时的摩擦,口腔中的唾液可使食物容易吞咽,泪液防止眼球干燥。

三、水的缺乏与过量

(一)水的缺乏

水摄入不足或丢失过多,可引起机体失水。机体缺水可使细胞外液电解质浓度增加,形成高渗;细胞内水分外流,引起脱水,可使血液变得黏稠;机体组织中的蛋白质和脂肪分解加强,氮、钠和钾离子排出增加;因黏膜干燥而降低对传染病的抵抗力。

一般情况下,失水达体重的 2%时,可感到口渴、食欲降低,消化功能减弱,出现少尿;失水达体重 10%以上时,可出现烦躁、眼球内陷、皮肤失去弹性、全身无力、体温脉搏增加、血压下降;失水超过体重 20%以上时,会引起死亡。

缺水比饥饿更难维持生命,饥饿时消耗体内绝大部分的脂肪和一半以上的蛋白质仍可生存,但体内损失10％的水分就能导致严重的代谢紊乱。高温季节时缺水的后果比低温时严重得多。

(二)水的过量

如果水摄入量超过水排出的能力,可出现体内水过量或引起水中毒。这种情况多见于疾病(如肾、肝、心脏疾病),当严重脱水且补水方法不当时也可发生。水摄入和排出均受中枢神经系统控制,水排出经肾、肺、皮肤及肠等多种途径调节,正常人一般不会出现水中毒。

四、水的需要量及来源

(一)水的需要量

正常情况下,机体每日水的摄入量和排出量大致相等,约2 500 mL,使水的出入保持着动态平衡。影响人体需水量的因素很多,如代谢情况、年龄、体重、气温、体力活动等都会使人体对水的需求量产生很大差异。一般正常人每日每千克体重需水量约为40 mL,即60 kg体重的成人每天需水为2 500 mL,婴儿的需水量为成人的3～4倍,在夏季或高温作业、剧烈运动等情况下需水量会有较大的增加。

消化道、呼吸道、皮肤和肾脏是机体排水的四条途径,但以肾脏最为重要。肾脏的排尿作用是机体排出水分最主要的途径,一般人每日尿量的排出与饮食情况、生活环境、劳动强度等多种因素密切相关,如饮水过多,排尿可增加,出汗过多则尿量可减少。正常生理情况下,每日尿量1 000～1 900 mL。通过尿液除排出体内过多的水分外,更重要的在于排出了许多代谢废物,每日约有50 g的固体物质随尿排出,这就需要至少500 mL以上的水才能将这些物质排出体外,若尿量过少,就会使废物储留体内从而造成不良后果,导致尿毒症。

(二)水的来源

饮水、食物中所含的水和体内生物氧化所产生的水为体内水的三个主要来源。普通成人每日饮水和从食物中所获得的水,平均约为2 200 mL,蛋白质、脂肪、碳水化合物三大产热营养素生物氧化所产生的内水约300 mL,其中饮水量可因机体需要量及气温等环境的影响而有较大的变动。机体内应维持正常的水平衡,这种平衡一旦被破坏,就会带来严重后果。

本 章 小 结

营养素是一些维持机体正常生长发育、新陈代谢所必需的物质。人体所需的营养素可概括为七大类:蛋白质、脂肪、碳水化合物、无机盐、维生素、水和食物纤维。其中蛋白质、脂肪、碳水化合物既能提供能量,又能参与人体组成,它们各占人体每天活动所需总能量的11％～15％、20％～30％、55％～65％。矿物质、水不能提供能量,但参与人体组成,有特殊生理作用;纤维素、维生素既不能提供能量,也不参与人体组成,但对人体有特殊生理作用。

人体对营养素的消化是通过消化管的运动和消化液的作用而实现的,而吸收是通过消化管壁的上皮细胞而实现的。

人体对几大营养素的摄入都有一个正常值。营养不足会导致许多营养素缺乏病。如:缺铁引起的缺铁性贫血,缺维生素C引起坏血病,缺维生素B_1引起口腔溃疡,缺乏维生素A会患夜盲,缺乏维生素D、钙易得儿童佝偻病,缺碘易得甲状腺肿、呆小病等。营养过多会中毒或出现富贵病。

不同加工手段对各营养素营养价值的影响也不同。

复习思考题

1.名词解释

营养素　营养价值　DRIs　必需脂肪酸　基础代谢率　氨基酸模式

2.简答题

(1)试述脂类的消化、吸收、代谢及生理功能。

(2)如何评价脂肪的营养价值?

(3)试述膳食中影响钙、铁吸收的因素。如何促进钙、铁吸收?

(4)什么是必需氨基酸和限制氨基酸?常见的必需氨基酸和限制氨基酸有哪些?

(5)评价蛋白质的质量指标是哪些?如何提高蛋白质的效价?

(6)简述蛋白质、脂肪、碳水化合物、矿物质、维生素的主要食物来源。

(7)为什么说人体对碳水化合物没有明确的需要量而又不能缺乏?

(8)膳食纤维对人体有何作用?

(9)几种重要维生素的生理作用、主要缺乏症及食物来源有哪些?

(10)影响能量需要的因素有哪些?影响基础代谢的因素有哪些?三大产能营养素合理的供能比例是多少?

项目三　各类食物的营养

【学习目标】
1. 熟悉各类食物的营养素分布和营养特点。
2. 重点掌握各类食物的营养价值及保健作用。

【教学基本内容】
◆ 植物性食物的营养价值（谷类、薯类、豆类及坚果类、蔬菜类、水果类）
◆ 动物性食物的营养价值（畜禽肉、蛋类、水产动物类、乳类及其制品）

人类可食食物种类繁多，根据其属性分为植物性食物、动物性食物和纯能量食物三大类，每类又包含不同类别食物，各自具有不同的营养特点，没有一种食物所提供的营养能够完全满足人体生命与健康的需要，故了解各类食物的营养价值，正确选择食物以及合理搭配显得格外重要。

食物的营养价值是指食物中所含能量和营养素满足人体营养需要的程度。食物的营养价值应从食物中营养素的种类、数量、相互比例是否适宜；营养素是否易被人体消化吸收和利用；食物加工烹调、储存对营养素的影响来全面衡量。

任务一　植物性食物的营养价值

一、谷类

谷类包括大麦、小麦、荞麦、大米、小米、玉米和高粱等。谷类是人体能量的主要来源，我国居民膳食中 50%～70% 的能量由谷类提供，55% 的蛋白质和大部分矿物质及 B 族维生素也主要来源于谷类，故将其称为主食或粮食。

（一）营养成分

1. 蛋白质

谷类蛋白质含量一般为 7%～12%，因蛋白质必需氨基酸组成不平衡，赖氨酸含量少，苏氨酸、色氨酸、苯丙氨酸、蛋氨酸偏低，故谷类蛋白质营养价值低于动物性食物，因此，常采用氨基酸强化、蛋白质互补方法和基因调控科技手段改良品种，来改善谷类蛋白质的氨基酸组成，提高其营养价值。

2.糖类

谷类中的糖类主要是淀粉,占总量的 70%～80%,是人类最理想、最经济、最安全的能量来源。此外,还含较多的膳食纤维。

3.脂类

谷类属于低脂食物,除燕麦的脂肪含量大于 7.5%外,其他谷类含脂肪量一般在 1%～2%,且多为不饱和脂肪酸,其重要成分为亚油酸,对促进胆固醇代谢,预防动脉粥样硬化有着一定作用。

4.矿物质

谷类含矿物质为 1.5%～3%,主要是磷,钙含量低,铁更少,且消化吸收差。

5.维生素

谷类是 B 族维生素的主要来源,含量依次递减为泛酸、烟酸、硫胺素、核黄素、吡哆醇,玉米中的烟酸为结合型,必须经加工处理变成游离型方能被吸收。麦胚醇(小麦胚和玉米胚)中含有较丰富的维生素 E。谷类不含维生素 A、维生素 C 和维生素 D。

(二)合理利用

1.储存

谷类在适宜的条件下储存营养素含量变化不大,但在高温、高湿环境下不仅营养成分会发生变化,降低营养价值,甚至霉变,而且改变食物感官性状,丧失食用价值;另外,谷类水分过高易霉变,其安全水分含量为 12%～14%。故谷类在通风、干燥、避光和阴凉环境中储存,才能最大限度保存谷类的营养成分。

2.加工

谷类加工的目的是去除谷皮、改善感官性状、便于烹饪、利于人体消化与吸收。由于谷粒中各种营养成分分布很不均匀,以外层胚部分含量最为丰富,因此,加工精度越高,营养素损失越多,尤其是硫胺素、矿物质和膳食纤维。但碾磨过粗则留下纤维素、半纤维素较多,而妨碍营养素的消化吸收。为此,我国提出加工标准"九五米"、"八五面",既能最大限度地保留营养素,又能保持较好的感官性状和消化吸收率。

二、薯类

薯类包括马铃薯、甜薯、木薯和芋类等。

(一)营养成分

薯类主要提供淀粉、蛋白质(大多是完全蛋白质,是谷类蛋白质的良好补充)、膳食纤维和 B 族维生素,并含有丰富的维生素 C 与矿物质,故既可做主食,也可做蔬菜食用。

薯类是一类能提供能量的低脂、低钠、高纤维食物,具有吸收水分、糖类、脂肪和毒素的功能,对机体有着显著的保健作用,但我国 2002 年的全国居民营养调查显示,居民的薯类摄入量日益下降。因此,在 2007 版的中国居民平衡膳食宝塔中将其与谷类一并放在塔的第一层,以示它在膳食结构中的重要性。

(二)合理利用

薯类在适宜的温度与湿度条件下储存才能保存营养成分,在高温、高湿环境下不仅营养成分会发生变化,降低营养价值,甚至产生有毒有害物质,并改变其感官性状,而丧失食用价值。如马铃薯储存不当,会发芽、变绿,产生致毒物质龙葵素。

三、豆类及坚果类

(一)豆类及其制品

豆类的品种很多,包括大豆类(黄豆、黑豆和青豆)和其他杂豆类(蚕豆、豌豆、绿豆、红豆和芸豆等)。食用的豆制品常有豆腐、豆腐干、豆腐乳、豆浆、发酵豆制品和豆芽等。豆类及其制品是我国居民膳食中优质蛋白质的重要来源,并富含优质脂肪、矿物质、B 族维生素,除此之外,还提供有益健康的生物活性物质(植物化学物质),故豆类非常有利于人体健康,其中大豆的营养价值最高,且黄豆居首。

1. 营养成分

(1)蛋白质 大豆蛋白质含量为 35%~40%,每千克黄豆中蛋白质含量相当于 2 kg 瘦猪肉、3 kg 鸡蛋或 12 kg 牛奶中的蛋白质含量,故有"植物肉"、"绿色乳牛"等美誉。大豆蛋白质的氨基酸接近人体需要,是唯一来自植物食物的优质蛋白,而且富含谷类蛋白质较缺乏的赖氨酸,是与谷类蛋白质互补的天然理想食物。其他杂豆蛋白质含量也明显高于谷类,并且也含有丰富的赖氨酸,同样是谷类的良好互补食物。

(2)脂类 大豆含有 15%~20% 的脂肪,且不饱和脂肪酸占 85%,其中亚油酸占 51.7%~57.0%,并有较多的磷脂和具有抗氧化能力较强的维生素 E,大豆脂肪不含胆固醇,有利于降低血清胆固醇水平和防治冠心病,所以大豆油是少有的优质食用油。

(3)糖类 大豆中糖类含量为 20%~30%,其中有一半是不能被消化吸收的寡糖,如棉籽糖和水苏糖,其经厌氧菌在肠道末端发酵,可产生胀气,故称其为胀气因子。但寡糖的口感良好,甜度为蔗糖的 30%~70%,又不增加能量摄入,仅被益生菌利用,不为肠道有害菌所用,具有维持肠道微生态平衡作用。因此,应正确评价其营养价值。

(4)矿物质 大豆中含有丰富的钙、磷、铁、镁、钾、铜、锌、锰等元素,是植物性食物矿物质的良好来源。

(5)维生素 大豆的 B 族维生素含量明显高于谷类,有的高出几倍甚至几十倍。此外,含有维生素 E、维生素 K 和胡萝卜素,但除豆芽外不含维生素 C。

(6)植物化学物质 大豆皂苷和大豆异黄酮具有抗氧化、抗癌、降血脂、降胆固醇和免疫调节等作用。大豆异黄酮具有雌激素作用,被称为"植物雌激素",对骨质疏松、妇女更年期症状有一定的预防和治疗作用。但大豆含有的蛋白酶抑制剂、植酸和红细胞凝集素对人体健康具有有益和有害的双重作用,通常将其归为抗营养因子。如蛋白酶抑制剂可影响蛋白质的消化与吸收,但它又有抗癌和抗氧化作用;植酸是很强的金属螯合剂,从而影响这些矿物质的吸收,可它又有抗癌、抗氧化、调节免疫和调节血糖作用;红细胞凝集素是一类糖蛋白,能特异地与人体红细胞结合,使红细胞发生凝集作用,而它可能又有降低血糖的作用。抗营养因子一般不耐热,加热处理即可破坏其活性,故对它们应有一个全面认识,通过合理烹饪充分发挥其营养作用。

其他豆类含蛋白质 20% 左右,脂肪含量极少,糖类占 50%~60%,其他营养素近似大豆。

2. 合理利用

大豆经过一系列加工,不仅除去了豆腥味及部分粗纤维和寡糖、破坏了抗营养因子、保存了营养成分,还可以提高营养素的消化、吸收和利用率。不同的加工烹饪方法对豆类营养价值有着不同的影响。

(1)蒸煮　蒸煮加工烹饪能够大大提高蛋白质的消化率,如干炒大豆,蛋白质消化率仅为50%左右,整粒煮食消化率也只是65.3%,加工成豆浆消化率则提高到84.9%,制成豆腐消化率高达92%~96%。其源于在加工的过程中粗纤维的去除和软化以及蛋白酶抑制剂的破坏。

(2)发芽　大豆和绿豆发制成豆芽,除含原有营养成分外,还可产生维生素C,当新鲜蔬菜缺乏时,豆芽是维生素C的良好来源。绿豆芽维生素C含量高于黄豆芽,发芽后第6~7天维生素C含量最高,芽长超过3 cm几乎不含维生素C。在发芽过程中植酸降解,更多的钙、磷、铁等矿物质被释放出来,增加其利用率。

(3)发酵　豆制品在发酵过程中由于微生物的作用,使蛋白质的消化、吸收和利用率大大提高,同时增加B族维生素含量,特别是产生植物性食物中不存在的维生素B_{12}。如豆豉维生素B_{12}含量在(0.05~0.18)μg/100 g,红腐乳含量为(0.4~0.7)μg/100 g,臭豆腐含量高达(1.88~9.8)μg/100g。

(二)坚果类

坚果按照所含营养素特点分为油脂类坚果(核桃、榛子、杏仁、松子、腰果、花生、葵花子和各种瓜子等)和淀粉类坚果(栗子、银杏、莲子、菱角和芡实等)2大类。

1.油脂类坚果

油脂类坚果含有丰富的脂肪和蛋白质,蛋白质含量为13%~35%,但其营养价值仅逊于大豆;脂肪含量在40%~70%,其中绝大部分是不饱和脂肪酸,如油酸、亚油酸、亚麻酸和单不饱和脂肪酸,并富含卵磷脂,具有很高的营养价值。

2.淀粉类坚果

淀粉类坚果主要提供糖类,含量均达40%以上,蛋白质不多,脂肪含量也仅在2%以下。坚果类所含的矿物质和维生素与一般干豆类相近。

四、蔬菜类

蔬菜种类繁多,根据植物的结构部位可分为6类:叶菜类、根茎类、鲜豆类、瓜果类、花芽类、菌藻类。蔬菜含蛋白质、脂肪、糖类低,满足不了机体对能量和蛋白质的需要,故不能做主食。但它是人体水溶性维生素、矿物质、膳食纤维、植物化学物质的重要来源。

(一)营养成分

1.蛋白质

新鲜蔬菜蛋白质含量一般在3%以下,其中鲜豆类含量较高,平均可达4%;菌藻类含量最高,如发菜、香菇、蘑菇的蛋白质含量高达20%以上。蔬菜蛋白质的质量不如动物性蛋白质和大豆蛋白质。

2.脂肪

蔬菜脂肪极少,其含量一般低于1%,属于低脂食物。

3.糖类

蔬菜中糖类主要是膳食纤维、淀粉、单糖和双糖,含单、双糖较高的有胡萝卜、西红柿、洋葱、南瓜等;含淀粉较高的是根茎类;菌藻类含有多糖体物质,具有提高机体免疫功能和抗肿瘤的作用。蔬菜含膳食纤维 1%～3%，是人体膳食纤维的主要来源，故对防治便秘、肠道肿瘤、心血管疾病、糖尿病和肥胖等起着重要的作用。

4. 矿物质

蔬菜为高钾低钠食物，也是钙和铁的重要膳食来源，并富含其他矿物质，如磷、镁、铜、铁、碘、钴、锌等，绿色蔬菜含量丰富。如油菜薹、苋菜、菠菜、萝卜缨、茴香、芹菜等含钙量超过 100 mg/100 g；绿叶蔬菜含铁量在 2～3 mg/100 g，但由于叶菜类植酸的含量高，吸收率欠佳，再加上蔬菜中的铁为非血红素铁，不易被人体吸收利用，故生物利用率比动物性食物低。菌藻类铁、锌、硒含量约为其他食物的数倍甚至数十倍。海产植物还含有丰富的碘。

5. 维生素

新鲜的蔬菜是维生素 C、胡萝卜素、维生素 B_2 和叶酸的重要膳食来源，并含有其他 B 族维生素及维生素 E 和维生素 K。蔬菜的维生素含量与其品种、鲜嫩程度和颜色有关，一般叶菜类含量高于其他类蔬菜，深色菜叶含量高于浅色菜叶，尤其绿叶蔬菜，嫩叶含量高于枯叶，香菇、鲜蘑菇和黑木耳维生素 B_1 和维生素 B_2 含量高于其他蔬菜。

6. 特殊成分

(1)天然色素　蔬菜含有不同种类的天然色素(如叶绿素、类胡萝卜素、花青素、花黄素、番茄红素等)，不仅使蔬菜的颜色丰富、鲜艳，并可促进食欲。蔬菜营养价值与颜色有一定关系，一般颜色越深营养价值越高，同一种蔬菜，深颜色的营养价值高于浅颜色的，同一棵蔬菜，深色部分高于浅色部分。

(2)有机酸　蔬菜中含有各种有机酸，如番茄含有苹果酸、柠檬酸和酒石酸；青菜含有醋酸、丁酸；卷心菜含有柠檬酸、咖啡酸和绿原酸。这些有机酸与矿物质和糖结合，形成甜与酸混合的特殊风味。

(3)其他　萝卜中含有淀粉酶，因而生食萝卜可增进食欲、帮助消化；大蒜中含有植物杀菌素和硫化物，具有杀菌消炎、降低胆固醇的作用，生吃大蒜可刺激食欲，并预防肠道传染病；洋葱、甘蓝、黄瓜、西红柿含有类黄酮抗氧化剂，能维持血管的正常结构，保护维生素 A、维生素 E、维生素 C 不被氧化破坏；西红柿含有番茄红素，对前列腺起着保健作用。此外，蔬菜还含有一些抗营养因子及有害物质，应予以注意。

此外，一些野菜的营养价值不亚于一般蔬菜，其特点是富含维生素 C、胡萝卜素和维生素 B_2，矿物质如钙、磷、镁、钾、钠、铁、锌、铜和锰等在蔬菜中的含量比例接近人体的需要，非常有益于机体的生长发育和健康。

(二)合理利用

蔬菜在储存和加工过程中主要损失维生素和矿物质，要特别注意蔬菜的选择以及储存和加工。

1. 储存

蔬菜最好现买现吃，蔬菜不宜在室温下久存，由于在室温下氧化可造成维生素含量的减少，甚至产生有毒有害物质。

2. 选择

蔬菜提供的维生素和矿物质含量的多少取决于其品种、鲜嫩程度和颜色，因此，在选择蔬菜时应首选鲜嫩、色泽深色的叶菜类蔬菜，食用时能吃的叶子不要丢弃，如芹菜。另外，多选择菌藻类蔬菜食用,其不仅富含各种营养素,还有显著的增强人体免疫力和抗肿瘤作用。

3. 加工

膳食中蔬菜以新鲜为主,常见的加工食品有:①干制:丢失水分及部分维生素 C,而糖类、矿物质、膳食纤维得到浓缩,干制后含量升高;长期的暴晒或烘烤营养素损失大,维生素 C 几乎全部损失。②腌渍、速冻和罐藏的蔬菜,由于制作前清洗、热烫(晒)、热排气、深冻、灭菌等不同的工艺处理,水溶性维生素和矿物质损失严重,但速冻蔬菜胡萝卜素损失不大。

五、水果类

水果种类很多,可分为仁果类(苹果、沙果、梨和山楂等)、核果类(桃、李、梅、杏和樱桃等)、浆果类(葡萄、石榴和无花果等)、柑橘类(香橙和柚子等)、瓜果类;根据颜色又将其分为深色类和浅色类,深色水果比浅色水果应用价值高。新鲜的水果营养价值近似新鲜的蔬菜,主要提供水分、水溶性维生素、矿物质、膳食纤维、植物化学物质、色素、芳香物质和有机酸,其品种不同所提供的营养素也不尽相同。

(一)营养成分

1. 水分

新鲜的水果含有大量水分,一般含水量在 70%～80%。

2. 糖类

水果含糖量比蔬菜高,其含量为 5%～30%,主要成分是葡萄糖、果糖及蔗糖、淀粉、纤维素和果胶,如仁果类主要以果糖为主;核果类和柑橘类以蔗糖为主;浆果类以葡萄糖和果糖为主;在未成熟的水果中糖类多为淀粉,随其成熟或储藏逐渐转变为葡萄糖,随之口味变甜,渐之甜度增高;杧果、菠萝、柿子、桃等含纤维素多;山楂、柑橘和苹果的果胶含量高。

3. 矿物质

水果含有较多的钙、钠、钾、镁等元素。水果含矿物质不如蔬菜多,除个别水果外矿物质含量相差不多。

4. 维生素

水果含有丰富的维生素,但其含量不如蔬菜高。水果中的维生素种类与含量因品种不同而异。胡萝卜素在黄色、橙色水果中含量最高,如杧果、柑橘、杏等。维生素 C 在鲜枣中含量最高,其次是山楂、猕猴桃、草莓和柑橘,而仁果则含维生素 C 不多。

5. 特殊成分

水果含芳香物质(醇、酯、醛、酮等)和有机酸比蔬菜多,并富含各种色素物质,故使水果不仅有特殊的芳香味和鲜艳的色彩,还有利于消化。此外,野果是我国居民水果的一个丰富资源,营养价值不低于普通水果。其营养特点是富含维生素 C、胡萝卜素、有机酸和植物化学物质。

(二)合理利用

(1)储藏和选择同于蔬菜。

(2)水果大都以生食为主,不受烹调加热影响,但在加工成制品时(如果脯、干果、罐头食品等)维生素将有不同程度的损失,尤其是维生素 C 损失较多。

任务二　　动物性食物的营养价值

一、畜禽肉

畜禽肉指家畜肉(猪、牛、羊、兔、犬等)和家禽肉(鸡、鸭、鹅等)的肌肉、内脏及其制品。其不仅是膳食中完全蛋白质的重要来源,还含有丰富的脂类、矿物质和维生素。经烹调味道鲜美、易于消化,是一类不仅营养价值高,且饱腹感作用很强的食物。

(一)营养成分

1. 水分

畜禽肉含量最多的成分是水,在肌肉中约占70%。

2. 蛋白质

畜禽肉蛋白质主要存在于肌肉中,含量一般在10%～20%。畜禽肉蛋白质的含量因种类不同而异,畜肉蛋白质含量由高到低依次为牛肉、羊肉、兔肉、狗肉、猪肉;禽肉依次为鸡肉、鹅肉、鸭肉。畜禽肉蛋白质的氨基酸组成大致相同,不仅含有人体所需要的各种必需氨基酸以及富有植物性食物所缺乏的氨基酸,而且数量充足、比例接近人体需要,又易于消化,故生物价值高,属于完全蛋白质。

胶原蛋白和弹性蛋白是结缔组织中蛋白质的主要成分,其必需氨基酸不平衡(色氨酸、酪氨酸和蛋氨酸含量较低),属不完全蛋白质。胶原蛋白和弹性蛋白不能维持生命,更不能促进生长发育,但具有良好的美容作用。

3. 脂类

(1)脂肪　畜禽肉脂肪含量因品种、年龄、肥瘦程度和部位的不同而有很大的差异,低者为10%,高者可达40%以上。在畜肉中猪肉含脂肪最高,其他依次为羊肉、牛肉、狗肉、兔肉。在禽肉中鹅肉、鸭肉脂肪含量高,约为20%,而鸡肉含量低。畜肉脂肪组成以饱和脂肪酸为主,而禽肉脂肪则含有较多的亚油酸,与前者相比熔点较低,易于消化吸收,生物价值高。

(2)胆固醇　畜肉中的胆固醇含量因肥瘦度和器官的不同而有很大的差异,多存在于动物的内脏。肥肉高于瘦肉,瘦猪肉为77 mg/100 g,肥肉比瘦肉高90%左右;内脏大约为瘦肉的3～5倍,尤为脑组织,如猪脑高达3 100 mg/100 g,兔肉几乎不含胆固醇。禽肉含胆固醇低,其中鸡肉含量最高,为117 mg/100 g。

4. 矿物质

畜禽肉的矿物质含量一般在0.8%～1.2%,含量多少与肉的肥瘦有关,含量从高到低依次为内脏、瘦肉、肥肉。畜禽肉的钙含量少,但是铁和磷的良好来源,铁以血红素铁的形式存在,吸收率高,生物利用率高。畜禽肉含有较多的硫、磷和氯,还含有铜、钴、锌、硒、钾、钠、镁等元素。

5. 维生素

畜禽肉含有多种维生素,尤其是B族维生素和维生素A,肝含量最高,但含有少量维生素

A 和维生素 C,畜肉含维生素 B_1 最为丰富,禽肉则含维生素 E 较多。

6.含氮浸出物

含氮浸出物是一些能溶于水的非蛋白含氮物质,如肌溶蛋白、肌肽、肌酸、肌苷、嘌呤、尿素、氨基酸等。这些含氮浸出物在烹饪时溶于肉汤中,使其味道鲜美。禽肉的含氮浸出物含量高于畜肉,成年动物高于幼年动物,故禽肉的味道较畜肉鲜美,老禽肉汤比幼禽肉汤鲜美。

(二)合理利用

畜禽肉应在低温条件下(0~7℃)储存,以防腐败变质,影响其营养价值和食用价值。

畜禽肉类的蛋白质营养价值比较高,含有较多的赖氨酸,宜与谷类食物搭配食用,发挥蛋白质的互补作用,提高其营养价值。为了充分发挥畜禽肉类的营养作用,应将畜禽肉类相对均衡的分散到每餐膳食中。

畜肉中的脂肪和胆固醇含量较高,其脂肪主要是由饱和脂肪酸组成,进食过多的肉类易引起肥胖、高脂血症等疾病,因此,膳食中进食比例要适当,不宜进食过多。

禽肉中的脂肪主要为不饱和脂肪酸,老年人、肥胖者、心血管疾病患者宜选用禽肉。同时,禽肉内脏含有较多的维生素和铁、锌、硒、钙等矿物质,其肝脏含有丰富的维生素 B_2 和维生素A,提倡多食用禽肉。

二、蛋类

蛋类包括鸡蛋、鸭蛋、鹅蛋、鸽蛋、鹌鹑蛋等,各种禽蛋均可供人食用,其中鸡蛋食用最为普遍。各种蛋类的结构、营养价值基本相似,蛋清主要提供蛋白质,而大部分矿物质、维生素和脂类则主要集中在蛋黄里。

(一)营养成分

1.蛋白质

蛋类蛋白质含量在 10% 以上,蛋清蛋白质略低于蛋黄。蛋白质氨基酸组成模式与人体组织所需模式相近,属完全蛋白质,是天然食物中生物价值最高的蛋白质,鸡蛋的生物价为 96,利用率可达 95% 以上,故在评价蛋白质营养价值时被视为参考蛋白质。禽蛋蛋白质含有丰富的赖氨酸,是谷类的良好互补食物。

2.脂类

蛋类的脂肪几乎全部集中在蛋黄中,其主要是中性脂肪,且多为不饱和脂肪酸,颗粒小呈乳融状,易于消化吸收。蛋类含有很高的胆固醇,每个鸡蛋约含 200 mg。但蛋类含有丰富的磷脂,磷脂是一种很强的乳化剂,能将血浆中的胆固醇和脂肪颗粒乳化变小,并保持悬浮状态,易于胆固醇通过血管,从而降低血浆胆固醇及其在血管壁的沉积,所以,不能只从胆固醇角度来考虑蛋类的营养价值,应全面衡量。

3.矿物质

蛋类中矿物质种类很多,有磷、镁、钙、硫、铁、锌、氟等,蛋黄比蛋清含量高,尤其是铁,但因其以非血红素铁的形式存在,再是由于卵黄高磷蛋白的存在,故蛋黄中铁的吸收率仅为 3%。蛋类中钙的含量为 55~60 mg/100 g,比牛奶低。

4.维生素

蛋白中的维生素含量极少,而蛋黄中的维生素不仅种类多,且含量丰富,其主要有维生素

A、维生素 E、维生素 B_1、维生素 B_2 和尼克酸,但蛋类不含维生素 C。

(二)合理利用

蛋类如保存不当,如过热、过潮都会容易使其变质,发臭、发黑的蛋类含有毒素,应严禁食用。

在生鸡蛋蛋清中,含有抗生物素蛋白和抗胰蛋白酶。抗生物素蛋白能与生物素在肠道内结合,影响生物素的吸收,食用者可引起食欲不振、全身无力、毛发脱落、皮肤发黄、肌肉疼痛等生物素缺乏的症状;抗胰蛋白酶能抑制胰蛋白的活力,妨碍蛋白质消化吸收,故不可生食蛋清。

蛋黄中的胆固醇含量很高,大量食用能引起高血脂症,是动脉粥样硬化、冠心病等疾病的危险因素。但蛋黄中还含有大量的卵磷脂,对心血管疾病有防治作用。因此,吃鸡蛋要适量。据研究,每人每日吃 1～2 个鸡蛋,对血清胆固醇水平既无明显影响,又可发挥禽蛋其他营养方面的功用。

三、水产动物类

水产动物类包括各种鱼类和其他水产动物,是一类营养价值很高的优质食物。

(一)营养成分

1. 鱼类

我国鱼类达 2 000 种以上,其中最为常见的有黄鱼、带鱼、墨鱼、鲤鱼、鲫鱼、白鱼、鲢鱼、青鱼、草鱼和鳊鱼等。鱼肉的营养成分因鱼的类别、大小、年龄、部位、性别、肥瘦程度以及生产季节不同而有差异。鱼类提供的营养成分除水分外,主要是蛋白质、脂肪、矿物质和维生素。

(1)蛋白质 鱼类蛋白质的含量接近家禽类,其质量也与家禽类相似,属于完全蛋白质。鱼肉中的肌纤维短而细,间质蛋白较少,比家禽类更容易消化,故鱼类是蛋白质的良好来源。此外,鱼还含有含氮浸出物,是鱼汤的成味成分。鱼的结缔组织和软骨组织中含氮浸出物主要是胶原蛋白和弹性蛋白,这 2 种蛋白是鱼汤煮沸冷却后形成凝胶的主要物质。

(2)脂肪 鱼类脂肪含量为 1%～10%,呈不均匀分布,肌肉组织含量甚少,主要分布在皮下和脏器周围。鱼类脂肪成分主要是多不饱和脂肪酸,占 60% 以上,其熔点低,通常呈液态,消化率高达 95% 左右;鱼油的多不饱和脂肪酸主要是二十碳五烯酸(EPA)和二十二碳六烯酸(DHA),故营养价值很高。

(3)矿物质 鱼类矿物质含量一般在 1%～2%,含有锌、镁、钙、磷、铁、铜、碘、硒等。其中锌的含量极为丰富;钙和碘含量比畜禽肉高,海水鱼又比淡水鱼高。

(4)维生素 鱼类含有维生素 A、维生素 D、维生素 E 和 B 族维生素,其中最为丰富的是维生素 A、维生素 D、维生素 E 和维生素 B_1,主要存在于鱼的内脏、鱼油和肌肉中。某些类别的生鱼含有可分解维生素 B_1 的硫胺素酶,故生鱼在存放过程中维生素 B_1 可遭到破坏,但这种酶经烹饪加热可被破坏,所以鱼不宜存放时间太长与生吃,以防维生素 B_1 的丢失。

2. 其他水产动物

其他水产动物是指软体动物和虾蟹类,其因品种不同营养成分有所差异。总体来讲,蛋白质含量低于鱼类,其中虾、黄螺等的含量最高;脂肪低于鱼类;糖类高于鱼类,其中海蜇头等可高达 10% 以上;矿物质中钙和硒的含量最为丰富,钙的含量以虾和螺最高,硒在牡蛎、蟹、海参等中含量最高,可达 80 μg/100 g。此外,还含有丰富的钾、铁、锌、钠、锰、铜、磷等元素,维生素以核黄素、烟酸和维生素 A 的含量较为丰富,维生素 B_1 含量普遍低,河蟹和河蚌中含有丰富的维生素 A,维生素 E 在蛤蜊、鲜贝和江虾中含量丰富。

(二)合理利用

水产动物类含水分和蛋白质高,结缔组织少,肌浆的蛋白质含糖量高,多不饱和脂肪酸含量高,易氧化破坏产生脂质过氧化物,故容易腐败变质。再是有些水产动物,如河豚是肉质细嫩、味道鲜美的食物,但除了肌肉外其他组织均含有毒性极高的河豚毒素,若不及时加工或加工不合理会造成中毒,甚至死亡。因此,这类食物要及时将不可食部分和有毒成分彻底清除干净再保存,以防腐败变质及毒素的蔓延。常用的保存方法有低温(冷藏、冷冻)保存和食盐腌渍,食盐腌渍用盐量不低于 15%。

水产动物的肉质鲜美与所含的呈味物质有关。鱼类和甲壳的呈味物质主要是游离的氨基酸、核苷酸等,软体类动物中的乌贼类的呈味物质也是氨基酸,尤其是含量丰富的甘氨酸。贝类的主要呈味成分为琥珀酸及其钠盐。呈味成分还有谷氨酸、甘氨酸、精氨酸、牛磺酸以及腺苷、钠、钾、氯等。

四、乳类及其制品

乳类及其制品,不包括母乳。常食用的乳类有牛奶,其次是羊奶。乳制品有奶粉、酸奶、炼乳等。

(一)营养成分

1.乳类

乳类是一种营养成分齐全,组成比例适宜,容易被人体消化吸收,营养价值很高的理想天然食物。牛乳和羊乳营养价值大致相似,一般动物生长发育越快,其乳中蛋白质和矿物质的含量就越高。以下仅以牛乳为例简介营养成分。

(1)蛋白质　牛乳的蛋白质含量约 3.5%,组成以酪蛋白为主,占 86%,其次依次为乳白蛋白和乳球蛋白,还有人血白蛋白和免疫球蛋白等。奶类蛋白质氨基酸模式接近人体需要,消化吸收率高达 87%～89%,生物价约为 85,仅次于蛋类,属于完全蛋白质。人乳中酪蛋白与乳清蛋白的比例恰好相反,故在牛乳中添加乳清蛋白,使其比例接近人乳。牛乳中赖氨酸含量高,是谷类良好的蛋白质互补食物。牛乳与人乳相比蛋白质含量高(人乳蛋白质含量约为 1.3%),糖类含量低,故单纯用牛乳喂养婴幼儿时,应用水稀释并加适量的蔗糖。

(2)脂肪　牛乳的脂肪含量为 3%～5%,与人乳大致相同。乳脂主要以小颗粒的脂肪球形式存在,且呈高度分散的稳定状态;乳脂主要成分是三酰甘油,其中低熔点的油酸占 30%。因此,易于消化吸收(吸收率高达 98%)。乳脂还有 5.3% 的亚油酸、2.1% 的亚麻酸、少量的胆固醇和磷脂酰胆碱。乳脂是脂溶性维生素的载体。乳脂对乳的风味和口感也有重要的影响。

(3)糖类　牛乳中的糖类主要是乳糖,含量比人乳低。乳糖有调节胃酸、消化腺分泌和促进胃肠蠕动、钙吸收的作用;乳糖在肠道内经消化酶分解为乳酸,有助于肠道中对人体健康有益的乳酸杆菌的繁殖,抑制肠道腐败菌的繁殖,对改善肠道菌群分布有一定的作用。乳糖在人体内经乳糖酶消化分解才能吸收,若体内乳糖酶不足或活性低,乳糖不能被分解吸收,进入肠道后被肠道细菌发酵而产酸、产气,导致"乳糖不耐症"。

(4)矿物质　牛乳中矿物质的含量大约为 0.75%,其含量高于人乳。主要是钙、磷和钾,尤其是钙不仅含量高(104 mg/100 g),吸收利用率也高,是人体钙的最好来源。乳中铁的含量很低,属于贫铁食品,所以婴幼儿喂养时,要注意补充含铁丰富的食品。此外,乳中还含有人体所需的多种微量元素,如铜、锌、锰、氟、钴等元素。

(5)维生素 牛乳中含有人体所需要的各种脂溶性维生素和水溶性维生素,其中维生素 A 和 B 族维生素含量较多,但维生素 C 和维生素 D 含量很少。乳中维生素的含量不稳定,随季节、乳牛饲养条件和加工方式的不同而变化。一般情况下,牧场放养、吃青草多、日照充足的牛乳中的维生素含量丰富。

2. 乳制品

(1)奶粉 奶粉主要有全脂奶粉、脱脂奶粉和配方奶粉。

全脂奶粉是将鲜奶消毒、脱水、干燥而制成的粉状乳制品。虽然经过一系列的加工,但经营养素的强化,基本保存原有营养成分不变;而且奶粉颗粒小、溶解度高、无异味,故营养价值很高,一般全脂奶粉的营养成分为鲜奶的 8 倍。

脱脂奶粉是将鲜奶中的脂肪脱去,再经消毒、脱水、干燥而制成的粉状乳制品。其脂肪含量低,不超过 1.3%。在脱脂过程中丢失脂溶性维生素较多,故营养成分不全面。

配方奶粉是以牛乳为基础,参照人乳组成和模式特点加以调制而成。其主要降低奶粉中酪蛋白的含量,增加乳清蛋白的含量,改变两者比例;补充乳糖和亚油酸;去掉部分矿物质,调制钙磷比例;强化维生素以及铁、铜、锌、锰等矿物质,使其接近人乳,提高奶粉的营养价值。

(2)炼乳 炼乳是一种浓缩乳,分为甜炼乳和淡炼乳。甜炼乳是在牛奶中加入大约 15% 的糖,经减压浓缩到原体积 40% 的一种乳制品,其可利用渗透压的作用抑制微生物的繁殖。但因糖分过高,食用前需加大量水稀释之故,而使得其中的蛋白质、矿物质、维生素等营养素含量相对降低,故不宜供婴幼儿食用。

淡炼乳是无糖炼乳,又称蒸发炼乳,是将鲜奶浓缩到原体积的 1/3 后装罐密封而成。淡炼乳由于经过了高压加热,蛋白质在胃酸作用下不易凝集成大块;脂肪球被微细化,增加了吸附酪蛋白的表面积,使脂肪球比重增大,避免脂肪上浮凝集,因此淡炼乳中的蛋白质和脂肪都比鲜牛奶更易消化。但在加工过程中,维生素遭受一定程度的破坏,特别是维生素 B_1 和维生素 C(维生素 C 几乎不存在),应给予维生素强化。

(3)酸奶 酸奶是鲜牛奶加入乳酸菌和双歧杆菌经发酵而成。其营养特点:

①不仅保全鲜奶中的原有营养价值,而且使原有营养成分更易于消化吸收。

②在发酵过程中乳糖被分解,含量降低,从而可避免"乳糖不耐症"的发生。

③在发酵过程中乳酸菌可产生人体所必需的维生素(维生素 B_1、维生素 B_2、维生素 B_6、维生素 B_{12} 等);乳酸菌在肠道内繁殖可以抑制肠道腐败菌的生长,使肠道菌群保持平衡;乳酸菌可以促进胃酸分泌和肠道蠕动,利于人体消化吸收功能和预防便秘。

④乳糖分解生成的乳酸和钙结合,生成乳酸钙,使钙更易被人体吸收。

(二)合理利用

1. 保存

奶类应避光保存,以保护其中的维生素。研究发现,鲜奶经日光照射 1 min 后,B 族维生素就会很快消失,维生素 C 也所剩无几。即使在微弱的阳光下照射 6 h,B 族维生素也仅剩 1/2。而在避光器皿中保存牛奶不仅维生素没有消失,还能保存牛奶特有的鲜味。

2.消毒杀菌

由于鲜乳水分含量高,富含各种营养素,利于微生物的生长繁殖,所以必须严格消毒灭菌。常用的消毒方法有煮沸法和巴氏消毒法。煮沸法是将乳直接煮沸,简单方便,但对乳的理化性质影响较大,营养成分有一定损失,适宜家庭使用。规模生产时可以采用巴氏消毒法。巴氏消毒常用两种:①低温长时消毒法,将牛乳在 63℃ 下加热 30 min;②高温短时消毒法,在 90℃ 下加热 1 min。

3.避光存放

在避光器皿中保存的牛乳不仅维生素没有损失,还能保持牛奶特有的鲜味。

4.增加甜度

牛乳中乳糖含量低,喂养婴儿时,注意适当增加甜度。

本章小结

本章主要介绍了谷类食品、豆类食品、坚果类食品、蔬菜类食品、水果类食品、肉类食品、水产类食品、乳类食品、蛋类食品的营养素分布、营养价值、营养特点。并对加工食品的营养价值做了简单的介绍。

谷类食品为我国居民提供日常膳食中 60%～65% 的能量、40%～60% 的蛋白质和 60% 以上的维生素 B_1。豆类是高蛋白、低脂肪、中等淀粉含量的作物,含有丰富的矿物质和维生素。尤其是蛋白质组成中较高的赖氨酸含量可以与谷物蛋白质互补。

坚果是植物蛋白质的重要来源,且富含磷脂、多不饱和脂肪酸及大量的维生素 E、B 族维生素和丰富的钙、铁、锌等矿物质,一些坚果类食品还是重要的保健食品。

蔬菜和水果主要提供维生素 C、胡萝卜素、矿物质及膳食纤维,还提供有机酸、芳香物质、色素以及具有食疗和保健作用的生理活性物质。一般果蔬供能较少,属碱性物质。

畜禽类食品是人类最主要的蛋白质供应源,含有人体必需的各种氨基酸,营养价值高,属于优质蛋白质。

蛋类是蛋白质、B 族维生素的良好来源,也是脂肪、维生素 A、维生素 D 和微量元素的较好来源。

海产品是高生物价蛋白质、脂肪和脂溶性维生素的良好来源。

乳是膳食中蛋白质、钙、磷、维生素 A、维生素 D 和维生素 B_2 的重要来源之一。

加工食品由于经过各种工艺处理,一定程度上提高了消化吸收率。但加工食品也可能在不同程度上存在原料中营养素的损失问题。

复习思考题

1.谷类在膳食中有何重要意义?

2.为什么说经常少量食用坚果类有养生作用,过量则易造成肥胖?

3.蔬菜和水果的营养价值有什么不同?

4.如何解释"多吃鱼、少吃肉"对健康更有益处?

5.鱼、肉、蛋、奶四类动物性食品的营养价值有何不同?

项目四　各类人群的合理膳食

【学习目标】
1. 了解不同人群的生理状况。
2. 掌握不同人群的营养需求特点、膳食要求、膳食安排。
3. 根据不同人群的生理状况及营养需求特点制订合理的饮食计划。

【教学基本内容】
◆妊娠期生理特点、孕期营养需要与营养素参考摄入量,孕期膳食指南与膳食要点
◆乳母的生理特点、乳母的营养需要与营养素参考摄入量,哺乳期膳食指南
◆婴幼儿生长发育特点、婴幼儿的营养需要与营养素参考摄入量,婴幼儿的膳食安排
◆儿童及青少年生理特点、儿童及青少年的营养需要与营养素参考摄入量,儿童及青少年的膳食指南
◆老年人生理特点、老年人的营养需要与营养素参考摄入量,老年人的膳食指南

任务一　孕妇的营养

　　孕妇是指处于妊娠生理状态下的人群,孕期妇女通过胎盘转运供胎儿生长发育所需营养,经过 280 天,将一个肉眼看不见的受精卵孕育成体重约 3.2 kg 的新生儿。与非孕同龄妇女相比,孕妇本身身体及胎儿的生长发育,都需要更多的营养。

一、孕期营养需要与营养素参考摄入量

(一)能量

　　妊娠对能量的需要量比平时要大,主要是由于要额外负担胎儿的生长发育、胎盘和母体组织的增长所需的能量。孕早期能量摄入量与非孕妇女相同,从孕中期开始胎儿进入快速生长发育期,母体的子宫、乳腺等生殖器官也逐渐发育,并且母体还需要为产后泌乳进行能量以及营养素的储备。因此,孕中晚期总热能需要量增加,但也应注意保持热能的摄入与消耗之间的平衡。

　　2000 年中国营养学会制订的《中国居民膳食营养素参考摄入量》中,对孕妇每日能量的推荐摄入量(RNI)为自妊娠第 4 个月起较非孕时增加热能摄入 0.83 MJ(200 kcal)。

（二）蛋白质

为了适应胎盘、胎儿和母体组织生长的需要，妊娠期间对蛋白质的需要量也增多。早期胎儿在肝脏尚未形成氨基酸合成酶，所以全部必需氨基酸由母体供给，即使在妊娠二十周，仍有胱氨酸、酪氨酸、精氨酸、组氨酸和甘氨酸由母体供给。孕妇应摄入足够的优质蛋白质以保证氨基酸平衡，优质蛋白质摄入量应占蛋白质摄入量的 50% 以上。

2000 年中国营养学会在《中国居民膳食营养素参考摄入量》中，提出孕妇膳食蛋白质推荐摄入量：在非孕妇女每日蛋白质推荐摄入量的基础上，孕早、中、晚期分别增加摄入 5 g/d、15 g/d、25 g/d。

（三）脂肪

孕妇在妊娠过程中自身脂肪存积 2～4 g，并且胎儿的脂肪贮备也由母体供给，胎儿脂肪贮备约占体重的 5%～15%。胎儿的脑细胞和视网膜发育需要花生四烯酸（ARA）和二十二碳六烯酸（DHA），它们可由膳食中的必需脂肪酸亚油酸和 α-亚麻酸在体内转化而来，因此孕妇必须每日摄取一定量的动植物油脂，孕妇摄取一定量脂类还有助于脂溶性维生素的吸收。但妊娠期如脂肪摄入过多，会导致血脂升高，形成妊娠高血压等心血管疾病，因此脂类摄入量应适宜。

2000 年中国营养学会制订的《中国居民膳食营养素参考摄入量》中，建议孕妇的膳食脂肪供能比以占总热能的 20%～30% 为宜。

（四）矿物质

1. 钙

为了满足妊娠期间胎儿骨骼生长的需要，同时母体也需要储存部分钙以备泌乳的需要，孕妇需大量增加钙的摄入，一般正常的成年妇女体内含钙量约为 1 kg，妊娠期需增加 30 g。胎儿钙的储留量与其在妊娠不同时期的发育有关。妊娠早期胎儿钙储留量平均仅为 7 mg/d，妊娠中期增加至 110 mg/d，妊娠后期可达到 350 mg/d。因此，孕妇相应的膳食钙摄入量也随妊娠期不断增加。如孕妇钙摄入不足，将导致血钙浓度下降而引起小腿抽筋或手足抽搐，严重时产生骨质疏松或骨质软化症，并引起胎儿的先天性佝偻病。

2000 年中国营养学会制订的《中国居民膳食营养素参考摄入量》中，提出孕妇膳食钙的适宜摄取量（AI）：孕早期 800 mg/d，孕中期 1 000 mg/d，孕晚期 1 200 mg/d。

2. 铁

铁是人体生成红细胞的主要原料之一，孕妇身体里的血液量会比平时增加将近 50%，因此需要补铁，以便制造更多的血红蛋白，此外机体还需贮备一定量的铁以应对以后分娩失血和胎儿所需，因此铁的需要量大大增加。孕妇机体对铁的吸收增强，可达到原来的 3 倍。

2000 年中国营养学会制订的《中国居民膳食营养素参考摄入量》中，提出孕妇膳食铁的适宜摄取量：孕早期 15 mg/d，孕中期 25 mg/d，孕晚期 35 mg/d。

孕妇常有胃液分泌不足，影响食物中三价铁转变成二价铁而减少了铁吸收，若再有铁摄入不足或铁质量差等情况，则易患缺铁性贫血。食物中的铁吸收率很低，尤其是我国膳食中铁的来源多数为植物性食物，所含的铁为非血红素铁，其中铁的吸收率约为 10%。因此孕妇应主要选择摄入含有生物利用率较高的血红素铁的动物肝脏、血液、瘦肉等食物。

3. 碘

妊娠期间孕妇甲状腺功能增强,对碘的需求量增加。除了包括胎儿生长发育和母体自身的需要外,还应包括孕妇本身血容量增加和尿排泄量增加的量。另外,妊娠期间由于雌激素变化和代谢增高需要母体增加甲状腺激素的产出量,因此对碘的需要量增加。碘摄入不足,可导致孕妇易发生甲状腺肿大,胎儿甲状腺功能低下,进而引起以智力低下和发育迟缓为特征的呆小症。

2000 年中国营养学会制订的《中国居民膳食营养素参考摄入量》中,提出孕妇膳食碘的推荐摄入量为每日 200 μg。

4. 锌

锌是体内多种酶的成分,参与能量代谢,蛋白质合成,胰岛素合成,锌对孕期胎儿器官形成极为重要,孕妇适量摄入锌对正常胎儿生长和防止胎儿畸形有着非常重要的作用。

2000 年中国营养学会制订的《中国居民膳食营养素参考摄入量》中,提出孕妇膳食锌的推荐摄入量:孕早期 11.5 mg/d,孕中、晚期 16.5 mg/d。

(五)维生素

1. 维生素 A

妊娠期间缺乏维生素 A 可能导致胎儿早产、生长迟缓、低体重。但过量补充维生素 A 又可引起中毒,并能导致先天性畸形的发生,尤其是在孕早期。

2000 年中国营养学会制订的《中国居民膳食营养素参考摄入量》中,提出孕妇膳食维生素 A 的推荐摄入量:孕早期 800 μg 视黄醇当量(RE)/d,孕中、晚期 900 μg 视黄醇当量(RE)/d。孕妇每日维生素 A 可耐受最高摄入量(UL)为 2 400 μg RE。

2. 维生素 D

维生素 D 可促进钙、磷的吸收和钙在骨髓中的沉积,因而有促进妊娠期钙平衡的作用。孕期维生素 D 缺乏可导致母体和出生的子代钙代谢紊乱,包括新生儿低钙血症、手足抽搐、婴儿牙釉质发育不良以及母体骨质软化症。维生素 D 主要来自紫外线照射下皮肤的转化,但对于北方高纬度日照不足的地区,在冬季可适当补充强化维生素 D 的乳制品。

2000 年中国营养学会制订的《中国居民膳食营养素参考摄入量》中,提出孕妇膳食维生素 D 的推荐摄入量为孕早期 5 μg(200 IU)/d,孕中、晚期 10 μg(400 IU)/d。可耐受最高摄入量(UL)为 20 μg/d。

3. 叶酸

妊娠期间缺乏叶酸,影响到红细胞的发育成熟,造成巨幼红细胞贫血;并可引起胎儿生长迟缓、婴儿低体重、胎盘剥离。妊娠前几周缺乏叶酸将导致胎儿出现神经管畸形,在怀孕前以及妊娠早期补充叶酸 400 μg/d,可有效预防神经管畸形的发生。因此,妊娠期妇女在怀孕前一段时期以及整个妊娠期间对叶酸的需要量都较正常妇女增加。

2000 年中国营养学会制订的《中国居民膳食营养素参考摄入量》中,提出孕妇膳食叶酸的推荐摄入量为 600 μg DFE(膳食叶酸当量)/d。可耐受最高摄入量(UL)为 1 000 μg DFE/d。

4. 维生素 B_1

妊娠期维生素 B_1 的需要量随摄入能量的增加而增加。如果妊娠期间膳食中维生素 B_1 摄入不足,孕妇自身可能没有明显的临床表现,但是会导致胎儿出生时出现先天性脚气病。

2000 年中国营养学会制订的《中国居民膳食营养素参考摄入量》中，提出孕妇膳食维生素 B_1 的推荐摄入量为 1.5 mg/d。

5. 维生素 B_6

研究表明，维生素 B_6 可由母体以吡哆醇的形式传送到胎儿，而在胎儿体内将这些物质转化为磷酸吡哆醛。磷酸吡哆醛参与核酸代谢及蛋白质的合成，孕期核酸和蛋白质合成旺盛，故孕妇对维生素 B_6 的需要量增加，因此要提高孕妇的维生素 B_6 的供给量。维生素 B_6 缺乏会导致母体出现多部位皮肤炎症、贫血和神经精神症状。

2000 年中国营养学会制订的《中国居民膳食营养素参考摄入量》中，提出孕妇膳食维生素 B_6 的适宜摄取量（AI）为 1.9 mg/d。

6. 维生素 C

维生素 C 又称抗坏血酸，可促进组织胶原的形成，有利于胎儿的骨髓和牙齿正常发育、造血系统的健全，并提高胎儿的抵抗力。妊娠期间，维生素 C 通过胎盘是一个主动转运过程，胎儿血浆中的维生素 C 水平比母体高出 1/2，而母体维生素 C 的水平却比非孕妇低 50%。妊娠期膳食中如果缺少维生素 C，可能造成流产或早产，胎儿出生后也易患贫血与坏血病。在各种传染病的流行季节，更应注意母亲膳食中维生素 C 的供给量水平。但如维生素 C 摄入过多，则会出现轻微不良反应（腹泻、腹胀）。

2000 年中国营养学会制订的《中国居民膳食营养素参考摄入量》中，提出孕妇维生素 C 的推荐摄入量：孕早期 100 mg/d，孕中、晚期 130 mg/d，可耐受最高摄入量（UL）为 1 000 mg/d。

二、孕期膳食指南与膳食要点

妊娠期的妇女体内各器官各系统均处于特殊生理状态，对膳食有着特殊的营养要求，不同妊娠期不完全相同。在孕期要通过合理的膳食调配、膳食制度和烹调方法，提供孕妇所必需的能量和各种营养素。孕期膳食应易于消化吸收，并能促进食欲，防止食物中营养素的损失和有害物质的形成，以保证孕妇健康和胎儿的正常发育。

（一）提供充足的能量，食物选择多样化

孕期的能量需要比怀孕前明显增加，为满足孕妇营养和胎儿生长发育的需要，膳食中应含有充足的能量。充足的能量是通过提高主食的量以及适当地提高脂肪的摄入量和增加肉类食物实现的。孕期在保证足量的热能摄入的情况下，要尽量选择多种食物。多吃富含铁的食物（瘦肉、鱼、菠菜等）；多吃新鲜的蔬菜、水果以获取维生素和矿物质；多吃奶类和豆制品。

（二）合理安排不同孕期的膳食，养成良好饮食习惯

怀孕初期（前 3 个月），胎儿生长较慢，孕妇营养需要与平时差不多，摄入的营养素可以不增加或少量增加。注意保证优质蛋白质的摄入即可，如有早孕反应，可少量多餐；怀孕中期（4～7 个月），胎儿生长发育加快，孕妇食欲一般极好，对营养素的需要量明显增加，下午可加一餐。怀孕末期（最后 2 个月）是胎儿生长最快的时期，除供胎儿生长发育的营养素外，还要贮存一些营养素，应增加蛋白质和钙、铁的摄入。少吃能量高的食物，如糕点、甜食，少吃盐，控制食盐的摄入量在每天 5 g 以内，以免出现水肿。每日进餐次数 4～5 次。同时要养成良好的饮食习惯，既不偏食，也不暴饮暴食，进餐时要专心并保持心情愉快，以保证食物的消化和吸收。

(三)不吃刺激性食物

妊娠晚期避免食用浓茶、酒及辛辣的调味品等刺激性食物,这会引起大便干燥,引发或加重痔疮,还可引起子宫收缩。饮食中也不要摄入过多的香辛作料、咖啡等刺激性食物。吸烟和饮酒对胎儿的健康有害。

(四)注意饮食卫生,合理分配各餐食物

不洁的食物不仅会引起食物中毒,菌痢等胃肠道疾病,影响食物中营养成分的吸收;有些化学污染物还会诱发胎儿畸形。因此,孕妇尤其应注意食物的卫生质量。孕妇各餐食物要合理分配,通常早餐摄入的能量应占全天总能量的 25%～35%,午餐占 40%,晚餐占 30%～35%。孕妇也可将每日总能量的 20%～30%用于加餐,可以安排点心、牛奶、水果等食品。

任务二　乳母的营养

母乳是婴儿成长唯一最自然、最安全、最完整的天然食物,是婴儿的理想食品,其所含各种营养素比较全面,而且与婴儿的生长发育和胃肠功能相适应,它含有婴儿成长所需的所有营养和抗体。为了保证母乳的质量,乳母的营养状况非常重要,如乳母膳食中某些营养素供给不足,首先动用母体的营养储备以稳定乳汁的营养成分,将会影响乳母的健康,减少乳汁分泌量,降低乳汁质量,影响婴儿健康成长。因此,在哺乳期中,应重视乳母的合理营养以保证母婴健康。

一、乳母的营养需要与营养素参考摄入量

(一)能量

与非孕时相比,哺乳期的母体一方面要供给乳汁本身所需热能,另一方面乳汁分泌活动也消耗能量,因此哺乳期的能量额外需要部分与泌乳量成正比。哺乳前 6 个月平均泌乳量约 800 mL/d,需额外增加热能平均约为 3 000 kJ(717 kcal)/d,妊娠期间体重增加在正常范围的妇女,体内储备约 3～4 kg 的脂肪,这些脂肪可在哺乳期间被消耗用来提供热能,约可提供 628～837 kJ(150～200 kcal)/d,故 2000 年中国营养学会制订的《中国居民膳食营养素参考摄入量》中,提出乳母能量的推荐摄入量比正常妇女增加 2.09 MJ(500 kcal)/d。

(二)蛋白质

母乳蛋白质含量平均为 1.2 g/100 mL,若每天分泌 800 mL 乳汁,所含蛋白质约为 9.6 g。而乳母摄入的蛋白质转变为乳汁蛋白质的转换率约为 70%,如果膳食蛋白质的生理价值不高,则转变率可能更低。因此,除满足母体正常需要外,每日需额外增加一定数量的蛋白质以保证泌乳之需。

2000 年中国营养学会制订的《中国居民膳食营养素参考摄入量》中,提出乳母蛋白质的推荐摄入量为:比正常妇女增加 20 g/d,达到 90 g/d。其中最好保证 1/3～1/2 以上为优质蛋白质。

(三)脂肪

膳食中供给的脂肪小于 1 g/kg 体重时泌乳量下降,乳中脂肪量也下降。人乳脂肪酸的种类与膳食有关,当膳食中脂类所含必需脂肪酸多时则乳汁中相应的必需脂肪酸也增多。

2000 年中国营养学会制订的《中国居民膳食营养素参考摄入量》中,提出乳母脂肪的供能比与成人相同,每日膳食脂肪提供能量占全日总热能的 20%～30% 为宜。

(四)碳水化合物

乳母碳水化合物适宜摄入量,建议提供 55%～65% 的膳食总能量。

(五)无机盐

1. 钙

母乳中含钙量约为 340 mg/L,不论乳母膳食中钙含量是否充足,乳汁中钙含量却总是较为稳定。因为当膳食中钙不足时,将通过消耗母体的钙贮存而维持乳汁中的钙水平。乳母可因缺钙而患骨质软化症,常常出现腰腿酸痛、腿脚抽筋现象。故为了满足婴儿对钙的需要量而又不动用母体的钙储备,应增加钙的摄入量。乳母应注意摄入含钙丰富的食物,如牛乳及乳制品、骨粉等,也可在保健医生的指导下补充适量的钙剂。此外可以多晒太阳或补充维生素 D,以促进钙的吸收。

2000 年中国营养学会制订的《中国居民膳食营养素参考摄入量》中,提出乳母钙的适宜摄取量(AI)为 1 200 mg/d。

2. 铁

母乳中的铁含量很低,仅为 1 mg/L,不能满足乳儿需要,6 个月内婴幼儿靠出生前的贮存来满足需要,由于铁不能通过乳腺输送到乳汁,所以增加乳母膳食中铁的摄入量,对乳汁中铁含量基本没有影响。但为防止乳母发生贫血和产后的复原,膳食中应多供给富含铁的食物,如红肉类、动物内脏等。

2000 年中国营养学会制订的《中国居民膳食营养素参考摄入量》中,提出乳母铁的适宜摄取量(AI)为 25 mg/d。

(六)维生素

1. 脂溶性维生素

在脂溶性维生素中,只有维生素 A 能少量通过乳腺进入乳汁,因此,乳母维生素 A 的摄入量会影响乳汁中维生素 A 的含量,但会有一定的限度,超过这个限度,则乳汁中维生素 A 含量不按比例增加。维生素 D 几乎不通过乳腺,故母乳中维生素 D 含量很低,婴儿必须通过多晒太阳、补充鱼肝油、其他维生素 D 制剂来满足需要;而乳母需要充足的维生素 D 才能维持钙平衡。

2000 年中国营养学会制订的《中国居民膳食营养素参考摄入量》中,提出乳母维生素 A、维生素 D 的推荐摄入量(RNI)分别为:1200 μg RE(视黄醇当量)/d、10 μg (400 IU)/d。

2. 水溶性维生素

多数水溶性维生素可以通过乳腺随乳汁分泌出来,但乳腺能自动调节其在乳汁中的浓度,当乳汁中含量达到一定水平时,增加膳食中的水溶性维生素并不增加乳汁中的相应含量。维生素 B_1 能增进食欲和促进乳汁分泌,若乳母维生素 B_1 严重摄入不足可引起婴儿脚气病;维生

素 B_2 亦能自由通过乳腺进入乳汁,维生素 B_2 的情况与维生素 B_1 相似,也与能量的代谢有着密切的关系,乳母和婴儿的需要量都比较高,乳汁中的浓度可反应乳母膳食的摄入情况;乳中维生素 C 含量水平,随乳母摄入的维生素 C 量多少而有所波动,为使母乳中含有足够量的维生素 C,乳母身体的维生素 C 含量应尽可能维持在接近饱和的较高浓度。

2000 年中国营养学会制订的《中国居民膳食营养素参考摄入量》中,提出乳母维生素 B_1、维生素 B_2、维生素 C 和叶酸的推荐摄入量(RNI)分别为维生素 B_1 8 mg/d,维生素 B_2 1.7 mg/d,维生素 C 130 mg/d,叶酸 500 μg DFE(膳食叶酸当量)/d。

(七)乳母的水分摄入量

乳母摄入的水分量将直接影响乳汁的分泌量,因此在乳母的膳食中,需增加必要的水分。因为从乳汁中排出的水分约为 800 mL,故乳母每天应比一般成人多摄入约 1 L 水。乳母除每天饮水外,还要多吃流质食品如肉汤、骨头汤、各种粥类,既可补充水分又可补充其他营养素。

二、哺乳期膳食指南

(一)膳食多样化,粗细粮搭配

乳母的膳食应多样化,多种食物搭配食用。应注意不要偏食,做到主食多样化、不可光吃精米细面,多食杂粮、粗粮,增加 B 族维生素的供给;并有利于谷类蛋白质的互补作用,提高蛋白质的生物学价值。

(二)供应充足的优质蛋白质

乳母对蛋白质的需要量较高。动物性食品如鱼类、肉等、禽、蛋等可提供优质的蛋白质,乳母每天摄入的蛋白质应保证 1/3 以上来自动物性食物。大豆类食品也能提供质量较好的蛋白质和钙,经济条件有限的乳母可充分利用大豆及其制品来补充蛋白质。

(三)重视新鲜水果和蔬菜摄入

新鲜水果和蔬菜富含多种维生素和矿物质,并含有纤维素、果胶和有机酸,可增进食欲、补充水分、防止便秘、促进乳汁分泌,是乳母不可缺少的食物。少吃甚至不吃水果蔬菜,影响乳汁中维生素和矿物质的含量,进而会影响婴儿的生长发育。乳母应保证每天摄入 500 g 以上,由于绿色、红色、黄色等深色蔬菜中维生素等微量营养素含量超过浅色蔬菜,宜多选用。

(四)多食含钙丰富的食物

乳母对钙的需要量增加,应保证钙的摄入。乳及乳制品含钙量高且易于吸收利用,应多食用,乳母应保证每天饮奶 250 mL 以上;不喝牛奶或少喝牛奶者可适量补充维生素 D,并注意多晒太阳;鱼、虾类及各种海产品等含钙丰富,深绿色蔬菜、大豆类也可提供一定量的钙;必要时可适当补充优质的钙制剂,但避免过分补充。

(五)烹调方法科学,注意食品卫生

动物性食品,如畜、禽、鱼类的烹调方法以煮或煨为最好,多汤水;烹调蔬菜时,注意尽量减少维生素 C 等水溶性维生素的损失;可适当增加木耳、蘑菇、紫菜等菌、藻类食物,补充钙、铁、碘、锌、硒等微量元素。

注意饮食卫生和乳头卫生,情绪乐观,休息充分。不吃或少吃刺激性食物和饮料,少盐少油,远离烟、酒、咖啡。

任务三　婴幼儿的营养

　　婴儿期指从出生到满 1 周岁以前的一段时期,婴儿期是人类生命从母体内生活到母体外生活的过渡期。婴儿期是人生中生长发育的第一高峰期,其身高、体重都呈迅猛增长状态。

　　从 1 周岁到满 3 周岁之前为幼儿期。此阶段生长发育没有婴儿迅猛,但仍然比生命的其他时期快,是人生中生长旺盛的时期。幼儿的咀嚼及消化能力比婴儿时期有所提高,应有足够的营养供应,但消化系统不成熟,消化能力弱,适应性差。

一、婴幼儿的营养需要与营养素参考摄入量

(一)能量

　　婴儿的能量消耗由基础代谢、食物的热效应、体力活动和能量消耗、排泄能量和组织合成的能量消耗组成。相比生命的其他时期,婴儿期的基础代谢率最高,占婴儿每日能量消耗的60%,每千克体重每天约需要 230 kJ(55 kcal);食物特殊动力作用能量消耗占 7%~8%;出生的头几个月,生长所需能量约占总能量的 25%~30%,每增加 1 g 新组织需能量 18.4~23.8 kJ(4.4~5.7 kcal),如能量供给不足,可导致生长发育迟缓;部分未经消化吸收的食物排出体外所丢失的能量,约占基础代谢的 10%。

　　能量摄入长期不足,可使生长迟缓或停滞抵抗力下降,严重时危及生命;而能量摄入过多可导致肥胖。

　　2000 年中国营养学会《中国居民膳食营养素参考摄入量》中,提出 0~6 个月婴儿每天能量适宜摄取量(AI)为 0.40MJ(95 kcal)/kg 体重;1~2 岁男童为 4.60 MJ(1 100 kcal)/d,1~2岁女童为 4.40 MJ(1 050 kcal)/d;2~3 岁男童为 5.02 MJ(1 200 kcal)/d,2~3 岁女童为4.81 MJ(1 150 kcal)/d。

(二)蛋白质

　　生长旺盛的婴幼儿必须有充足的蛋白质为生长发育提供必需的物质基础,婴幼儿生长发育快,因此与年长儿及成人相比,需要更多的蛋白质,且需要较多的优质蛋白质。蛋白质不仅用于补充日常代谢的丢失,而且用以供给生长中不断增加新组织的需要。

　　2000 年中国营养学会制订的《中国居民膳食营养素参考摄入量》中,提出的婴幼儿蛋白质推荐摄入量为婴儿 1.5~3.0 g /(kg · d);1~2 岁幼儿为 35 g/d;2~3 岁幼儿为 40 g/d。

(三)脂肪

　　脂肪不仅是婴幼儿体内重要的供能物质,而且还提供其所需的必需脂肪酸,同时又是脂溶性维生素吸收的载体,有利于脂溶性维生素的吸收,并能防止体热的散失和保护脏器不受损伤。

　　2000 年中国营养学会制订的《中国居民膳食营养素参考摄入量》中,提出的婴幼儿膳食中脂肪摄入量占总热能的百分比为:0~6 个月 45%~50%,6 个月至 2 岁为 35%~40%,2 岁以上为 30%~35%。

(四)碳水化合物

婴儿膳食中的糖类多为乳糖和蔗糖。乳类所含的糖是乳糖,新生儿易于消化和吸收。蔗糖味甜,每次用量不宜过大。由于婴儿要到 3 个月以后才有淀粉酶产生,所以多糖类食物要等到 4~6 月大时才能开始慢慢添加。婴儿碳水化合物所供热能应占总热能的 40%~50%,随年龄的增长,可提高至 50%~60%。

(五)矿物质

对婴儿来讲,矿物元素对其生长发育具有重要作用,钙、铁、锌是婴幼儿较容易缺乏的元素,不仅影响婴幼儿的体格发育,还可影响婴幼儿的行为及智力发育。

钙是人体骨骼和牙齿的重要组成成分,约占其构成的 99%。如果婴幼儿期缺钙,会导致生长发育迟缓、牙齿不整齐、低钙性抽筋以及出现佝偻病。

足月儿平均身体的铁储备可满足大约 4~6 个月的需要,之后婴儿体内贮存的铁逐渐耗尽,乳类含铁极少,不能满足婴儿的需要,需要及时添加含铁丰富的辅助食品,人工喂养的婴儿从 3 个月起就要注意补充铁,否则易导致缺铁性贫血,并可影响婴幼儿行为和智力的发育。

锌是人体不可缺少的微量元素,是蛋白质、核酸合成代谢过程中重要酶的组成成分,对蛋白质合成起重要作用。婴幼儿缺锌会出现生长发育迟缓、性发育不全、脑发育受损、免疫功能低下,还可出现食欲不振、味觉减退、异食癖、贫血等。

2000 年中国营养学会制订的《中国居民膳食营养素参考摄入量》中,提出婴幼儿钙的适宜摄取量(AI)为 0~6 个月 300 mg/d,6~12 个月 400 mg/d,1~3 岁 600 mg/d;铁的适宜摄入量为 0~6 个月 0.3 mg/d,6~12 个月 10 mg/d,1 岁以上幼儿 12 mg/d;锌的每日推荐摄入量为 0~6 个月为 1.5 mg,6~12 个月为 8 mg,1~3 岁为 9 mg。

(六)婴幼儿的维生素摄入量

婴幼儿缺乏任何一种维生素都可影响其正常的生长发育,在膳食中应特别注意维生素 A、维生素 D、B 族维生素和维生素 C 的供给。

1. 维生素 A

维生素 A 能促进生长和提高机体抵抗力的作用对婴幼儿最为明显,如维生素 A 缺乏,会影响婴幼儿的体重增长,出现上皮组织角化、免疫功能低下、夜盲症及干眼症等。乳类是婴幼儿维生素 A 的主要来源,动物性食品如肝、蛋黄等也是婴幼儿维生素 A 的良好来源。必要时可补充维生素 A 制剂或鱼肝油,如果使用维生素 A 制剂,应注意使用量,每日剂量不要超过 900 μg,否则会引起中毒。

2000 年中国营养学会制订的《中国居民膳食营养素参考摄入量》中,推荐婴幼儿维生素 A 的适宜摄取量为每日 400 μg 视黄醇当量。

2. 维生素 D

维生素 D 促进体内钙、磷的吸收,与婴幼儿骨骼及牙齿的形成有关,对正在发育的婴幼儿预防佝偻病发生极为重要。婴幼儿也通过补充维生素 D 制剂(鱼肝油)而获得维生素 D,但服用过量也会引起慢性中毒。此外婴幼儿要经常晒太阳,动物肝、蛋黄、强化维生素 D 的牛奶等都是维生素 D 的良好来源。

2000 年中国营养学会制订的《中国居民膳食营养素参考摄入量》中,推荐婴幼儿维生素 D 的适宜摄取量为 10 μg(400 IU)/d。

3.B 族维生素

维生素 B_1 又称硫胺素或抗神经炎素,具有促进人体的生长,增加食欲,预防神经炎和脚气病,调节碳水化合物的功能。如乳母经常食用精制米面,则可能发生维生素 B_1 缺乏,并导致婴儿发生脚气病,婴儿脚气病多发生于 2~5 月龄的婴儿,其症状为食欲不振,严重时出现抽搐、心脏扩大、心力衰竭和强制性痉挛等。2000 年中国营养学会制订的《中国居民膳食营养素参考摄入量》中,提出婴儿的维生素 B_1 适宜摄取量为 0.2 mg/d(6 个月内),0.3 mg/d(6~12 个月),对 1~3 岁幼儿的推荐摄入量为 0.6 mg/d。

维生素 B_2 在生长代谢中,具有非常重要的作用。当身体缺乏它时,皮肤黏膜就容易发生炎症。2000 年中国营养学会制订的《中国居民膳食营养素参考摄入量》中,提出的婴儿维生素 B_2 适宜摄取量为 0.4 mg/d(6 个月内),0.5 mg/d(7~12 个月),1~3 岁幼儿的推荐摄入量(RNI)为 0.6 mg/d。

4.维生素 C(抗坏血酸)

维生素 C 对骨、牙、毛细血管间质细胞的形成非常重要。母乳喂养的婴儿一般不缺维生素 C。牛奶中含量较少,且在杀菌时破坏了维生素 C,需要适当补充。当严重缺乏维生素 C 时可导致婴儿患坏血病。故以牛乳喂养的婴儿出生 2 周后,应注意补充如菜汤、果汁等富含维生素 C 的食物,必要时也可补充维生素 C 制剂。

2000 年中国营养学会制订的《中国居民膳食营养素参考摄入量》中,提出婴幼儿维生素 C 的推荐摄入量为 40 mg/d(6 个月以内),50 mg/d(6~12 个月),60 mg/d(1~3 岁)。早产儿:给 100 mg/d 比较适宜。

二、婴幼儿的膳食安排

(一)母乳

母乳是婴儿必须的和理想的食品,母乳中营养素齐全,能满足婴儿生长发育的需要。充足的母乳喂养所提供的热能及各种营养素的种类、数量、比例优于任何代乳品,并能满足 1~6 月龄以内婴儿生长发育的需要。母乳所含的营养物质最适合婴儿的消化吸收,且具有较高的生物利用率,是婴儿的最佳食物。

母乳含优质蛋白质,蛋白质总量虽低于牛乳,但其中的白蛋白比例高,酪蛋白比例低,与牛乳正好相反,白蛋白在胃内形成柔软的絮状凝块,易于消化吸收。另外含有较多的牛磺酸,能满足婴儿脑组织发育的需要。母乳所含脂肪高于牛乳,且含有脂酶而易于婴儿消化吸收,母乳亚油酸含量高,可防止婴儿湿疹的发生,花生四烯酸和二十二碳六烯酸含量也很高,可满足婴儿脑部及视网膜发育的需要。母乳中含有丰富的乳糖,乳糖在肠道中可促进钙的吸收,并能诱导肠道正常菌群的生长,从而有效的抑制致病菌或病毒在肠道生长繁殖,有利于婴儿肠道健康。母乳中钙含量低于牛乳,但利于婴儿吸收并能满足其需要。母乳及牛乳铁均较低,但母乳中铁可有 75% 的吸收。母乳中钠、钾、磷、氯均低于牛乳,但足够婴儿的需要。乳母膳食营养充足时,婴儿头 6 个月内所需的维生素如硫胺素、核黄素等基本可以从母乳中得到满足。维生素 D 在母乳中含量较少,但若能经常晒太阳亦很少发生佝偻病。

母乳中丰富的免疫物质还可增加母乳喂养婴儿的抗感染能力。母乳尤其是初乳中含多种免疫物质,如淋巴细胞、抗体、巨噬细胞、乳铁蛋白、溶菌酶、乳过氧化物酶、补体因子及双歧杆菌因子等。可以保护并健全消化道黏膜、诱导双歧杆菌的生长并抑制致病菌的生长,破坏有害菌、保护婴儿消化道及呼吸道抵抗细菌及病毒的侵袭,从而增加婴儿对疾病的抵抗能力。

(二)婴儿配方奶粉

婴儿配方奶粉是将牛奶成分改变,使其接近人乳成分,再加入各种维生素和微量元素,适宜于喂哺婴儿。这种改良型的代乳品称为婴儿配方奶粉,又称母乳化奶粉。婴儿配方奶粉是目前最常用的母乳代用品。对不能用母乳喂养者可完全用配方奶粉替代。6个月前选用蛋白质12%~18%的配方奶粉,6个月后选用蛋白质含量大于18%的配方奶粉。对牛乳蛋白质过敏的婴儿,可选用以大豆蛋白作为蛋白质来源的配方奶粉。对母乳不足者,可用婴儿配方奶粉作为部分替代物。每日喂3次以上,最好在每次哺乳后加喂一定量。

(三)婴儿期辅助食品

在婴儿阶段,母乳是宝宝最理想的食品,但随着婴儿的生长发育,活动量日益增加,大约四个月开始,此时单纯靠母乳喂养已不能满足婴儿对能量和各种营养素的需求。因此在婴儿的消化功能有了明显提高的时候,可以添加适当的辅食。辅助食品是指除了母乳以外给婴儿添加的任何含有营养素的食物或液体。它是属于从单纯的母乳到普通家庭食物之间的过渡食品。在母乳喂哺4~6个月至1岁断乳之间,是一个长达6~8个月的断奶过渡期,此期应在坚持母乳喂养的条件下,有步骤地补充婴儿所接受的辅助食品,以满足其发育的需要,顺利进入幼儿阶段。过早添加辅食可能会增加婴儿消化系统的负担,引起腹胀、腹泻等。过晚添加辅食,又会导致婴儿生长发育减慢,甚至出现贫血等营养素缺乏症。

添加辅食的原则是从少量到多量、从一种到多种、从稀到稠、从细到粗、从软到硬,一般使其适应一周左右再增加新的品种;1周岁以前应避免给婴儿提供含盐量或调味品多的家庭膳食;辅食要在孩子健康的时候添加,如孩子生病或对某种食品不消化,应不添加或暂缓添加为宜。

婴儿辅助食品主要有淀粉类辅助食品(米粉、米粥、烂面、饼干或面包等)、蛋白质类辅助食品(蛋黄、鱼肉、禽肝、豆浆、嫩豆腐等)、维生素和矿物质类辅助食品(菜汁、果汁、菜泥、果泥等)、纯能量类辅助食品(植物油、食糖等)四类。

(四)幼儿的膳食安排

幼儿膳食是从婴儿期以乳类为主,过渡到以奶、蛋、鱼、禽、肉及蔬菜、水果为辅的混合膳食,最后达到谷类为主的平衡膳食。由于幼儿消化机能还不健全,尤其是刚断奶的幼儿,乳牙不全,咀嚼能力差,不能立即适应成人的饮食,必须有2~3年的过渡时期,所以,这个时期的饮食要合理。

1.平衡膳食

幼儿每日膳食当中应当包括谷类、乳类、豆类及其制品、肉、禽、鱼、蛋和新鲜水果和蔬菜等,保证食物多样化,从而对幼儿提供全面的营养。每日奶或奶制品不少于200~400 mL,每周应提供动物肝、血及海产品,优质蛋白质应占蛋白质的一半以上。

2.合理烹饪

幼儿的膳食应当针对其消化吸收功能进行合理烹饪。幼儿的食物应尽量细、烂、软、碎、清淡以利消化,制作食物时应切碎煮烂,不宜给大块的、油炸的和刺激性食物,且制作时应力求小、巧,同时注意食物的色香味和形状,以引起幼儿的好奇心,利于增进食欲,但酸、辣调料应尽量不加,不宜添加味精。

3. 培养良好的饮食习惯

培养孩子定点、定时、定量的饮食习惯,不随意改变幼儿的进餐时间和进餐量,从而形成良好的进食规律。鼓励和引导幼儿自己进餐,培养孩子吃饭时集中精力进食的良好习惯,培养孩子不挑食、不偏食的习惯,以保证幼儿生长发育的全面营养。注意饮食卫生和就餐礼仪的培养。并让孩子每日有一定的户外活动。

4. 合理安排各餐

早餐占能量 25%,午餐占能量 35%,晚餐占能量 30%～35%,零食或点心占 5%～10%。1～2 岁幼儿每日进食 5 次,即三餐加两次点心,逐渐过渡到三餐加下午点心。

任务四　儿童及青少年的营养

儿童时期主要包括学龄前期和学龄期,学龄前期为 3～6 岁,学龄期为 7～11 岁。12～18 岁为青少年期。与成人相比,各个时期的营养需要有各自的特点,其共同特点是生长发育需要充足的能量及各种营养素。

一、儿童营养与膳食

(一)儿童的营养需要

1. 学龄前儿童的生理及营养特点

(1)身高、体重稳步增长,神经细胞分化已基本完成,但脑细胞体积的增大及神经纤维的髓鞘化仍继续进行,应提供足够的能量和营养素供给。

(2)咀嚼及消化能力有限,注意烹调方法。

(3)尚未养成良好的饮食习惯和卫生习惯,注意营养教育。

(4)该期主要的营养问题是缺铁性贫血、维生素 A、锌的缺乏及农村地区的蛋白质、能量摄入不足。

2. 学龄儿童的营养需要

(1)热能　儿童对热能的需要相对较成人高,因为儿童的基础代谢率高,要维持生长与发育,另外,儿童还好动。如果热能供给不足,其他营养素也不能有效地发挥作用。

(2)蛋白质　儿童生长发育,对蛋白质的需要较多,蛋白质的推荐摄入量与蛋白质的质量有关,质量高,则推荐摄入量较少;质量差,则推荐摄入量较多。蛋白质的需要量与热能摄入量有关,我国儿童蛋白质所供热量占总热能的 13%～15% 较为合适。

(3)无机盐　儿童骨骼的生长发育需大量的钙、磷。我国 4 岁以上儿童每日钙的膳食适宜摄入量为 800 mg,7～11 岁为 800 mg,并注意维生素 D 的营养状况。

儿童生长发育,对碘和铁的需要增加,我国建议铁的推荐摄入量为:4 岁以上儿童为 12 mg,7～11 岁为 12 mg。另外,锌和铜对儿童生长发育十分重要,应注意这些微量元素的供给。

(4)维生素　硫胺素、核黄素和尼克酸的需要量与能量有关,儿童对热能的需要较多,故对三种维生素的需要也增加。

维生素 D 对儿童骨骼和牙齿的正常生长影响较大,我国建议儿童每日膳食维生素 D 的推荐摄入量为 10 mg。维生素 A 可以促进儿童生长,其膳食推荐摄入量为:4 岁以上儿童 500 μg,我国膳食中,这两种维生素的质量分数偏低,必要时可适当补给鱼肝油。

维生素 C 对儿童生长发育十分重要,并且维生素 C 易在烹调加工过程中损失。我国建议 4 岁以上儿童维生素 C 每日膳食推荐摄入量为 70 mg,7 岁以上为 80 mg。

(二)儿童的膳食

1.儿童的膳食结构

首先,要安排好一日三餐,早餐和中餐的营养素供给应占全天的 30% 与 40%。每日供给 300 mL 牛奶,1~2 个鸡蛋,及鱼、禽、肉等 100~150 g,谷类和豆类 30~500 g。注意饮食习惯培养,少吃零食,饮用清淡饮料,控制食糖摄入。

其次,要注意平衡膳食。每日 200~300 mL 牛奶,一个鸡蛋,100 g 无骨鱼或禽、肉及适量豆制品,150 g 蔬菜和适量水果,谷类主食 150~200 g。每周进食一次猪肝或猪血,每周进食一次富含碘、锌的海产品,农村地区可每日供给大豆 25~50 g,膳食可采用三餐两点制。要培养良好的饮食习惯与卫生习惯。

7~11 岁学龄儿童活泼好动,大脑活动量激增,应保证能量供给量充足,应为 8 360~9 196 kJ/d(2 000~2 200/kcald),据我国学龄儿童实际情况,一日三餐在能量分配上也有问题,应在上午加课间餐,约占总能量的 10%,则早餐可降为 25%、午餐 35%、晚餐 30%。应有一定数量的动物及豆类食品及新鲜蔬菜水果,按供给标准注意 Ca、Fe、Zn、维生素 A、维生素 B_1、维生素 B_2、维生素 C 丰富的食品。

2.儿童的膳食原则

(1)儿童的咀嚼和消化能力较成人低,故儿童膳食要细嫩、软熟、味道清淡,避免刺激性太强的食物。

(2)儿童活泼好动,体内糖原储备又有限,故每天可加餐 2 次。

(3)培养良好饮食卫生习惯,避免偏食或零食吃得太多,注意食物、餐具和进餐环境的卫生及保持进餐环境整洁。

(4)食物的花色品种应多样化,注重食物的色、香、味等感官性状。

(5)注意独立生活能力的培养,教儿童一些洗餐具、做菜饭和布置餐桌的知识,使他们能尽早自食其力。

二、青少年营养与膳食

(一)青少年营养

青少年期包括青春发育期和少年期。相当于初中和高中学龄期。

1.青少年的生理特点

体格发育速度加快,尤其是青春期,身高、体重的突发性增长是其主要特征。青春发育期被称为生长发育的第二高峰期。此期生殖系统发育,第二性征逐渐明显。充足的营养是生长发育、增强体魄、获得知识的物质基础。当营养不良时可推迟青春期 1~2 年。

2.青少年的营养需要

(1)能量　热能需求相对成人高,其能量需要与生长速度成正比。推荐的能量供给为:男

10.04～13 MJ/d,女 9.2～10.04 MJ/d。我国建议 11 岁以上的少年女子膳食中每日热能推荐摄入量为 9.2 MJ,男子则为 10.04 MJ,14 岁以上的青年女子为 10.04 MJ,男子则为 12.13 MJ。

(2)蛋白质　此期一般增重 30 kg,16％为蛋白质。蛋白质功能应占总热能的 13％～15％,每天 75～85 g。我国建议青少年女子的每日蛋白质摄入量为 80 g,男子为 85 g,超过普通成人的推荐摄入量。

(3)矿物质及维生素　为满足生长发育的需要,钙的 AI 为 100 mg/d,铁的 AI 为男 20 mg/d,女 25 mg/d,锌的 RNI 为男 19 mg/d,女 15.5 mg/d。由于体重、身高增加加速,Ca、Fe 等供应要充足,Zn、I 等均与组织生长有关,青少年应注意钙、磷、铁、碘和锌的供应。

(4)维生素　我国青少年维生素 A 和维生素 D 的供给量与成人相同。

3.青少年膳食原则

青少年的一日主食应包括:谷类 400～600 g,瘦肉类 100 g,鸡蛋 1～2 个,大豆制品适量,蔬菜 500～700 g,烹调用油 30～50 g。膳食安排基本与成人同,早、午、晚餐分别为 30％、35％～40％、30％～35％。

(1)合理的膳食构成　在热能供给充分的前提下,注意保证蛋白质的摄入量和提高利用率。主副食搭配,充分发挥蛋白质的互补作用。

(2)注意保证富含 Ca、Fe 及维生素 A、维生素 B_2、维生素 C 摄入　应设法摄食鲜牛羊奶(富 Ca、蛋白质、维生素 A、维生素 B_2),并经常供给黄绿红色蔬菜,以保证各种维生素及无机盐供给。

(3)定期更换食谱,力争膳食多样化　粗细搭配、干稀适度。

(4)培养良好的饮食习惯　定时定量,不乱吃零食,不偏食、不暴饮暴食。

任务五　老年人的营养

一、老年人的生理特点

据生长发育特点,人一生可分为几个不同的时期,专家认为人的生命过程,40 岁是分界线,40 岁前是发育成熟期,身体和经历都日趋旺盛;40～50 岁身体形态和功能逐渐出现衰老现象。一般认为 45～65 岁为初老期,65 岁以上为老年期。随年龄增长,在形态和机能方面均有一系列改变。

老年期代谢特点主要表现在组织蛋白质以分解代谢占优势,易出现负氮平衡,代谢脂肪的能力下降,糖类代谢力下降,重要的无机盐、维生素在体内含量降低等。所以老年人应在生活、工作和饮食营养等方面结合生理改变的特点作相应的调整。

二、老年人营养需要与营养素参考摄入量

(一)热能

由于基础代谢下降、体力活动减少和体内脂肪组织比例增加,老年人的热能需要量相对减

少。60 岁以后,应较青年时期减少 20%,70 岁后减少 30%,RNI:60 岁组轻体力劳动,男 7.94MJ/d,女 7.53 MJ/d。BMR 比整个青壮年期降低 10%~15%;体力活动逐渐降低,能量 消耗下降,一般认为 50~60 岁减少 10%、61~70 岁减少 20%、71 岁上减少 30%。我国建议, 51~60 岁推荐摄入量较 50 岁的成人减少 4%~10%,60~70 岁减少 20%。

(二)蛋白质

老年人由于分解代谢大于合成代谢,故易出现负氮平衡。因此蛋白质的摄入量应量足质 优。蛋白质应占总热能的 12%~14%为宜,RNI:70 岁一组,男 75 g/d,女 65 g/d。老年人对 食物蛋白质利用率下降,所以对蛋白质的需要量应比正常成人略高,特别应保证生理价值高的 优质蛋白质,注意食用易于消化的蛋白质食品。

(三)脂肪

老年人对脂肪的消化能力差,故脂肪的摄入不宜过多,一般脂肪供热占总热能的 20%为 宜,以富含多不饱和脂肪酸的植物油为主。老人血清总脂、甘油三酯及胆固醇均较青壮年为 高,高胆固醇血症和高甘油三酯血症是动脉粥样硬化的因素,老人不宜过多进食脂肪,尤其动 物性脂肪。一般占 20%~25%/d,约 1 g/kg 体重可满足需要,以豆油、芝麻油、花生油与动物 油脂混用。

(四)碳水化合物

由于老年人糖耐量低,胰岛素分泌量减少且对血糖的调节能力低,易发生血糖升高。因此 老年人不宜食用含蔗糖高的食品,以防止血糖升高进而血脂升高。也不宜多食用水果、蜂蜜等 含果糖高的食品。应多吃蔬菜增加膳食纤维的摄入,以利于增强肠蠕动,防止便秘。碳水化合 物和脂肪是体内重要的能量来源,但不宜过多,并且要限制精制蔗糖的摄入。老年人易发生便 秘,膳食纤维可刺激消化液分泌,应适当供给较细的膳食纤维。

脂肪可促进脂溶性维生素的吸收,最重要的是供能和在体内作为能量的储存形式,但不宜 摄入过多,因为食物脂肪的质量分数过高,老人易发生冠心病和其他老年性疾病。

老年人应该减少胆固醇的摄入,但不宜过分限制,因为血清胆固醇升高主要是体内胆固醇 代谢紊乱,其他因素也对血清胆固醇有影响,并不完全是因为食物胆固醇的作用。

(五)矿物质

1. 钙

钙的充足对老年人十分重要。因为老年人对钙的吸收能力下降,体力活动减少又降低了 骨骼钙的沉积,故老年人易发生钙的负平衡,骨质疏松较多见。钙的 AI:50 岁以上为 1 000 mg/d;在选择含钙高的食物的同时,注意体内维生素 D 的水平。我国老年人钙的适宜 摄入量为 1 000 mg。老年人体内脏器功能衰退,钙的吸收、利用和储存能力降低。

2. 铁

因为老年人对铁的吸收利用能力下降,造血功能减退,HB(血红蛋白)含量减少,因此易发 生缺铁性贫血。我国 AI:50 岁以上为 15 mg/d。注意选择含血红素铁高的食物。老年人应多 吃含铁丰富且质量高的食物。老人造血机能也下降,血中血红蛋白也下降,老年性贫血较为常 见,且老人对铁的吸收率也比一般成人差,所以老人应吃富含易被吸收铁的食物。

3. 钠、钾

钠、钾离子和水在维持机体酸碱平衡,体液和电解质平衡中起重要作用。氯化钠摄入量大者,高血压发病率也高。因为钠离子能使体内水储留量增加,心脏负担加大。

(六)维生素

为调节体内代谢和增强抗病能力,各种维生素的摄入量都应达到我国的推荐摄入量。

维生素 E 为抗氧化的重要维生素,当缺乏维生素 E 时,体内细胞可出现一种棕色的色素颗粒,成为褐色素,是细胞某些成分被氧化分解后的沉积物,随着衰老过程在体内堆积,成为老年斑。补充维生素 E 可减少细胞内脂褐素的形成。老年人的 AI 为 14 mg/d。充足的维生素 C 可防止老年血管硬化,使胆固醇代谢易于排出体外,增强抵抗力,因此应充分保证供应。老年人每日 RNI 为 100 mg。此外,维生素 A、维生素 B_1、维生素 B_2 等也同样重要。

维生素 D 可促进钙的吸收和调节体内钙代谢,预防老年骨质疏松症的发生,故老年人应注意维生素 D 的供给或多晒太阳。维生素 C 可促进胆固醇的排泄,防止老年人血管硬化和延缓衰老,故可以多供给老年人一点维生素 C。维生素 E 可保护细胞膜受体内过氧化物酶的损害,有抗衰老作用,应注意供给含维生素 E 多的食物。

因机体老化的一些表现与某些维生素缺乏症近似,如上皮组织干燥、增生、过度角化、机体代谢及氧化过程减弱等,而老人由于牙齿脱落咀嚼不好,胃肠道消化功能减退等,使蔬果食用量受限,或烹调过烂至维生素缺乏。所以老人膳食中应多含新鲜有色的叶菜或各种水果,食用一些粗粮,鱼、豆和瘦肉。

(七)水分

老年人排便能力较差,肠道黏液分泌减少,易便秘,故老人每天应适量饮水。但部分老人有大量饮水的习惯,应适当控制。因为饮水过多,会加重心脏和肾脏的负担。

老人结肠直肠的肌肉易于萎缩,排便能力较差,避免暴饮暴食。烹调方面,因牙齿脱落、咀嚼功能差,各种消化酶分泌都下降,食物应切碎煮烂或选较柔软的食物,少吃油炸或过于油腻的食品。随年龄增长肝脏合成糖原的能力下降,糖原储备较少,对低血糖耐受力较青年人差易感饥饿。在膳食制度上应少吃多餐或在主餐之间加一次点心或睡前、起床后加一些易消化的食物。

WHO 营养专家小组对老年人饮食营养提出了 7 个方面的新标准:脂肪占 15%～30%(其中饱和 0%～10%、多不饱和 3%～7%);蛋白质 10%～15%;游离糖<10%食物总量;食物纤维 16～24 g;食盐<6 g;食物胆固醇<300 mg。

三、老年人的合理膳食

(一)老年人的膳食结构

(1)考虑老年人的营养需要,限制进食量以限制热量的摄入。瘦肉、鱼、奶、蛋及动物肝脏是优质蛋白质和钙、铁、维生素 A、维生素 D 的良好来源,应予保证。鱼的脂肪较好,老年人易于吸收,可多食鱼。

(2)选择植物油作为烹调用油,可供给机体不饱和脂肪酸和维生素 E,少用动物脂肪。

(3)选择新鲜水果、蔬菜,供给机体维生素 C,膳食纤维,钾离子和水分及部分果糖。

(4)注重汤菜,每餐后最好有肉汤、菜汤、骨头汤等,供给适量水分。

(5)口味宜清淡,减少氯化钠用量,防止高血压发生。

(6)质地要细软、熟透,易于咀嚼和消化。花色品种应多样化。

(二)老年人的膳食原则

(1)主食应米、面和杂粮合理搭配。

(2)多供给新鲜蔬菜和水果。

(3)适当供给海带、紫菜等海藻类食物。

(4)进食要定时定量,少量多餐。

本 章 小 结

本章主要阐述了特殊生理阶段人群的生理特点,提出了不同人群的膳食原则要求和膳食安排。处于特殊生理阶段的人群主要包括孕妇、乳母、婴幼儿、儿童、青少年、老年人。本章根据2007年中国居民膳食指南对这些特殊人群的膳食安排做了详尽的介绍。

孕妇、乳母的膳食安排要注意食物种类齐全、多样化,应供给充足的优质蛋白质,多食用钙、铁、维生素丰富的食品,注意烹调方法。

婴幼儿对各种营养素的需要量相对成人较高,通常婴儿喂养分为母乳喂养、混合喂养和人工喂养;幼儿膳食要注意营养齐全、搭配合理,并注意营造幽静和舒适的进餐环境,对膳食要进行合理加工与烹调。同时要注意处理好多餐、饮食卫生、偏食和零食问题。

青少年要注意吃好早餐,提倡课间加餐,注意摄入充足的食物,注意色、香、味的搭配,保证优质蛋白质摄入,每天食用新鲜的蔬菜和水果,不可过分迷信和依赖保健品。

老年人饮食要注意符合平衡膳食的原则与要求,要多样化,食物烹调要适合老年人特点,饮食应有节制、有规律。

复习思考题

1.孕妇的营养需求有哪些?如何安排孕妇的合理膳食?

2.乳母的营养需求有哪些?如何安排哺乳期的合理膳食?

3.如何安排婴幼儿的合理膳食?

4.婴幼儿常见的营养缺乏症有哪些?

5.学龄前儿童的生长发育特点有哪些?

6.简述学龄前儿童的推荐营养素摄入量。

7.儿童的食物选择和膳食制度有哪些?

8.青春期的生长发育和基本营养特点是什么?

9.青少年的食物选择和膳食原则有哪些?青春期的特殊营养问题有哪些?

10.老年人的生理特点有哪些?影响老年人营养的因素有哪些?

11.老年人的营养需要有哪些?

12.老年人的膳食安排有哪些特点?

项目五　膳食结构与营养配餐

【学习目标】

1. 掌握计算法编制营养平衡食谱。

2. 掌握确定用餐对象全日能量供给量、计算三种产能营养素全日应提供的能量、主副食品种类和数量的确定、餐次分配与食谱编排、食谱的评价与调整。

3. 掌握食物交换份法编制营养平衡食谱。

4. 掌握营养平衡食谱编制。

【教学基本内容】

◆膳食结构的类型和特点

◆中国居民膳食指南与平衡膳食宝塔

◆食谱编制的基本原则

◆食谱编制的依据

◆食谱编制的方法

任务一　膳食结构与膳食指南

一、膳食结构的类型和特点

(一)膳食结构的概念

膳食结构是指膳食中各类食物的数量及其在膳食中所占的比重。膳食结构的这些因素是在逐渐变化的,所以膳食结构不是一成不变的,通过适当的干预可以促使其向更利于健康的方向发展。但是这些因素的变化一般是很缓慢的,所以一个国家、民族或人群的膳食结构具有一定的稳定性,不会迅速发生重大改变。

(二)膳食结构的类型

根据膳食中动物性、植物性食物所占的比重,以及能量、蛋白质、脂肪和碳水化合物的供给量作为划分膳食结构的标准,可将世界上不同地区的膳食结构分为以下四种类型。

1. 动植物食物平衡的膳食结构

该类型以日本为代表。膳食中动物性食物与植物性食物比例比较适当。其特点是:谷类的消费量为年人均约 94 kg；动物性食品消费量为年人均约 63 kg，其中海产品所占比例达到 50％，动物蛋白占总蛋白的 42.8％；能量和脂肪的摄入量低于动物性食物为主的国家，每天能量摄入保持在 8 360 kJ(2 000 kcal)左右。能量营养素供能比例为：碳水化合物 57.7％，脂肪 26.3％，蛋白质 16％。

该类型的膳食能量能够满足人体需要，又不至于过剩。蛋白质、脂肪和碳水化合物的供能比例合理。来自于植物性食物的膳食纤维和来自于动物食物的营养素如铁、钙等均比较充足，同时动物性脂肪又不高，有利于避免营养缺乏病，促进健康。此类膳食结构已经成为世界各国调整膳食结构的参考。

2. 以植物性食物为主的膳食结构

营养缺乏病是这些国家人群的主要＋营养问题，人的体质较弱、健康状况不良、劳动生产率较低。但从另一方面看，以植物性食物为主的膳食结构，膳食纤维充足，动物性脂肪较低，有利于冠心病和高血脂的预防。

3. 以动物性食物为主的膳食结构

属于营养过剩性膳食。以提供高能量、高蛋白质、高脂肪、低纤维为主要特点，谷类的消费量小，人均每年为 60～75 kg；动物性食物及食糖的消费量大，约为 100 kg，奶及奶制品为 100～150 kg，蛋类为 15kg，食糖为 40～60 kg。

营养过剩是此类膳食结构国家人群所面临的主要健康问题。心脏病、脑血管病和恶性肿瘤已成为西方人的三大死亡原因，尤其是心脏病死亡率明显高于发展中国家。

4. 地中海膳食结构

意大利、希腊可作为该种膳食结构的代表。其特点是：

(1)膳食富含植物性食物，包括水果、蔬菜、土豆、谷类、果仁等。

(2)食物的加工程度低，新鲜度高，该地区居民以食用当季、当地的食物为主。

(3)橄榄油是主要的食用油。

(4)脂肪提供能量占总能量的 25％～35％。

(5)每天食用少量适量奶酪和酸奶。

(6)每周食用少量/适量鱼、禽，少量蛋。

(7)以新鲜水果作为典型的每日餐后食品。

(8)每月食用几次红肉(猪、牛和羊肉及其产品)。

(9)大部分成年人有饮用葡萄酒的习惯。此膳食结构的突出特点是饱和脂肪摄入量低，膳食含大量复合碳水化合物，蔬菜、水果摄入量高。

地中海地区居民心脑血管疾病发生率很低，已引起了西方国家的注意，并纷纷参照这种膳食模式改进自己国家的膳食结构。

(三)中国居民的膳食结构

1. 中国居民传统的膳食结构特点

中国居民传统的膳食以植物性食物为主，谷类、薯类和蔬菜的摄入量较高，肉类的摄入量比较低，豆制品总量不高且随地区而不同，奶类消费在大多地区不多。此种膳食结构的特点：

(1)高碳水化合物　我国南方居民多以大米为主食，北方居民以小麦粉为主，谷类食物的供能比例占 70％以上。

(2)高膳食纤维　谷类食物和蔬菜中所含的膳食纤维丰富，因此我国居民膳食纤维的摄入量也很高。这是我国传统膳食最具备的优势之一。

（3）低动物脂肪 我国居民传统的膳食中动物性食物的摄入量很少,动物脂肪的供能比例一般在 10% 以下。

2. 中国居民的膳食结构现状及变化趋势

当前中国城乡居民的膳食仍然以植物性食物为主,动物性食物为辅。但中国幅员辽阔,各地区、各民族以及城乡之间的膳食构成存在很大差别,富裕地区与贫苦地区差别较大。而且随着社会经济发展,我国居民膳食结构向"富裕型"膳食结构的方向转变。

2002 年第四次全国营养调查资料表明,我国居民膳食质量明显提高,城乡居民的能量及蛋白质摄入得到基本满足,肉、禽、蛋等动物性食物消费量明显增加,优质蛋白比例上升。

与 1992 年相比,农村居民膳食结构趋向合理,优质蛋白质占蛋白质总量的比例从 17% 增加到 31%,脂肪供能比由 19% 增加到 28%,碳水化合物供能比由 70% 下降到 61%。

我国居民的膳食结构还存在许多不合理之处,居民营养与健康问题仍需予以高度关注。

城市居民膳食结构中,畜肉类及油脂消费过多,谷类食物消费偏低。2002 年我国城市居民每人每日油脂消费量由 1992 年的 37 g 增加到 44 g,脂肪供能比达到 35%,超过世界卫生组织推荐的 30% 的上限。城市居民谷类食物供能比仅为 47%,明显低于 55%~65% 的合理范围。此外,奶类、豆类制品摄入过低仍是全国普遍存在的问题。

一些营养缺乏病依然存在,铁、维生素 A 等微量营养素缺乏是我国城乡居民普遍存在的问题。我国居民贫血患病率平均为 15.2%。维生素 A 边缘缺乏率为 45.1%。全国城乡钙摄入量仅为每人每日 389 mg,还不到适宜摄入量的半数。

3. 中国居民的膳食结构存在的主要问题

随着中国经济的快速发展,居民的膳食结构也发生了较大变化。大多数城市的脂肪供能比例已超过 30%,且动物性食物来源中脂肪所占的比例偏高。中国城市居民的疾病模式由以急性传染病和寄生虫病居首位转化为以肿瘤和心脑血管疾病为主,膳食结构变化是影响疾病的因素之一。已经表明谷类食物的消费量与癌症和心脑血管疾病死亡率之间呈明显的负相关,而动物性食物和油脂的消费量与这些疾病的死亡率呈明显的正相关。

综上所述,中国居民的膳食结构应保持以植物性食物为主的传统结构,增加蔬菜、水果、奶类和大豆及其制品的消费。在贫困地区还应努力提高肉、禽、蛋等动物性食品的消费。此外,中国居民的食盐摄入量普遍偏高,食盐的摄入量要降低到每人每日 6 g 以下。

二、中国居民膳食指南与平衡膳食宝塔

(一)膳食指南的概念

膳食指南是根据营养学原则,结合国情,教育人民群众采用平衡膳食,以达到合理营养促进健康目的的指导性意见。

(二)中国居民膳食指南与平衡膳食宝塔

2008 年初,卫生部公布了新版《中国居民膳食指南》(2007),旨在为居民提供最根本、最准确的健康膳食资讯,指导居民合理营养、保持健康。《中国居民膳食指南》(2007)由一般人群膳食指南、特定人群膳食指南和平衡膳食宝塔三部分组成。

1. 一般人群膳食指南

一般人群膳食指南共有 10 条,适用于 6 岁以上的正常人群。

(1)食物多样,谷类为主,粗细搭配 人类的食物是多种多样的。各种食物所含的营养成分不完全相同,每种食物都至少可提供一种营养物质。所谓"食物多样"是指在掌握以谷物为主的原则下,适当兼顾其他营养素的摄入。

谷类食物是中国传统膳食的主体,是人体能量的主要来源。以"谷类为主"是平衡膳食的基本保障。提倡谷类为主,即强调膳食中谷类食物应是提供能量的主要来源,应达到一半以上,以谷类为主的膳食模式既可提供充足的能量,又可避免摄入过多的脂肪及含脂肪较高的动物性食物,有利于预防相关慢性病的发生。《中国居民膳食指南》(2007)指出,要坚持谷类为主,应保持每天膳食中有适量的谷类食物,一般成年人每天要摄入 250～400 g 为宜。

粗细搭配含有两层意思:一是要适当多吃一些传统上的粗粮,即相对于大米、白面这些细粮以外的谷类及杂豆,包括小米、高粱、玉米、荞麦、燕麦、红小豆、绿豆、芸豆等每天最好能吃50～100 g;二是针对目前谷类消费的主体是加工精度高的大米白面,要适当吃一些加工精度低的米面。

(2)多吃蔬菜水果和薯类 新鲜蔬菜水果是人类平衡膳食的重要组成部分,也是我国传统膳食重要特点之一。蔬菜水果能量低,是维生素、矿物质、膳食纤维和植物化学物质的重要来源。薯类含有丰富的淀粉、膳食纤维以及多种维生素和矿物质。富含蔬菜、水果和薯类的膳食对保持身体健康,保持肠道正常功能,提高免疫力,降低患肥胖、糖尿病、高血压等慢性疾病风险具有重要作用。推荐我国成年人每天吃蔬菜 300～500 g,水果 200～400 g,并注意增加薯类的摄入。

蔬菜的品种很多,不同蔬菜的营养价值相差很大,只有选择不同品种的蔬菜合理搭配才有利于健康。建议每天摄入多种蔬菜 300～500 g。首先鼓励选择新鲜和应季蔬菜,以免储存时间过长,造成一些营养物质的流失。另外在条件允许的情况下,尽可能选择多种蔬菜食用。鉴于深色蔬菜的营养优势,应特别注意摄入深色蔬菜,使其占到蔬菜总摄入量的一半,还要注意增加十字花科蔬菜、菌藻类食物的摄入。腌菜和酱菜含盐较多,维生素损失较大,应少吃。吃马铃薯、芋头、莲藕、山药等含淀粉较多的蔬菜时,要适当减少主食,以避免能量摄入过多。

尽管蔬菜和水果在营养成分和健康效应方面有很多相似之处,但它们毕竟是两类不同的食物,营养价值各有特点。一般来说,蔬菜品种远远多于水果。而且多数蔬菜(特别是深色蔬菜)的维生素、矿物质、膳食纤维和植物化学物质的含量高于水果,故水果不能代替蔬菜。在膳食中,水果可补充蔬菜摄入的不足。水果中的糖类、有机酸和芳香物质比蔬菜多,且水果食用前不用加热,其营养成分不受烹调因素影响,故蔬菜也不能代替水果。推荐每餐有蔬菜、每日吃水果。

(3)每天吃奶类、大豆或其制品 奶类营养成分齐全,组成比例适宜,容易消化吸收。奶类除含丰富的优质蛋白质和维生素外,含钙量较高,且利用率也很高,是膳食钙质的极好来源。各年龄人群适当多饮奶有利于骨健康,建议每人每天平均饮奶 300 mL。饮奶量多或有高血脂和超重肥胖倾向者应选择低脂、脱脂奶。

大豆含丰富的优质蛋白质、必需脂肪酸、多种维生素和膳食纤维,且含有磷脂、低聚糖,以及异黄酮、植物固醇等多种植物化学物质。应适当多吃大豆及其制品,建议每人每天摄入30～50 g 大豆或相当量的豆制品。

(4)常吃适量的鱼、禽、蛋和瘦肉 鱼、禽、蛋和瘦肉均属于动物性食物,是人类优质蛋白、脂类、脂溶性维生素、B 族维生素和矿物质的良好来源,是平衡膳食的重要组成部分。瘦畜肉铁含量高且利用率好。鱼类脂肪含量一般较低,且含有较多的多不饱和脂肪酸;禽类脂肪含量也较低,且不饱和脂肪酸含量较高;蛋类富含优质蛋白质,各种营养成分比较齐全,是很经济的优质蛋白质来源。

目前我国部分城市居民食用动物性食物较多,尤其是食入的猪肉过多。应适当多吃鱼、禽肉,减少猪肉摄入。相当一部分城市和多数农村居民平均吃动物性食物的量还不够,还应适当增加。推荐成人每日摄入量:鱼虾类 50～100 g,畜禽肉类 50～75 g,蛋类 25～50 g。动物性食物一般都含有一定量的饱和脂肪和胆固醇,摄入过多可能增加患心血管病的危险性。

(5)减少烹调油用量,吃清淡少盐膳食　脂肪是人体能量的重要来源之一,并可提供必需脂肪酸,有利于脂溶性维生素的消化吸收,但是脂肪摄入过多是引起肥胖、高血脂、动脉粥样硬化等多种慢性疾病的危险因素之一。膳食盐的摄入量过高与高血压的患病率密切相关。食用油和食盐摄入过多是我国城乡居民共同存在的营养问题。为此,建议我国居民应养成吃清淡少盐膳食的习惯,即膳食不要太油腻,不要太咸,不要摄食过多的动物性食物和油炸、烟熏、腌制食物。建议每人每天烹调油用量不超过 25 g 或 30 g;食盐摄入量不超过 6 g,包括酱油、酱菜、酱中的食盐量。

(6)食不过量,天天运动,保持健康体重　进食量和运动是保持健康体重的两个主要因素,食物提供人体能量,运动消耗能量。如果进食量过大而运动量不足,多余的能量就会在体内以脂肪的形式积存下来,增加体重,造成超重或肥胖;相反若食量不足,可由于能量不足引起体重过低或消瘦。正常生理状态下,食欲可以有效控制进食量,不过有些人食欲调节不敏感,满足食欲的进食量常常超过实际需要。食不过量对他们意味着少吃几口,不要每顿饭都吃到十成饱。由于生活方式的改变,人们的身体活动减少,目前我国大多数成年人体力活动不足或缺乏体育锻炼,应改变久坐少动的不良生活方式,养成天天运动的习惯,坚持每天多做一些消耗能量的活动。建议成年人每天进行累计相当于 6 000 步以上的身体活动,如果身体条件允许,最好每天进行 30 min 中等强度的运动。

(7)三餐分配要合理,零食要适当　合理安排一日三餐的时间及食量,进餐定时定量。早餐提供的能量应占全天总能量的 25%～30%,午餐应占 30%～40%,晚餐应占 30%～40%,可根据职业、劳动强度和生活习惯进行适当调整。一般情况下,早餐安排在 6:30～8:30,午餐在 11:30～13:30,晚餐在 18:00～20:00 进行为宜。要天天吃早餐并保证其营养充足,午餐要吃好,晚餐要适量。不暴饮暴食,不经常在外就餐,尽可能与家人共同进餐,并营造轻松愉快的就餐氛围。零食作为一日三餐之外的营养补充,可以合理选用,但来自零食的能量应计入全天能量摄入之中。

合理选择零食,要遵循以下原则。①根据个人的身体情况及正餐的摄入状况选择适合个人的零食,如果三餐能量摄入不足,可选择富含能量的零食加以补充。对于需要控制能量摄入的人,含糖或含脂肪较多的食品属于限制选择的零食,应尽量少吃。如果三餐蔬菜、水果摄入不足,应选择蔬菜、水果作为零食。②一般说来,应选择营养价值高的零食,如水果、奶制品、坚果等,所提供的营养素,可作为正餐之外的一种补充。③应选择合适的时间。两餐之间可适当吃些零食,以不影响正餐食欲为宜。晚餐后 2～3 h 也可吃些零食,但睡前半小时不宜再进食。

(8)每天足量饮水　合理选择饮料水是膳食的重要组成部分,是一切生命必需的物质,在生命活动中发挥着重要功能。饮水不足或过多都会对人体健康带来危害。饮水应少量多次,要主动,不要感到口渴时再喝水。饮水最好选择白开水。一般来说,健康成年人每天需要水

2 500 mL左右。在温和气候条件下生活的轻体力活动的成年人每日最少饮水 1 200 mL(约 6 杯)。在高温或强体力劳动的条件下,应适当增加。

饮料多种多样,需要合理选择,如乳饮料和纯果汁饮料含有一定量的营养素和有益膳食成分,适量饮用可以作为膳食的补充。有些饮料添加了一定的矿物质和维生素,适合热天户外活动和运动后饮用。有些饮料只含糖和香精香料,营养价值不高。有些人尤其是儿童青少年,每天喝大量含糖的饮料代替喝水,是一种不健康的习惯,应当改正。

(9)如饮酒应限量 在节假日、喜庆和交际的场合,人们饮酒是一种习俗。高度酒含能量高,白酒基本上是纯能量食物,不含其他营养素。无节制的饮酒,会使食欲下降,食物摄入量减少,以致发生多种营养素缺乏、急慢性酒精中毒、酒精性脂肪肝,严重时还会造成酒精性肝硬化。过量饮酒还会增加患高血压、脑卒中等疾病的危险;并可导致事故及暴力的增加,对个人健康和社会安定都是有害的,应该严禁酗酒。另外饮酒还会增加患某些癌症的危险。若饮酒尽可能饮用低度酒,并控制在适当的限量以下,建议成年男性一天饮用酒的酒精量不超过 25 g,成年女性一天饮用酒的酒精量不超过 15 g。孕妇和儿童青少年应忌酒。

(10)吃新鲜卫生的食物 食物放置时间过长就会引起变质,可能产生对人体有毒有害的物质。另外,食物中还可能含有或混入各种有害因素,如致病微生物、寄生虫和有毒化学物等。吃新鲜卫生的食物是防止食源性疾病、实现食品安全的根本措施。正确采购食物是保证食物新鲜卫生的第一关。烟熏食品及有些加色食品可能含有苯并芘或亚硝酸盐等有害成分,不宜多吃。食物合理储藏可以保持新鲜,避免受到污染。高温加热能杀灭食物中大部分微生物,延长保存时间;冷藏温度常为 4～8℃,只适于短期贮藏;而冻藏温度低达 -12～-23℃,可保持食物新鲜,适于长期贮藏。

2. 中国居民平衡膳食宝塔

中国居民平衡膳食宝塔是根据《中国居民膳食指南》,结合中国居民膳食结构特点设计的,它把平衡膳食的原则转化成各类食物的生重量,并以直观的形式表现出来,便于群众理解和日常生活中实行。

(1)平衡膳食宝塔说明 平衡膳食宝塔共分五层,包含我们每日应吃的主要食物种类。宝塔各层位置和面积不同,这在一定程度上反映出各类食物在膳食中的地位和应占的比重(图5-1)。

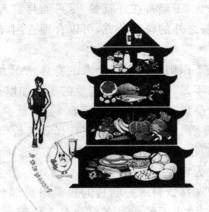

图 5-1 平衡膳食宝塔

谷类食物位居底层,每人每天应该吃 300～500 g。

蔬菜和水果占据第二层,每天应吃 400～500 g 和 100～200 g。

鱼、禽、肉、蛋等动物性食物位于第三层,每天应该吃 125～200 g(鱼虾类 50 g,畜、禽肉 50～100 g,蛋类 25～50 g)。

奶类和豆类食物合占第四层,每天应吃奶类及奶制品 100 g 和豆类及豆制品 50 g。

第五层塔尖是油脂类,每天不超过 25 g。

宝塔没有建议食糖的摄入量。因为我国居民现在平均吃食糖的量还不多,少吃些或适当多吃些可能对健康的影响不大。但多吃糖有增加龋齿的危险,尤其是儿童、青少年不应吃太多的糖和含糖食品。食盐和饮酒的问题在《中国居民膳食指南》中已有说明。

(2)宝塔建议的各类食物的摄入量一般是指食物的生重。各类食物的组成是根据全国营养调查中居民膳食的实际情况计算的,所以每一类食物的重量不是指某一种具体食物的重量。

①谷类。谷类是面粉、大米、玉米粉、小麦、高粱等的总和。它们是膳食中能量的主要来源,在农村中也往往是膳食中蛋白质的主要来源。多种谷类掺着吃比单吃一种好,特别是以玉米或高粱为主要食物时,应当更重视搭配一些其他的谷类或豆类食物。加工的谷类食品如面包、烙饼、切面等应折合成相当的面粉量来计算。

②蔬菜和水果。蔬菜和水果经常放在一起,因为它们有许多共性。但蔬菜和水果终究是两类食物,各有优势,不能完全相互替代。尤其是儿童,不可只吃水果不吃蔬菜。蔬菜、水果的重量按市售鲜重计算。一般说来,红、绿、黄色较深的蔬菜和深黄水果含营养素比较丰富,所以应多选用深色蔬菜和水果。

③鱼、肉、蛋 。鱼、肉、蛋归为一类,主要提供动物性蛋白质和一些重要的矿物质和维生素。但它们彼此间也有明显区别。鱼、虾及其他水产品含脂肪很低,有条件可以多吃一些。这类食物的重量是按购买时的鲜重计算。肉类包含畜肉、禽肉及内脏,重量是按屠宰清洗后的重量来计算。这些食物尤其是猪肉含脂肪较高,所以生活富裕时也不应该吃过多肉类。蛋类含胆固醇相当高,一般每天不超过一个为好。

④奶类和豆类食物。奶类及奶制品当前主要包含鲜牛奶和奶粉。宝塔建议的 100 g 按蛋白质和钙的含量来折合约相当于鲜奶 200 g 或奶粉 28 g。中国居民膳食中普遍缺钙,奶类应是首选补钙食物,很难用其他类食物代替。有些人饮奶后有不同程度的肠胃道不适,可以试用酸奶或其他奶制品。豆类及豆制品包括许多品种,宝塔建议的 50 g 是个平均值,根据其提供的蛋白质可折合为大豆 40 g 或豆腐干 80 g 等。

(3)平衡膳食宝塔的应用

①确定适合自己的能量水平。膳食宝塔中建议的每人每日各类食物适宜摄入量范围适用于一般健康成人,在实际应用时要根据个人年龄、性别、身高、体重、劳动强度、季节等情况适当调整。

②根据自己的能量水平确定食物需要。膳食宝塔建议的每人每日各类食物适宜摄入量范围适用于一般健康成年人,按照 7 个能量水平分别建议了 10 类食物的摄入量,应用时要根据自身的能量需要进行选择。

③食物同类互换,调配丰富多彩的膳食。应用膳食宝塔可把营养与美味结合起来,按照同类互换、多种多样的原则调配一日三餐。

④要因地制宜充分利用当地资源。我国幅员辽阔,各地的饮食习惯及物产不尽相同,只有

因地制宜充分利用当地资源才能有效地应用膳食宝塔。

　　⑤要养成习惯,长期坚持。膳食对健康的影响是长期的结果。应用平衡膳食宝塔需要自幼养成习惯,并坚持不懈,才能充分体现其对健康的重大促进作用。

任务二　营养配餐

一、食谱编制的基本原则

　　通常情况下,编制食谱内容包括主食、副食、加餐或零食。

　　所谓主食,主要是指粮食,包括米面、杂粮、豆类、薯类等。主食是人类获取能量的主要来源,是膳食能量最经济的来源,根据我国的饮食特点,成人碳水化合物供给的能量应占总能量的 55％～65％,粮谷类食物约在 350～500 g。主食主要包括大米与面粉,一些粗杂粮和薯类也可合理利用。

　　副食是相对于主食一词而来,"主食"的基本概念是五谷杂粮,"副食"的主要内容则是青菜豆腐、鱼肉之类能做菜肴的食物。原来的意思是说过去中国人的膳食以谷类为主,大约占整个膳食能量的 70％以上,而蔬菜和肉类仅占 20％左右,所以是辅助状态。目前城市居民主副食比例已经有了较大变化。

　　零食可以是任何食物,可以是所有不在正餐吃的食物,如包子、饺子、酸奶、蛋糕等。另一个说法是即食食品,打开就可以食用的方便食品,如瓜子、糖果、水果、各种零食等。对于加餐食物来说,第一种说法更合适。

　　食谱编制的基本原则是必须根据对象的生理条件和主要营养素的需要编制食谱,特别是应遵循营养平衡、食物多样、饭菜适口和经济合理的原则。如儿童食谱的制订要考虑其生长发育的特点;乳母食谱的制订要考虑其哺乳的特点;老年人食谱的制订要考虑其生理功能逐渐衰退的特点等。幼儿园的集体用餐食谱应考虑其群体的年龄及餐次特点;成人集体用餐食谱类型的确定依据就餐方式,如桌餐、自助等。无论什么样的方式,以下六条基本原则有普遍意义。

(一)保证营养充足和平衡

　　食谱编制首先要保证营养充足和平衡,提供符合营养要求的平衡膳食。首先要满足人体能量需求,碳水化合物、蛋白质、脂肪是膳食中提供能量的营养物质,在供能方面可以在一定程度上相互代替,但在营养功能方面却不能相互取代。因此,膳食中所含的产能物质应符合其比例要求,以满足人体的生理需要。其他主要营养素的需要,可参考中国居民膳食营养素参考摄入量的数值。

　　当然,一个人的营养配餐设定目标,在任何情况下都只是一个设想或假设。真正的需要量合适与否,应该是基于对个体体重变化和机体营养状况等多方面信息的评价和调整。

(二)满足食物多样和比例适当

　　食物多样化是营养配餐的重要原则,也是实现合理营养的前提和基础。我国食物资源丰富,食物多种多样,各种食物营养特点或所含的营养成分不完全相同,但也没有哪种食物可提供所有人类所需要的全部营养物质,因此就有了"膳食合理结构"或食用多种食物、合理搭配的问题。

1. 食物多样

食物多样即指合理的、平衡的膳食必须由多种食物组成,才能满足人体能量和各种营养素要求,达到营养充足、促进健康的目的。同类食物有着相近的营养特点,所以我们可以按照类别来选择和搭配食物,"多"并非指同种食物的大量,而是指品种。

主食如米、面、杂粮等是每日食物提供能量最多的部分,谷类食物中碳水化合物一般占重量的70%～80%,蛋白质含量是6%～10%,脂肪含量1%左右,还含有矿物质、B族维生素和膳食纤维。在世界上大多数国家,谷类食物是膳食的主体大约在50%以上。事实上谷类食物也是最便宜的能源。

食物多样含有两层意思:一是多种多样,适当多吃一些传统上的"粗粮",即玉米、荞麦、燕麦、薏米、小米、高粱、红小豆、绿豆等;食物多样其营养益处除了提供多样营养素外,不同种类的粮食及其加工品的合理搭配,还可以提高其营养利用价值,特别是增强蛋白质互补作用。谷类的蛋白质中赖氨酸含量低,是其限制性氨基酸;豆类蛋白质中富含赖氨酸,蛋氨酸含量较低,是其限制性氨基酸;若将谷类和豆类食物合用,各自的限制性氨基酸正好互补,从而大大提高了其蛋白质的生理功效。二是比例适宜,除了食物种类多样,合适比例和量也是重要环节。一般成年人每日膳食食物品种应平均达到膳食宝塔推荐的6大类食物样样齐全,每天平均摄入量为3种以上的主食类食物250～400 g,并注意增加薯类的摄入量;6种以上的蔬菜300～400 g,包括根、茎、叶花、果菜和菌藻类,最好深色蔬菜约占一半;2种以上的水果200～400 g,包括坚果类;3种以上的动物性食物(包括肉、禽、蛋、鱼)125～225 g,2种大豆及其制品30～50 g,300 mL左右的乳类制品;植物油不超过25 g、盐不超过6 g等。

注意食物来源和品种的多样性不但是营养素充足的保障,也是饭菜适口的基础。多品种、多花样才能多口味,以求得饭菜营养平衡。

2. 粗细搭配

对谷类加工要尽量保持天然,低精度、粗制一些为好。相对于大米白面来说,粗加工使得谷类中膳食纤维、B族维生素和矿物质的含量损失大大减少。如精白面的膳食纤维只有标准粉的1/3,而维生素B_1只有标准粉的1/9。另外,粗加工使得谷物粒度保留原始状态,并且其中的膳食纤维含量提高,使得总膳食引起血糖变化缩小,谷类"食物血糖生成指数"降低,对人群有着短期和长期健康效应。

3. 适量选用动物性食物

动物性食物包括畜、禽、蛋、鱼、虾、贝和蟹等,是人类优质蛋白、脂类、脂溶性维生素、B族维生素和矿物质的良好来源。这些食物中蛋白质不仅含量高,而且氨基酸组成更适合人体需要,尤其富含赖氨酸和蛋氨酸,与谷类或豆类食物搭配食用,可明显发挥蛋白质互补作用。但是动物性食品中一般都含有一定量的饱和脂肪和胆固醇,摄入过多可能增加代谢性疾病的危险性。蛋类富含优质蛋白质,各种营养成分比较齐全,是很经济的优质蛋白质来源。畜肉类脂肪含量一般较高,能量密度大。鱼的脂肪含有较多的不饱和脂肪酸,并且富含二十碳五烯酸(EPA)和二十二碳六烯酸(DHA)为其主要特点。禽类脂肪含量低,且不饱和脂肪酸含量较高,其脂肪酸组成也优于畜类脂肪。无论如何动物性食物为高能量和高脂肪食物,摄入均应当适量。鱼禽类即我们所称的"白肉",与畜肉比较,脂肪含量相对较低,不饱和脂肪酸含量较高。

汉族居民膳食应当用鱼肉、禽肉代替部分猪肉,适当减少猪肉摄入的比例,可以减少脂肪和胆固醇的摄入水平(表5-1)。

表 5-1　常见动物性食物胆固醇含量　　　　　　　　　　　　　　　　　　mg/100 g

食物名称	含量	食物名称	含量	食物名称	含量
猪肉(肥瘦)	80	牛脑	2 447	鸭蛋	565
猪肉(肥)	109	猪肾	354	咸鸭蛋	647
猪肉(瘦)	81	鸡(均值)	106	鲤鱼	84
牛肉(肥瘦)	84	鸭(均值)	94	青鱼	108
牛肉(瘦)	58	鹅	74	海鳗	71
羊肉(肥瘦)	92	鸡肝	356	带鱼	76
羊肉(瘦)	60	鸭肝	341	对虾	193
猪肝	288	鹅肝	285	海蟹	125
牛肝	297	鸡蛋	585	赤贝	144
猪脑	2 571	鸡蛋黄	1 510	乌贼	268

4.充足的蔬菜

　　新鲜的蔬菜水分多、能量低,是维生素、矿物质、膳食纤维和植物化学物质的重要来源。蔬菜品种繁多,如根茎类、叶菜、瓜果类,所含营养素含量特别是植物化学物品种都各有特点,水果与蔬菜有相似性。食用多种蔬菜水果对保持身体健康有利已经是全世界的共识。薯类含有丰富的淀粉、膳食纤维以及多种维生素和矿物质,对保持肠道正常功能有益处。食谱配制应首先鼓励选择新鲜和应季蔬菜,以免储存时间过长,造成一些营养物质的流失。另外在条件允许的情况下,尽可能选择多种蔬菜食用,鉴于深色蔬菜富含胡萝卜素尤其 β-胡萝卜素,是维生素A 的主要来源,也是其他多种色素物质如叶绿素、叶黄素、番茄红素、花青素等的来源,所以应特别注意摄入深色蔬菜,使其占到蔬菜总摄入量的一半左右;同时还要注意增加十字花科蔬菜、菌藻类食物的摄入。

5.油类

　　油类种类繁多,有花生油、豆油、芝麻油、菜籽油、核桃油、棉籽油。市场上可见的新型食用油有红花油、葵花籽油、茶油、葡萄籽油、玉米油、芥菜籽油、亚麻籽油、橄榄油、调和油等。油脂种类不同脂肪酸组成也因此而不同,因此选择多种油有利于脂肪酸的平衡(表5-2)。

表 5-2　常用食用油脂中主要脂肪酸的组成(食物中脂肪总量的百分数)

食用油脂	饱和脂肪酸	不饱和脂肪酸			其他脂肪酸
		油酸(C_{181})	亚油酸(C_{182})	亚麻酸(C_{183})	
橄榄油	10	83	7		
菜籽油	13	20	16	9	42*
花生油	19	41	38	0.4	1

续表 5-2

食用油脂	饱和脂肪酸	不饱和脂肪酸			其他脂肪酸
		油酸（C_{181}）	亚油酸（C_{182}）	亚麻酸（C_{183}）	
茶油	10	79	10	1	1
葵花籽油	14	19	63	5	
豆油	16	22	52	7	3
棉籽油	24	25	44	0.4	3
大麻油	15	39	45	0.5	1
芝麻油	15	38	46	0.3	1
玉米油	15	27	56	0.6	1
棕榈油	42	44	12		
米糠油	20	43	33	3	
猪油	43	44	9		3
牛油	62	29	2	1	7
羊油	57	33	3	2	3
黄油	56	32	4	1.3	4

＊：主要为芥酸。

（三）照顾饮食习惯和适口性

"好吃"或饭菜的适口性与膳食习惯和爱好有关，"好吃"是"吃好"的基础，也是营养配餐和编制食谱的重要原则，其重要性并不低于营养供给。因为就餐者对食物的直接感受首先是适口性，然后才会引起食欲，"吃"喜爱富有营养的饭菜，吃进足够的量并吸收，最终才有可能达到预期的营养效果。在可能的情况下，注重烹调方法，做到主食粗细巧安排，菜肴品种常变，色香味形俱佳。

1. 油

在食物烹制过程中过多地使用烹调油是我国膳食特色之一，是提供能量的主要来源之一。烹调油提供人们所需要的脂肪，以及必需脂肪酸亚油酸和 α-亚麻酸等。动物油含脂肪 90％ 左右和一定的胆固醇；植物油一般含脂肪 99％ 以上，是维生素 E 的首要来源，且不无胆固醇。油具有双重性，如果长期缺乏必需脂肪酸会影响机体免疫力、伤口愈合、视力、脑功能以及心血管的健康；但过多摄入则是高脂血症的独立危险因素。长期血脂异常可引起脂肪肝、动脉粥样硬化、冠心病、脑卒中、肾动脉硬化、肾性高血压、胰腺炎、胆囊炎等。所以烹调油要限制，世界卫生组织推荐合理膳食模式脂肪的供能比为 20％～30％，按照一般成年人每日能量摄入量为 7 524～10 868 kJ（1 800～2 600 kcal）计算，即是 60～85 g 脂肪，其中包含烹调油摄入的脂肪不超过 25～30 g。合理选择烹调方法，是减少烹调油的关键，建议多用如蒸、煮、炖、焖、水滑熘、拌、急火快炒等。营养师应逐步教育大家养成习惯，久之，培养成社会自觉的行为。

2. 盐

"咸"也是我国膳食的一大特点，无论何种菜肴，大多以咸作基础味，是食盐让佳肴更加凸显美味。食盐的主要成分是氯化钠,它给我们的表面感觉是"咸"。钠存在于人体各种组织器官内,参与维持体液渗透压,保留和调节体内的水分,并参与神经肌肉的活动。钠虽然是我们身体内不可缺少的一种元素,但过多是高血压形成的主要诱因。中国营养学会推荐每日补充2 200 mg 钠,食盐(包括酱油和其他食物中的食盐量)的建议摄入量是 6 g,大约是钠 2 400 mg。实际上食物中都天然含有钠,一个成人的膳食大约为 1 200 mg,所以说 6 g 钠仍然是高出需要的,引起慢性病的危险性仍然存在。最好烹饪中食盐量要减去 1/2,如用少许醋,提高菜肴的鲜香味等,养成少盐低脂肪膳食的习惯。

3.烹饪和其他

由于风味是食物对人们引起的一种感觉现象,所以风味往往具有强烈的个性、地区性、季节性和不同民族的爱好习惯。例如,我国各地对食物风味的爱好习惯大体是南甜、北咸、东辣、西酸。由于季节的不同,对食物风味的要求也有差别,如春多酸、夏多苦、秋多辛、冬多咸。这也是食物风味与人们感觉之间的相互关系决定的。具有良好或独特风味的食品,会使人们在感官上得到真正的愉快,并直接影响其对营养物的消化和吸收。风味是由摄入口腔的食物使人产生的各种感觉,主要是味觉、嗅觉、触觉等所具有的总的特征。这些感官反应有不同的分类法,如图 5-2 所示。

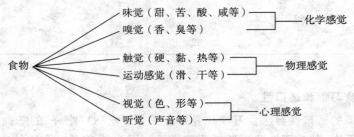

图 5-2　食物产生的感官反应及分类

触觉的感受是多元性的,它与色、香、味和一部分形的美感不同,触觉的美感是多方面的,如"嫩"、"酥"、"脆"、"韧"等,中国菜种类繁多,特点各异,但每种菜的特点除色、香味等特点以外,多数菜肴都注重"触美",如嫩(鲜嫩、嫩滑、爽滑、香滑、柔滑等)、烂(软烂、酥烂)、脆(香脆、酥脆、焦脆、松脆、清脆等)、酥(香酥)、韧(是标准的"触美",它来自咀嚼本身,如红烧蹄筋、烧牛筋、硬面馒头、刀削面等都具有韧性的特点)。另外注意烹饪中饮食安全,原料在烹调加工过程中,由于受温度、渗透压、酸碱度、空气中的氧以及酶活力的影响,产生腐败或有害微生物或物质,要特别注意。

(四)考虑食物价格和定量

对于集体用餐来说,考虑每餐价格并准确地计算采购食物量和烹饪量,是同样重要的。既要满足就餐人员的营养需要,又要注意节约、防止浪费,使就餐人员吃得够、吃得完,饮食消费必须与生活水平相适应。在满足就餐人员膳食营养推荐摄入量标准,特别是能量和蛋白质的供给量的前提下,节约成本,用价格低营养相近的食物相互替代,如遇风味问题应在烹饪方法上给予弥补。

配餐给个人时要考虑就餐者的实际状况和经济承受能力。饥饱适度、各类食物入量得当。充足是保障营养的基础,过量则容易造成肥胖或浪费甚至带来胃肠的不适。最贵的不是最好的,合理搭配,营养平衡,用新鲜的食物是最主要的。

(五)合理分配三餐、保持能量均衡

合理安排一日三餐的食量和能量摄入,是合理膳食的重要组成部分。考虑日常生活习惯和消化系统生理特点,一日三餐的时间应相对规律。一日三餐食物的合理分配,通常以能量作为进食量的标准。根据膳食指南的推荐和实际经验,早餐提供的能量应占全天总能量的25%～30%,午餐应占 30%～40%、晚餐应占 30%～40%。这个比例可根据职业、劳动强度和生活习惯进行适当调整。如婴幼儿和学龄前儿童应为三餐三点制;学龄儿童和青少年可以为三餐两点制或三餐制;老年人可以为三餐两点制。一般情况下,早餐、午餐和晚餐的时间分别是在 7:30、12:00、19:00 左右 1 h 为宜,有加餐可在中间时间,不要靠近正餐点。

1.早餐

要天天吃早餐并保证其营养质量。早餐作为一天的第一餐,对膳食营养摄入、健康状况和对工作或学习效率都是至关重要的。整个上午的血糖维持在稳定的水平,来满足大脑对血糖供给的要求,对保证上午的工作或学习效率具有重要意义。不吃早餐,容易引起能量及其他营养素的不足,降低上午的工作或学习效率。

2.午餐和晚餐

午餐要吃好,晚餐要适量。午餐是一天三餐中重要的一餐,承担着补充上午的不足和下午工作消耗的重任。午餐提供的能量应占全天所需总能量的 30%～40%,应该安排丰富。晚餐所提供能量应能满足晚间活动和夜间睡眠的基本能量需要,一般人晚饭后无体力活动,所以晚餐不能过量。如果晚餐摄入食物过多,血糖和血中氨基酸的浓度就会增高,从而促使胰岛素分泌增加;一般情况下,人们在晚上活动量较少,能量消耗低,多余的能量在胰岛素的作用下合成脂肪储存在体内,会使体重逐渐增加,从而导致肥胖的发生。此外,晚餐吃得过多,会加重消化系统的负担,使大脑保持活跃,导致失眠、多梦等。因此,晚餐一定要适量,不可暴饮暴食,以脂肪少、易消化的食物为宜,晚餐最好不要超过 21:00。

3.进餐量化

各类食物的食用量可根据能量需要进行调整,合理安排。

(六)注意安全卫生

购买新鲜食物、不用腐烂和有疑问的食物为原料,保证储藏安全,防止这些因素引起食源性疾病的根本措施。甚至于包装食品、调味料的选择都应该购买大厂家有信誉单位产品。优雅的就餐环境、温馨的就餐气氛,可以促进食欲,有利于食物的消化和吸收。这虽然不是营养配餐的内容,但是也是影响餐饮结果的重要方面。

二、食谱编制的依据

营养配餐是一项时间性很强的工作,与人们的日常饮食直接相关,要做到营养配餐科学合理,需要以一系列营养理论为指导。

(一)中国居民膳食营养素参考摄入量(DRIs)

中国居民膳食营养素参考摄入量是每日平均膳食营养素摄入量的参考值,包括平均需要量(EAR)、推荐摄入量(RNI)、适宜摄入量(AI)和可耐受最高摄入量(UL)。制定 DRIs 的目的在于更好地指导人们膳食实践,评价人群的营养状况并为国家食物发展供应计划提供依据。

DRIs 是营养配餐中能量和主要营养素的确定依据。DRIs 中的 RNI 是个体适宜营养素摄入水平的参考值,是健康个体膳食摄入营养素的目标。编制营养食谱时,首先需要以各营养素的推荐摄入量(RNI)为依据确定需要量,一般以能量需要量为基础。制定食谱后,还需要以各营养素的 RNI 为参考评价食谱的制定是否合理,如果与 RNI 相差不超过 10%,说明编制的食谱合理可用,否则需要加以调整。

(二)中国居民膳食指南和平衡膳食宝塔

膳食指南其目的就是合理营养、平衡膳食、促进健康。膳食指南的原则就是食谱设计的原则,营养食谱的制定需要根据膳食指南考虑食物种类、数量的合理搭配。平衡膳食宝塔则是膳食指南量化和形象化的表达,是人们在日常生活中贯彻膳食指南的工具。宝塔建议的各类食物的数量既以人群的膳食实践为基础,又兼顾食物生产和供给的发展,具有实际指导意义。

(三)食物成分表

食物成分表是营养配餐工作必不可少的工具。通过食物成分表,在编制食谱时才能将营养素的需要量转化为食物的需要量,从而确定食物的品种和数量。

(四)营养平衡理论

1. 膳食中三种营养素需要保持一定的比例平衡

膳食中蛋白质、脂肪和碳水化合物除了各具特殊的生理功能外,各自提供的能量占总能量的百分比计,则蛋白质占 10%～15%,脂肪占 20%～30%,碳水化合物占 55%～65%。

2. 膳食中优质蛋白质与一般蛋白质保持一定的比例

食物蛋白质中所含的氨基酸有 20 多种,其中有九种是人体必需的,但是不能在体内合成,必须由食物供给的必需氨基酸,人体对这九种必需氨基酸的需要量需要保持一定的比例。在膳食构成中要注意将动物性蛋白质、一般植物性蛋白质和大豆蛋白质进行适当的搭配,并保证优质蛋白质占蛋白质总供给量的 1/3 以上。

3. 饱和脂肪酸、单不饱和脂肪酸和多不饱和脂肪酸之间的平衡

不同食物来源的脂肪,脂肪酸组成不同,有饱和脂肪酸、单不饱和脂肪酸和多不饱和脂肪酸。饱和脂肪酸可使血胆固醇升高,不饱和脂肪酸特别是必需脂肪酸以及鱼贝类中的二十碳五烯酸(EPA)和二十二碳六烯酸(DHA)则具有多种有益的生理功能。因此必须保证食物中多不饱和脂肪酸的比例。动物脂肪相对含饱和脂肪酸和单不饱和脂肪酸多,多不饱和脂肪酸含量较少。植物油主要含不饱和脂肪酸。两种必需脂肪酸亚油酸和亚麻酸主要存在于植物油中,鱼贝类食物含二十碳五烯酸和二十二碳六烯酸相对较多。为了保证每日膳食能摄入足够的不饱和脂肪酸,必须保证油脂中植物油的摄入。

三、食谱编制的方法

食谱编制的方法常用的有三种,即计算法、食物交换份法、计算机软件配餐法。本节对计算法和食物交换份法进行阐述。

(一)计算法

1. 计算法编制食谱的程序

(1)确定用餐对象全日能量的供给量。

(2)计算宏量营养素全日应提供的能量。

　　(3)计算三种能量营养素的每日需要量。

　　(4)计算三种能量营养素的每餐需要量。

　　(5)主副食品种和数量的确定。

　　①主食品种、数量的确定　　由于粮谷类是碳水化合物的主要来源,因此主食的品种、数量主要根据各类主食原料中碳水化合物的含量确定。

　　②副食品种、数量的确定　　副食品种和数量的确定应在已确定主食用量的基础上,依据副食应提供的蛋白质质量确定。

　　(6)计算各营养素和食物的量。

　　①计算主食中含有的蛋白质重量。

　　②用应摄入的蛋白质重量减去主食中蛋白质重量,即为副食应提供的蛋白质重量。

　　③设定副食中蛋白质的 2/3 由动物性食物供给,1/3 由豆制品供给,据此可求出各自的蛋白质供给量。

　　④查表并计算各类动物性食物及豆制品的供给量。

　　⑤设计蔬菜的品种和数量。

　　⑥确定纯能量食物的量。

　　2.食谱的编制步骤

　　以 4 岁女童食谱编制为实例,介绍计算法编制食谱的步骤。

　　(1)查出该对象每日热能和营养素的供给量　　根据用餐者的性别、年龄和劳动强度,查表找出 4 岁女童每日能量的供给量为 5.358 MJ(1 400 kcal),蛋白质为 50 g。

　　(2)计算每日糖类、脂肪和蛋白质的供给量　　蛋白质 50 g,供热比为 14%;脂肪供热比为 30%;糖类为 56%。脂肪:1 400×30%÷9＝47(g);糖类:1 400×56%÷4＝196(g)。

　　(3)计算主食、副食用量　　查表计算以上常用食物中蛋白质、脂肪和糖类量,得出谷薯类含糖类量,再除以谷类糖类含量(75%)得谷类用量,取整数。同样方法计算瘦肉类、油脂用量。见表 5-3。

表 5-3　常用食物量的确定　　　　　　　　　　　　　　　　　g/d

食物名称	用量	蛋白质	脂肪	碳水化合物
牛奶	250	250×3%＝8	250×3.2%＝8	250×5%＝12
鸡蛋	60	60×12%＝7	60×9%＝5	
蔬菜	150			150×3.5%＝5
水果	200			200×10%＝20
谷类	200	200×8%＝16		200×79.5%＝159
瘦肉	95	95×20%＝19	95×21%＝20	
食用油	14		14	
合计	969	50	47	196

　　(4)粗配食谱　　以计算出来的主、副食用量为基础,按 4 岁女童生理特点确定餐次和各餐次热能分(如按三餐两点安排,热能分配为早餐 20%,早点 10%,午餐 35%,午点 10%,晚餐 25%)粗配食谱(表 5-4)。

表 5-4　4 岁女童粗配食谱

餐别	饭菜名称	食物名称	食物质量/g
早餐(08:00)	油饼	标准粉	50
		植物油	1
	牛奶		125
早点(10:00)	蛋糕	面粉	10
		鸡蛋	7
		猪油	2
午餐(11:00)	米饭	大米	50
	肉末蒸蛋	瘦猪肉	25
		鸡蛋	40
		花生油	2
	鱼肉圆子	鱼肉	5
		标准粉	10
		花生油	2
	丝瓜汤	丝瓜	100
		花生油	4
午点(14:30)	苹果		100
	牛奶		125
	饼干		10
晚餐(17:30)	馄饨	瘦牛肉	30
		韭菜	50
		鸡蛋	13
		标准粉	65
		花生油	3
	香蕉		100

　　(5)评价和调整　食谱制定后计算出所提供能量及营养素的数量,与中国居民膳食营养素参考摄入量比较并进行适当的调整。一般能量摄入达到标准的 90% 为正常,蛋白质摄入量达到标准的 80% 为正常,其他营养素应该达到标准的 80% 以上。评价方法如下:

　　①计算食谱所供热能和营养素,与中国居民膳食营养素参考摄入量进行比较。如表 5-5 所示。

表 5-5　各餐食物数量及营养素的量

餐别	食物名称	质量/g	蛋白质/g	脂肪/g	糖类/g	热能/kcal	钙/mg	铁/mg
早餐	标准粉	50	5.6	0.8	53.6	172	15.5	1.75
	花生油	3	0	3	0	27	0.36	0.09
	牛奶	125	3.75	4	4.25	67.5	130	0.38
早点	面粉	10	1.12	0.2	7.15	34.4	3.1	0.35
	鸡蛋	7	0.93	0.6	0.2	10.1	3.92	0.14
	猪油	3	0	3	0	26.9	0	0
午餐	大米	50	3.7	0	38.6	173	6.5	1.15
	鸡蛋	40	5.32	3.5	1.12	10.1	22.4	0.75
	瘦猪肉	25	5.08	1.6	0.38	35.8	1.5	0.8
	丝瓜	100	1	0.2	3.6	20	14	0.4
	花生油	4	0	4	0	36	0.48	0.12
	苹果	100	0.2	0.2	12.3	52	4	0.6

②计算每日食物蛋白质来源比。如表 5-6 所示。

表 5-6　食物蛋白质来源比

食物类别	每类食物蛋白质质量/g	百分比/%
谷类和薯类	18.62	38.12
动物性食物	30.22	61.88
豆类及其制品	0	
其他	0	
合计	48.84	100

③计算每日糖类、脂肪、蛋白质的热能来源比。如表 5-7 所示。

表 5-7　每日糖类、脂肪、蛋白质热能来源比

营养素	摄入量/g	热能/kcal	百分比/%
蛋白质	48.84	195.36	14.89
脂肪	34.55	310.95	23.70
糖类	201.1	805.6	61.41
合计		1 311.91	100

④计算每日三餐热能分配。如表 5-8 所示。

表 5-8　三餐热能分配

餐别	各餐热能/kJ	百分比/%
早餐	337.86	25.75
午餐	562.46	42.87
晚餐	411.59	31.37
合计		100

注:早餐热能为早餐和早点的合计,午餐热能为午餐与午点合计。

(6)食谱评价与调整　参照食物成分表初步核算该食谱提供的能量和各种营养素的含量,与 DRIs 进行比较,相差在 10% 上下,可认为合乎要求,否则要增减或更换食品的种类或数量。制定食谱时,不必严格要求每份营养餐食谱的能量和各类营养素均与 DRIs 保持一致。一般情况下,每天的能量、蛋白质、脂肪和碳水化合物的量的出入不应该很大,其他营养素以一周为单位进行计算,评价即可。

①根据食谱的制订原则,食谱的评价应该包括以下几个方面　食谱中所含五大类食物是否齐全,是否做到了食物种类多样化;各类食物的量是否充足;全天能量和营养素摄入是否适宜;三餐能量摄入分配是否合理,早餐是否保证了能量和蛋白质的供应;优质蛋白质占总蛋白质的比例是否恰当;三种产能营养素(蛋白质、脂肪、碳水化合物)的供能比例是否适宜。

②评价食谱的过程　首先按类别将食物归类排序,并列出每种食物的数量;从食物成分表中查出每 100 g 食物所含营养素的量,算出每种食物所含营养素的量:

$$食物中某种营养素含量=\frac{食物量(g)\times 可食部分比例\times 食物中营养素含量(g)}{100}$$

将所用食物中的各种营养素分别累计相加,计算出一日食谱中三种能量营养素及其他营养素的量;将计算结果与 DRIs 中同年龄同性别人群比较,进行评价;根据蛋白质、脂肪、碳水化合物的能量折算系数,分别计算出这三种营养素提供的能量及占总能量的比例;计算出动物性及豆类蛋白质占总蛋白的比例;计算三餐提供能量的比例;营养餐的制作;食谱的总结、归档管理。

(二)食物交换份法

食物交换份法是将常用食物按所含营养素量的近似值归类,计算出每类食物每份所含的营养素值和食物重量,然后将每类食物的内容,每单位数量列表供交换使用,最后,根据不同热能需要,按蛋白质、脂肪和碳水化合物的合理分配比例,计算出各类食物的交换份数和实际重量并按每份食物等值交换表选择食物。

食物交换份进食的优点是:易于达到平衡。只要每日的膳食包括四大类食品,即可构成平衡膳食。便于了解总热能。在五大类食品里,每份的营养值大致相仿,约为 90 kcal,这样很容易估算摄取了多少热量。做到食品多样化。同类食品可以任意选择,避免单调,使进食者感到进餐是一种享受,而不是一种负担。利于灵活掌握。

1. 食物分类

根据膳食指南,按常用食物所含营养素的特点划分为五大类食物。

第一类:谷类及薯类。谷类包括米、面、杂粮;薯类包括马铃薯、甘薯、木薯等。主要提供碳水化合物、蛋白质、膳食纤维、B 族维生素等。

第二类：动物性食物。包括肉、禽、鱼、蛋、奶等，主要提供蛋白质、脂肪、矿物质、维生素 A 和 B 族维生素。

第三类：豆类及其制品。包括大豆及其他干豆类，主要提供蛋白质、脂肪、膳食纤维、矿物质和 B 族维生素。

第四类：蔬菜水果类。包括鲜豆、根茎、叶菜、茄果等，主要提供膳食纤维、矿物质、维生素 C 和胡萝卜素。

第五类：纯能量食物。包括动植物油、淀粉、食用糖和酒类，主要提供能量。植物油还可提供维生素 E 和必需脂肪酸。

2. 食物交换换算表

食物交换换算表见表 5-9。

表 5-9　各类食品交换份的营养价值

组别	类别	每份质量/g	热能/kcal	蛋白质/g	脂肪/g	碳水化合物/g	主要营养素
谷薯类	谷薯类	25	376.2	2.0	—	20.0	碳水化合物、膳食纤维
蔬菜组	蔬菜类	500	376.2	5.0	—	17.0	无机盐、维生素、膳食纤维
	水果类	200	376.2	1.0	—	21.0	
肉蛋组	大豆类	25	376.2	9.0	4.0	4.0	蛋白质
	奶类	160	376.2	5.0	5.0	6.0	
	肉蛋类	50	376.2	9.0	6.0	—	
供热组	坚果类	15	376.2	4.0	7.0	2.0	脂肪
	油脂类	10	376.2	—	10.0	—	
	纯糖类	20	376.2	—	—	20.0	碳水化合物

各类食物的每单位食物交换代量表如下：

(1) 谷类、薯类　每份约可提供能量 753 kJ（180 kcal）、蛋白质 4 g、碳水化合物 38 g（表 5-10）。

表 5-10　谷类、薯类每单位食物交换代量

分类	质量/g	食品
糕点	20	饼干、蛋糕、江米条、麻花、桃酥等
米	25	大米、小米、糯米、薏米、米粉
面	25	面粉、干挂面、龙须面、通心粉、油条、油饼
杂粮	25	高粱、玉米、燕麦、荞麦、莜麦
杂豆	25	绿豆、红豆、干豇豆、干豌豆、干蚕豆、芸豆
面食	35	馒头、面包、花卷、窝头、烧饼、烙饼、切面

续表 5-10

分类	质量/g	食品
鲜品	100	马铃薯、红薯、白薯、鲜玉米
	200	鲜玉米(中等带棒心)
其他熟食	75	燕麦饭、煮熟的面条

(2)蔬菜、水果类　每份约可提供能量 376.6 kJ(90 kcal)、蛋白质 5 g、碳水化合物 15 g。如表 5-11 所示。

表 5-11　蔬菜、水果类每单位食物交换代量　　　　　　　　　　　　　　　　　　　g

食物(可食部分)	质量	食物(可食部分)	质量
大白菜、油菜、圆白菜、韭菜、菠菜等	500~750	鲜豌豆	100
芹菜、莴笋、雪里蕻(鲜)、空心菜等	500~750	南瓜	350
西葫芦、番茄、茄子、苦瓜、冬瓜、南瓜灯	500~750	胡萝卜	200
菜花、绿豆芽、茭白、蘑菇(鲜)等	500~750	白萝卜	350
李子、葡萄、香蕉、苹果、桃、橙子、橘子等	200~250	水浸海带	350
柿子椒	350	蒜苗	200
鲜豆角	250		

(3)动物性食物　每份约可提供能量 377 kJ(90 kcal)、蛋白质 9 g、脂肪 6 g,碳水化合物 2 g。如表 5-12 所示。

表 5-12　动物性食物每单位食物交换代量　　　　　　　　　　　　　　　　　　　g

食物	质量	食物	质量
瘦猪肉	50	鸡蛋(8 个,约 500 g)	1 个
瘦羊肉	50	禽	50
瘦牛肉	50	肥瘦猪肉	50
肥瘦羊肉	50	肥瘦牛肉	50
鱼虾	50	酸奶	200
鲜牛奶	250	奶粉	30

(4)豆　每份约可提供能量 138 kJ(90 kcal)、蛋白质 9 g、脂肪 4.0 g,碳水化合物 4 g。如表 5-13 所示。

表 5-13　豆类每单位食物交换代量　　　　　　　g

食物	质量	食物	质量
豆浆	125	油豆腐	20
南豆腐	70	北豆腐	42
豆腐干	25	熏干	25
腐竹	5	千张	14
豆腐皮	10	豆腐丝	25

（5）纯能量食物　每份约可提供能量 376.6 kJ（90 kcal）、脂肪 10 g。如表 5-14 所示。

表 5-14　纯能量食物每单位食物交换代量　　　　　　　g

食物	质量
菜籽油	5
豆油、花生油、棉籽油、芝麻油	5
牛油、羊油、猪油（未炼）	5

（6）按照中国居民平衡膳食宝塔上标出的数量安排每日膳食。（表 5-15、表 5-16）。

表 5-15　中国居民平衡膳食宝塔上标出的数量安排每日膳食　　　　　g

食物	低能量（约 1 800 kcal）	中等能量（约 2 400 kcal）	高能量（约 2 800 kcal）
谷类	300	400	500
蔬菜	400	450	500
水果	100	150	200
肉、禽	50	75	100
蛋类	25	40	50
鱼虾	50	50	50
豆类及制品	50	100	100
奶类及制品	100	100	100
油脂	25	25	25

表 5-16　中国居民平衡膳食宝塔上标出的食物交换代量

热量/kcal	交换份	谷薯组	蔬果组	肉蛋组	供热组
1 200	13.5	8	2	1.5	2
1 400	16	10	2	2	2
1 600	18	12	2	2	2
1 800	20.5	14	2	2.5	2

续表5-16

热量/kcal	交换份	谷薯组	蔬果组	肉蛋组	供热组
2 000	22.5	15	2	2.5	3
2 200	25	15	2	3	3
2 400	27	19	2	3	3
2 600	29.5	20	2	4	3.5
2 800	32	22	2	4.5	3.5
3 000	34	24	2	4.5	3.5

(7)根据不同能量的各种食物需要量,参考食物交换份表,确定不同能量供给量的食物交换份数。

办公室工作的男性职员,根据表5-16中等能量膳食各类食物的参考摄入量,相当于19份谷薯类食物,2份果蔬类食物,3份肉蛋奶等食物,2份豆类食物,3份油脂类食物。

这些食物分配到一日三餐可以这样安排:

早餐:牛奶250 g、白糖20 g、面包150 g、大米粥25 g;

午餐:饺子200 g(瘦肉末50 g、白菜300 g)、小米粥25 g、炒芹菜200 g;

加餐:苹果200 g;

晚餐:米饭150 g、鸡蛋2个、炒莴笋150 g(全日用油25 g)。

也可以根据交换表,改变其中的食物种类,全日这样安排:

早餐:糖三角150 g、高粱粥25 g、煎鸡蛋2个、咸花生米15 g;

午餐:米饭200 g、瘦肉丝50 g、炒菠菜250 g;

加餐:梨200 g;

晚餐:烙饼100 g、大米粥25 g、炖大白菜250 g、北豆腐100 g(全日用油20 g)。

(8)举例:某男,18岁,身高172 cm,体重65 kg,轻体力劳动。

其每天所需热能为1.004 MJ(2 400 kcal)。查表可知,2 400 kcal共需27个交换份,其中谷类19份,蔬果类2份,肉蛋类3份,供热食品3份。具体到每类食品中则应吃谷类食品475 g,蔬果类可安排蔬菜500 g,水果200 g,肉蛋类可选择鸡蛋1个,瘦肉50 g,牛奶250 g,供热食品可用植物油20 g,糖类20 g。将这些食品安排到一日三餐中,即可制成食谱。

其一日食谱如下:

早餐:馒头、粥、茶叶蛋(粳米40 g、小麦粉80 g、鸡蛋35 g);

午餐:米饭、肉丝炒芹菜、青菜豆腐汤(粳米140 g、肥瘦猪肉50 g、芹菜150 g、小青菜100 g、豆腐200 g、菜籽油10 g、盐3 g);

晚餐:面条、猪肉丝炒扁豆(挂面40 g、瘦猪肉90 g、四季豆120 g、菜籽油10 g、盐2 g)。

本 章 小 结

本章主要介绍了合理膳食的概念及《中国居民膳食指南》(2007)的基本内容;对目前世界上几种典型的膳食结构及其特点做了一般介绍;营养配餐的原则、方法及步骤。重点掌握如何配餐,才能使能量和各营养素达到需求,以体现营养合理和均衡。

　　合理膳食是指在卫生的前提下,合理地选择食物和配合食物,合理地贮存、加工和烹调食物,使食物中的营养素的种类、数量及比例都能适应人们的生理、生活和劳动的实际需要。其核心是营养素要"全面、平衡、适度"。

　　营养配餐是在了解营养配餐的原则和要求的基础上进行的。按照各类人群的营养素推荐供给量,具体落实到用餐者每日膳食中,使得人们可以按照需要摄入足够的热量和各种营养素。对于一些特殊人群的营养配餐要视具体情况而定。

复习思考题

一、食谱编制题

为妊娠期 7 个月的孕妇设计周一至周五午餐食谱。

二、应用计算题

1. 某老年人,65 岁,身高 168 cm,体重 65 kg,退休在家,身体健康,请你对下列问题作出答复:

问题一:确定该老年人全日膳食热能摄入量(kcal)。

问题二:简述老年人对铁营养素的需求。

2. 男性婴儿,7 月龄,身长 68 cm,体重 8.3 kg,但其母亲感觉孩子最近生长速度不如以前了,婴儿为足月顺产,一直进行母乳喂养至今,间断添加过"娃哈哈"果奶和"喜之郎"果冻等食物。

问题一:该婴儿喂养过程中存在什么问题?

问题二:婴儿喂养方式有哪些?

问题三:辅食添加的最佳时间应在什么时候? 添加应该注意哪些原则?

3. 下面是一个成年女性缺铁性贫血病人的全天代表性食物摄取量:大米 350 g、液态牛奶 600 g、鸡蛋 60 g(市品)、香干(豆腐干)100 g、木耳(干)10 g、鲜蘑菇 100 g、海带(干)50 g、芹菜(茎)150 g、油菜 100 g、苹果 100 g。另有每天干茶叶消耗量为 25 g。

　　请你对下列问题作出答复:

问题一:对该病人铁的营养水平进行膳食营养评价。

问题二:请解释该病人为何会出现铁的膳食营养水平与体内营养水平不一致的情况。

问题三:对该病人提出膳食改进意见。

项目六　膳食与疾病

【学习目标】

1. 了解肥胖症的相关知识，能够运用所学的营养知识，合理调节膳食，对肥胖症进行一定的预防和控制。

2. 了解糖尿病的相关知识，能够运用所学的营养知识，合理调节膳食，对糖尿病进行一定的预防和控制。

3. 了解高血压的相关知识，能够运用所学的营养知识，合理调节膳食，对高血压进行一定的预防和控制。

4. 了解肿瘤的相关知识，能够运用所学的营养知识，合理调节膳食，对肿瘤进行一定的预防和控制。

【教学基本内容】

◆肥胖症与膳食营养
◆糖尿病与膳食营养
◆高血压与膳食营养
◆肿瘤患者与膳食营养

任务一　肥胖症与膳食营养

一、肥胖的原因及危害

(一)肥胖症的发病原因

热量摄入多于热量消耗使脂肪合成增加是肥胖症的物质基础。

1. 内因

内因即机体内在因素使脂肪代谢紊乱而导致机体出现肥胖症。

(1)遗传因素　　大多数人类单纯性肥胖的发病有一定的遗传背景。据相关报告称，双亲中一方为肥胖，其子女肥胖的概率约为 50％；而双亲均为肥胖，其子女肥胖的概率将上升至 80％。由此可见，单纯性肥胖有很大的遗传性。

人类肥胖一般认为属多基因遗传，遗传在其发病中起着一个易发的作用，肥胖的形成尚与生活行为方式、摄食行为、嗜好、胰岛素反应以及社会心理因素相互作用有关。

(2)神经精神因素 已知人类与多种动物的下丘脑中存在着两对与摄食行为有关的神经核。一对为腹对侧核(VMH),又称饱中枢;另一对为腹外侧核(LHA),又称饥中枢。饱中枢兴奋时有饱感而拒食,破坏时则食欲大增;饥中枢兴奋时食欲旺盛,破坏时则厌食拒食。二者相互调节,相互制约,在生理条件下处于动态平衡状态,使食欲调节于正常范围而维持正常体重。当下丘脑发生病变时,如腹内侧核破坏,则腹外侧核功能相对亢进而贪食无厌,引起肥胖。反之,当腹外侧核破坏,则腹内侧核功能相对亢进而厌食,引起消瘦。另外,该区与更高级神经组织有着密切的解剖联系,后者对摄食中枢也可进行一定程度的调控。下丘脑处血脑屏障作用相对薄弱,这一解剖上的特点使血液中多种生物活性因子易于向该处移行,从而对摄食行为产生影响。这些因子包括:葡萄糖、游离脂肪酸、去甲肾上腺素、多巴胺、5-羟色胺、胰岛素等。此外,精神因素常影响食欲,食饵中枢的功能受制于精神状态,当精神过度紧张而交感神经兴奋或肾上腺素神经受刺激时(尤其是 α 受体占优势),食欲受抑制;当迷走神经兴奋而胰岛素分泌增多时,食欲常亢进。腹内侧核为交感神经中枢,腹外侧核为副交感神经中枢,二者在本症发病机理中起重要作用。

(3)高胰岛素血症 近年来高胰岛素血症在肥胖发病中的作用引人注目。肥胖常与高胰岛素血症并存,但一般认为系高胰岛素血症引起肥胖。高胰岛素血症性肥胖者的胰岛素释放量约为正常人的 3 倍。胰岛素有显著的促进脂肪蓄积作用,有人认为,胰岛素可作为总体脂量的一个指标,并在一定意义上可作为肥胖的监测因子。更有人认为,血浆胰岛素浓度与总体脂量呈显著的正相关。

(4)褐色脂肪组织异常 褐色脂肪组织是近几年来才被发现的一种脂肪组织,与主要分布于皮下及内脏周围的白色脂肪组织相对应。褐色脂肪组织分布范围有限,仅分布于肩胛间、颈背部、腋窝部、纵隔及肾周围,其组织外观呈浅褐色,细胞体积变化相对较小。

白色脂肪组织是一种贮能形式,机体将过剩的能量以中性脂肪形式贮藏其中,机体需要能量时,脂肪细胞内中性脂肪水解释放能量。白色脂肪细胞体积随释能和贮能变化较大。

褐色脂肪组织在功能上是一种产热器官,即当机体摄食或受寒冷刺激时,褐色脂肪细胞内脂肪燃烧,从而决定机体的能量代谢水平。以上两种情况分别称之为摄食诱导产热和寒冷诱导产热。

当然,这种特殊的脂肪组织的功能又受多种因素的影响。由此可见,褐色脂肪组织这一产热组织直接参与体内热量的总调节,将体内多余热量向体外散发,使机体能量代谢趋于平衡。

(5)其他 进食过多可通过对小肠的刺激产生过多的肠抑胃肽(GIP),GIP 刺激胰岛 β 细胞释放胰岛素。在垂体功能低下,特别是生长激素减少、促性腺及促甲状腺激素减少引起的性腺、甲状腺功能低下可发生特殊类型的肥胖症,这与脂肪的消耗减少,合成相对增多有关。因为脂肪合成代谢与雌激素的分泌有关,通常肾上腺皮质功能亢进时,皮质醇分泌增多,促进糖原异生,血糖增高,刺激胰岛素分泌增多,于是脂肪合成增多,而皮质醇促进脂肪分解。所以在临床上肥胖以女性为多,特别是产妇、经绝期女性或口服女性避孕药较多者易发生。

2.外因

外因主要指机体饮食过多,活动过少造成的机体肥胖。

当日进食热量超过机体消耗所需的能量时,除以肝、肌糖原的形式储藏外,几乎完全转化为脂肪,贮藏于全身脂库中,其中主要为甘油三酯,由于糖原储量有限,故脂肪为人体热能的主要贮藏形式。如经常性摄入过多的中性脂肪及糖类,则使脂肪合成加快,成为肥胖症的外因,往往在活动过少的情况下,如停止体育锻炼、减轻体力劳动或疾病恢复期卧床休息、产后休养等出现肥胖。

(二)肥胖症的危害

肥胖可以引发多种疾病,如高血压、冠心病、心绞痛、脑血管疾病、糖尿病、高脂血症、高尿酸血症、女性月经不调等,还能增加人们患恶性肿瘤的概率。近些年肥胖患者越来越多,由此带来的疾病危害也随之增多。

1. 肥胖者易出现冠心病、高血压、心血管疾病

由于肥胖者身体内的脂肪组织增多,机体代谢耗氧量加大,从而导致心输出量增加,心脏做功量增大,导致使心肌肥厚和动脉粥样硬化,因此易诱发高血压,冠心病、心绞痛、脑血管疾病和猝死。

(1)肥胖症对血压有较大影响　肥胖者的血液总量增多,心脏的输出量增多,每分钟排入血管的血量增多,造成肥胖者血压高。同时,左室肥大与循环血容量增加、前负荷加重,为了适应这种状态,心脏会相应的增加心脏的收缩力,当心脏不堪重负时,它就再也无法正常地泵血,出现心功能衰竭。

肥胖者往往伴有动脉粥样硬化和心肌脂肪堆积,心室肌可能发生代偿性肥厚,而肥厚心肌的弹性就会下降,心脏本身得到的血液供应也不充足,心肌收缩力下降,造成心脏功能的进一步下降。除此以外,肥胖者经常多食,他们血液中的胰岛素水平高于不胖的人,高胰岛素血症能够刺激交感神经,使得血管收缩,从而增大了血管的外周阻力,造成血压升高,增加心脏负荷。肥胖者往往同时合并血脂与血糖异常,更容易发生动脉硬化,而变硬的血管难以随着血液的排入而扩张,结果导致血压升高,斑块堵塞血管出现心肌缺血、心梗、脑梗、血管破裂导致脑出血。

(2)肥胖症对血脂有较大影响　肥胖者比普通人更容易表现出高胆固醇血症、高甘油三酯血症、低密度脂蛋白、极低密度脂蛋白异常增高以及高密度脂蛋白的降低。肥胖者容易患有高脂血症的原因可能有如下几点:进食含脂肪类食物过多;体内脂肪存贮过多;高胰岛素血症可加重血脂异常症;血脂的清除能力下降。血脂异常引起主要危害是动脉粥样硬化、冠心病、脑血管疾病等。

2. 肥胖者易出现肝脏病变

脂肪肝又称为脂肪肝变性,是过多的脂肪堆积在肝内形成的一种疾病。在肥胖者体内甘油三酯的合成和转运之间的平衡出现异常,一方面肥胖者脂肪酸的摄入增多,所以肝脏合成的甘油三酯也增多;另一方面,肥胖者血液内极低密度脂蛋白的浓度过高,导致肝脏合成的极低密度脂蛋白难于输出到血液中,所以大量的甘油三酯堆积在肝脏内,结果就形成脂肪肝,脂肪肝会进一步发展为脂肪性肝炎、肝硬化等疾病。

3. 肥胖影响劳动力,容易遭受外伤

肥胖的人因体重增加,身体各器官的负重都增加,可引起腰痛、关节痛、消化不良、气喘。同时身体肥胖的人往往怕热、多汗、皮肤皱折处易发生皮炎、擦伤,并容易合并化脓性或真菌感染。因行动不便还容易遭受各种外伤、骨折及扭伤等。

4. 肥胖者易患内分泌及代谢性疾病

由于肥胖导致体内代谢和内分泌异常,常可引起多种代谢性疾病如:糖尿病,高脂血症,高尿酸血症,女性月经不调等。在肥胖的人群中,糖尿病的患病率明显增加,可以高达普通人群的 5 倍以上。在Ⅱ型糖尿病人中,80%都是肥胖者,而且发生肥胖的时间越长,患糖尿病的概率就越大。腹型肥胖患者患糖尿病的风险远远大于臀型肥胖的人,腰围臀围的比值与糖尿病的发病率几乎呈正比关系。很多肥胖者出现糖尿病是由于自身的肥胖对胰岛素的作用产生了抵抗,血液中的葡萄糖很难进入细胞,这就是所谓的胰岛素抵抗现象。早期肥胖者的胰岛素分泌功能虽然还能正常,为了克服胰岛素抵抗,胰腺就会大量的分泌胰岛素,造成肥胖者血液中的胰岛素浓度大大增加,这就是所谓的高胰岛素血症。肥胖早期还可以通过高胰岛素来控制血糖的水平,但是随后胰腺合成胰岛素的功能逐渐衰竭,胰岛素的产生量渐渐不能维持血糖的正常范围,就出现了糖尿病。

5.肥胖者比正常人更容易得肿瘤疾病

肥胖者比瘦人更容易患许多癌症。根据流行病学调查的结果,肥胖妇女更容易患卵巢癌、子宫内膜癌、膀胱癌和绝经后的乳腺癌,而男性肥胖者则更容易患前列腺癌。同时,肥胖者,不论男女都更容易患直肠癌。

6.肥胖还可以并发睡眠呼吸暂停综合征、静脉血栓

阻塞性睡眠呼吸暂停综合征是以睡眠时反复呼吸暂停及呼吸浅慢、胸腹活动增强、严重打鼾、白天嗜睡为特征的一种疾病。肥胖与阻塞性睡眠呼吸暂停关系非常密切。在肥胖人群中阻塞性睡眠呼吸暂停发生率为 50%～70%,远远高于普通人群发病率 2%～4%。主要是因为肥胖可增加颈部、上气道脂肪或软组织的沉积,使得上气道解剖结构狭窄,睡眠时上气道更易塌陷、阻塞。国内外的许多研究发现,睡眠呼吸暂停的发生与颈围关系密切,颈部脂肪沉积越多、脖子越粗,越易发生睡眠呼吸暂停。肥胖患者胸腹部脂肪沉积引起呼吸负荷增加、胸廓顺应性下降、膈肌上抬,可以影响患者睡眠状态下的呼吸功能。睡眠呼吸暂停与肥胖互相加重,形成恶性循环。增加麻醉和手术的危险性。肥胖还可以增加恶性肿瘤的发病率,肥胖妇女子宫内膜癌比正常妇女高 2～3 倍。肥胖男性结肠癌、直肠癌和前列腺癌的发生率较正常人高。

二、肥胖症的判断

肥胖症诊断肥胖症的方法很多,现在最常见的判断标准主要有体重指数、腰围、腰臀比、内脏脂肪面积等几种。

(一)体重指数

1997 年,WHO 公布人体正常的体重指数(BMI)是 $18.5\sim24.9$ kg/m^2;等于或超过 25.0 kg/m^2 为超重;$25.1\sim29.9$ kg/m^2 为肥胖症前期;$30.0\sim34.9$ kg/m^2 为Ⅰ度肥胖症(中度),$35.0\sim39.9$ kg/m^2 为Ⅱ度肥胖症(重度),等于或超过 40.0 kg/m^2 为Ⅲ度肥胖症(极严重)。由于种族和文化差异的不同,显然上述标准并不适合所有人群,2000 年国际肥胖特别工作组提出亚洲成年人体重指数正常范围为 $18.5\sim22.9$ kg/m^2;小于 18.5 kg/m^2 为体重过低;等于或超过 23.0 kg/m^2 为超重;$23.0\sim24.9$ kg/m^2 为肥胖症前期;$25.0\sim29.9$ kg/m^2 为Ⅰ度肥胖症;等于或超过 30.0 为 kg/m^2 为Ⅱ度肥胖症。鉴于我国人群的肥胖症类型不同于西方,应有自己的分类标准。2000 年以来,国际生命科学学会中国肥胖问题工作组组织全国相关学科进行调查,经过对全国不同地区人群调查数据汇总分析后,提出敏感度特异性较好、假阳性较低的体重指数切点 24 为中国成人超重的界限,特异度达 90%的体重指数切点 28 为肥

胖症的界限。应注意肥胖症并非单纯的体重增加,若体重增加是肌肉发达,则不应认为肥胖症。

(二)腰围

一般腰围较腰臀比更简单可靠,而现在一般会更倾向于使用腰围来代替腰臀比预测中央性脂肪含量。WHO 建议男性腰围超过 94 cm,女性腰围超过 80 cm 为肥胖症。中国肥胖问题工作组建议对中国成人来说,男性腰围等于或超过 85 cm,女性腰围等于或超过 80 cm 为腹部脂肪蓄积的界限。

(三)腰臀比

腰臀比其实也是一种测量腹部脂肪的方法,一般临床上,白种人腰臀比大于 1.0 的男性和腰臀比大于 0.85 的女性被定义腹部脂肪为堆积,但腰围更适于检测腹型肥胖症。

(四)内脏脂肪面积

内脏脂肪面积主要是用 CT 或磁共振扫描第 3 和第 4 腰椎水平可计算内脏脂肪面积,面积超过 130 cm² 与代谢性疾病相关,小于 110 cm² 则危险性降低。此外,还可用皮脂厚度测量仪及生物电阻抗测量预测体内的脂肪含量,间接判断是否肥胖症以及肥胖症的程度。由于存在不同的成熟阶段和各年龄段生长发育速度不一,儿童和青少年的脂肪测量面临一些特殊问题,脂肪测量方法应与儿童当时所处的成熟阶段相关。脂肪增加较快有两个阶段,分别为 5～7 岁和青春发育早期。虽然成人用一个固定的切点来定义肥胖症,但对儿童则需用年龄加以校正。

三、肥胖者的合理膳食

(一)膳食准则

绝大多数肥胖症是由于摄入的热量大于消耗的热量造成的,因此对患者的饮食进行控制极为重要。使热量的摄入低于消耗,迫使其体内的脂肪氧化供能,导致患者的体重减轻,故肥胖病人的合理膳食称之为减重膳食。但在膳食中必须满足人体对蛋白质、无机盐和维生素的需要。

1. 热量

必须采用低热量膳食,依肥胖程度不同,热量的供给也有区别。

(1)轻度肥胖者的低热量膳食 根据肥胖者的身高、性别算出其标准体重,按其标准体重计算出基础代谢所需热量,再加上体力活动和食物特殊动力作用所需热量,即为每日的热能供给量。通过饮食控制使患者体重每月下降 0.5～1 kg,达到理想体重后,可按其实际体重确定其热量供给量。

(2)中度肥胖者的低热量膳食 对于中度肥胖者一般给所需热量 70% 以下,成年男子每天供给热量 8 400 kJ 以下,成年女子 6 300 kJ 以下。使热量的摄入远低于消耗,以动员体内贮存的脂肪氧化供热,使患者体重每周减少 0.5～1 kg,待体重下降到理想范围内再维持正常的热量需要量。

(3)重度肥胖者的低热量膳食 每日供给热量以满足基本生理需要为原则,一般只供给所需热能的 50%。因此必须严格控制饮食,把热量的总摄入量每天控制在 3 360～5 460 kJ,患者必须住院治疗,在医生的指导下进行。

2.蛋白质

减重膳食中要保证含有充足的优质蛋白质和机体的必需氨基酸,如多选用鱼、虾、脱脂奶、豆制品、兔肉、牛肉、鸡肉和瘦猪肉等低脂肪肉类。每公斤体重每日至少要供给 1 g 或 1 g 以上的蛋白质,一般应占总热量的 $16\%\sim25\%$。蛋白质供给充足,可增加患者的饱腹感,减少饥饿,增强抵抗力。蛋白质供给不足,患者则可能出现身体虚脱、精神萎靡、疲劳乏力、抵抗力下降,所以满足患者对蛋白质的需求是肥胖病人减重膳食的重要内容。

3.脂肪

脂肪的产热量高,在减重膳食中所占的比例应少于总热量的 30%,而且应多使用含不饱和脂肪酸较多的植物油,少用动物脂。因后者含有较多的饱和脂肪酸和胆固醇,与肥胖病患者常见的并发症高脂血症及冠心病有密切的关系。

4.碳水化合物和膳食纤维

碳水化合物是人体获得热量的主要能源物质,但富含碳水化合物的食物在消化吸收过程中速度快,可刺激胰岛素的大量分泌,促使糖转化为脂肪贮存在体内,而且碳水化合物耐饥性差,患者易感饥饿,从而诱发食欲。有研究表明,蔗糖和果糖一类简单碳水化合物在体内很容易形成脂肪,并能使血液中甘油三酯的含量升高。因此在减重膳食中的碳水化合物应来源于淀粉类食品,避免使用甜食和富含蔗糖类食品。碳水化合物每日的供给量以 $100\sim200$ g 为宜,不得少于 50 g,以防止过分动员脂肪氧化供热,引起酮酸中毒。

膳食纤维为不可消化的碳水化合物。不产生热量,但它可增加患者在减肥过程中的饱腹感,因此应多选用膳食纤维含量较高的食品。

5.无机盐和维生素

由于无机盐和维生素具有多种营养生理功能,是维持人体健康必不可少的微量营养素,因此在减重膳食中必须含有足量的无机盐和维生素,以保证机体的健康状态,其供给量应维持正常的水平。

(二)食物的选择

1.适用食物

肥胖者应主要选用各类粗粮、鱼类、牛肉、瘦肉、蛋白、脱脂奶及其制品、豆制品、坚果类等。

2.忌用食物

肥胖者忌用或少用含脂肪高的食物,如肥肉、猪油、牛油、奶油、蛋黄、油炸食物和含奶油及脂肪多的甜点心、巧克力、麦乳精等,同时忌食用咖啡、肉汤、酒类等。

(三)肥胖者在饮食中应注意的事项

1.坚持低盐膳食

因为低盐可减少患者常有的水滞留现象,以减轻体重。对于食欲旺盛者,低盐可降低其食欲。低盐也是高血压、冠心病等肥胖患者常见病的预防措施。食盐的供给量在减重期间每日为 $1\sim2$ g,待体重降至正常可维持每日 $3\sim5$ g 的水平。

2.养成良好的饮食习惯

早、中、晚三餐应各占一定的比例,晚餐不宜吃得太多,更不要吃夜宵,以免刺激胰岛素的分泌增加,促进脂肪的合成。同时要避免高糖、高脂肪的膳食,以清淡易消化膳食为宜。由于酒精发热量高,每克酒精产热 29.4 kJ,而且酒精会减少碳水化合物和脂肪在体内的消耗,因此要限制喝酒,否则不利于减肥。

3.对食欲进行适当的控制

食欲旺盛会导致食量增加而不利减肥,为抑制食欲可在进餐前半小时进食少量食物,如半片面包或半杯无糖豆浆等,以减轻饥饿感,其热量亦应计算在总热量之内。

进餐时应减慢速度,细嚼慢咽。以增强饱腹感,不要狼吞虎咽,以避免"饱感"中心来不及发出"饱了,应停止进食"的信号。待发出该信号时,已食之过多。

上述方法均能抑制旺盛的食欲,患者感到饥饿难忍时,可食用含热能很低的蔬菜、拌凉粉、纤维素饼干或纤维素面包等。

4.实行膳食控制要持之以恒

减肥是为了去除体内,特别是腹部和腰部堆积的多余脂肪。在减肥早期,含有大量水分的蛋白质组织分解较多,减肥效果较明显,由于蛋白质是生命的基础,不久后机体就对蛋白质产生保护作用,建立新的氮平衡。继续进行膳食控制就开始分解脂肪组织,但由于脂肪组织含水量少,产热量高,每克脂肪组织能供热 33 kJ,如要消耗 3 360 kJ 热量,脂肪组织仅减少 100 g。因此减肥效果不如开始时显著,但此时减重的部分才是真正的脂肪组织。

任务二 糖尿病与膳食营养

糖尿病(diabetes)是一种常见的内分泌代谢性疾病,是由遗传因素、免疫功能紊乱、微生物及其毒素感染、自由基毒素感染、精神因素等各种致病因子作用于机体出现胰岛功能减退、机体胰岛素抵抗等而引发的糖、蛋白质、脂肪、水和电解质等一系列代谢紊乱综合征。

一、糖尿病的发病原因

不管是哪种糖尿病者,其根本原因就是胰岛素分泌不足,而胰岛素分泌不足的原因主要有下列因素:

1.遗传因素

不少病人有阳性家族史,国内报道约占 8.7%,国外报道 25%～50%。遗传因素不论 I 型或 II 型均较肯定。从人类染色体研究中已知 I 型病者第六对染色体短臂上白细胞配伍定型(HLA)等位点上出现频率增减,提示遗传属易感性倾向而非疾病本身。

2.自身免疫

自身免疫与 I 型患者关系密切。胰小岛的自身免疫反应主要可能通过分子模拟过程所致。如某抗原的化学和构成型与 β 细胞酷似,则该抗原产生的抗体也将针对 β 细胞发动免疫攻击。抗原可以是病毒,也可以是病毒以外的。具有 I 型糖尿病易感基因个体,如接触与 β 细胞组成酷似的外来抗原(孪生抗原),吞噬细胞即联合 II 类 MHC 紧密地与之结合,在白介素 I 和 II 的配合下,经辅助 T 细胞识别后,即对该抗原发动强烈而持久的免疫反应,产生针对该原的特异抗体和免疫活性细胞。由于 β 细胞酷似外来抗原,因而也受到抗体的攻击。针对外来抗原的抗体与 β 细胞结合后,吸引吞噬细胞,补体和自然杀伤细胞,吞噬细胞将自身抗原有关信息传递给辅助 T 细胞,后者进一步扩大针对自身抗原的免疫反应。

3.胰岛素拮抗激素

据 Unger 等强调指出,糖尿病中高血糖发病机理不仅由于胰岛素相对和绝对不足,而同时必须有胰高血糖素的相对或绝对的过多。正常人血糖过高时胰高血糖素受抑制,但糖尿病者则不受抑制,尤其在酮症酸中毒时,经胰岛素治疗后方可恢复。未妥善控制的糖尿病中也往往升高。因此,胰高血糖素偏高是引起血糖过高的一个组成部分,这是 Unger 等所提出的二元论学说,即在糖尿病的发病机理中不仅胰岛素相对和绝对不足,而尚同时伴有胰高血糖素的相对或绝对的过高。

4.Ⅱ型糖尿病机理

Ⅱ型患者的发病机理与Ⅰ型不同,并非因自身免疫β细胞破坏所致,主要在基因缺陷基础上存在胰岛素抵抗和胰岛素分泌障碍两个环节。多数学者认为胰岛素抵抗系原发异常,但很可能是二者均需存在,只是表现先后,轻重不一而已。可以分为三期:第一期,有胰岛素抵抗和高胰岛素血症,血浆葡萄糖得以维持正常;第二期,胰岛素抵抗加重,虽有高胰岛素血症,但胰岛素愈高,受体越不敏感,形成恶性循环,虽有高胰岛素血症,仍出现餐后高血糖症;第三期,胰岛素抵抗仍存在,但胰岛素分泌降低,导致空腹高血糖症。胰小岛分泌功能可因持久的高血糖毒性作用而进一步恶化。在Ⅱ型患者的胰腺中发现有淀粉样物质沉积,此系 37 氨基酸多肽称胰淀素(amylin)。正常时胰淀素与胰岛素共同贮存在分泌颗粒中,在胰岛素促分泌剂的刺激下与胰岛素同时分泌。在动物实验中,胰淀素可导致胰岛素抵抗。在小岛中胰淀素的积累可能与Ⅱ型患者在晚期时胰岛素分泌衰竭有关。

二、糖尿病的预防

糖尿病的预防,应构筑三道"防线",在医学上称之为三级预防。如果"防线"布设、构筑的及时、合理和牢固,大部分糖尿病是有可能预防或控制的。

(一)一级预防

树立正确的进食观并采取合理的生活方式,可以最大限度地降低糖尿病的发生率。糖尿病是一种非传染性疾病,其发生虽有一定的遗传因素,但起关键作用的还是后天的生活和环境因素。现已知道,热量过度摄入、肥胖、缺少运动是发病的重要因素。低糖、低盐、低脂、高纤维、高维生素,是预防糖尿病的最佳饮食配伍。对体重进行定期监测,将体重长期维持在正常水平是至关重要的。体重增加时,应及时限制饮食,增加运动量,使其尽早回落至正常。要使运动成为生命的一个重要组成部分、终生的习惯。运动不但可消耗多余的热量和维持肌肉量,而且能提高充实感和欣快感。当然运动要讲究科学和艺术,要循序渐进、量力而行、照顾兴趣、结伴进行,以易于获得效果和便于坚持。要戒烟和少饮酒,并杜绝一切不良生活习惯。双亲中患有糖尿病而本人又肥胖多食、血糖偏高、缺乏运动的高危人群,尤其要注意预防。

(二)二级预防

定期检测血糖,以尽早发现无症状性糖尿病。应该将血糖测定列为中老年人常规的体检项目,即使是健康者,仍要定期测定。凡有糖尿病的蛛丝马迹,如皮肤感觉异常、性功能减退、视力不佳、多尿、白内障等,更要及时去测定血糖,以尽早诊断,争取早期治疗的宝贵时间。要综合调动饮食、运动、药物等手段,将血糖长期平稳地控制在正常或接近正常的水平。空腹血糖宜在每升 6.11 mmol/L 下,餐后 2 h 血糖宜在每升 9.44 mmol/L 下,反映慢性血糖水平的指标——糖化血红蛋白应在 7.0% 以下。还要定期测定血脂、血压、心电图,这些都是血糖控制的间接指标。

(三)三级预防

三级预防的目的是预防或延缓糖尿病慢性合并症的发生和发展,减少伤残和死亡率。糖尿病人很容易并发其他慢性病,且易因并发症而危及生命。因此,要对糖尿病慢性合并症加强监测,做到早期发现。早期诊断和早期治疗糖尿病,常可预防并发症的发生,使病人能长期过接近正常人的生活。

糖尿病目前还是一种终生性疾病,尚无根治办法。因此应积极行动起来,规范自己的生活。生活方式科学,这是最重要、也是最牢固的一条防线。只要长期有效控制,是可以防止和延缓糖尿病慢性合并症的发生或发展的。当然,如果进入了慢性并发症期,那就需要百倍警惕,延缓慢性并发症的恶化。

三、糖尿病人的合理膳食

(一)糖尿病人的膳食原则

1.合理控制总热能,热能摄入量以达到或维持理想体重为宜

肥胖者体内脂肪细胞增大、增多,胰岛素敏感性降低,不利于治疗。减少总热能降低体重后往往可以改善血糖,减轻胰岛素抵抗。消瘦者对疾病的抵抗力降低,影响健康,也不利于治疗。孕妇、乳母和儿童要增加热量摄入以维持其特殊的生理需要和正常的生长发育。

2.平衡膳食,选择多样化、营养合理的食物

平衡膳食是中国居民膳食指南的中心内容,同时也是糖尿病营养治疗的基础。应做到主食,粗细搭配;副食,荤素搭配。每日应均匀摄入谷薯类,蔬菜水果类,肉、禽、鱼、乳、蛋、豆类,油脂类共 4 大类食品,不绝对偏食哪一种食物,搭配合理。

3.限制脂肪摄入量、适量选择优质蛋白质

脂肪常常容易被糖尿病患者忽略并超量选食。每克脂肪产热 9 kcal,应使之占饮食总热量的 25%~30% 甚至更低。应控制饱和脂肪酸的摄入,使其不超过总脂肪量的 10%~15%。胆固醇摄入量应控制在每日 300 mg 以下。糖尿病患者每日蛋白质消耗量大,摄入应接近正常人的标准,成年患者约为 1 g/kg 体重/日,孕妇、乳母为 1.5 g/kg 体重/日,儿童为 2~3 g/kg 体重/日。要求蛋白质占总热能的 12%~20%,其中至少 1/3 来自动物类优质蛋白质和大豆蛋白。

4.放宽对主食类食物的限制,减少或禁忌单糖及双糖的食物

在合理控制总热能的基础上适当提高碳水化合物的进量,对提高胰岛素的敏感性和改善葡萄糖耐量均有益处。主食类食品富含淀粉多糖、膳食纤维、维生素和矿物质。合理选用可以很好地控制糖尿病,并且由于它们体积大,饱腹感强,可能对控制体重有利。单糖和双糖在肠道不需要消化酶,可被直接吸收入血液,使血糖迅速升高。还可能导致周围组织对胰岛素作用的不敏感,从而加重糖尿病的病情。因此糖尿病患者应减少或禁忌单糖和双糖的摄入。如果喜欢甜食可以适当选用一些蛋白糖、糖精、甜菊糖等甜味剂食品。

5.无机盐、维生素、膳食纤维要合理充足

对于病情控制不好的病人,糖异生作用旺盛,应补充糖异生过程消耗的 B 族维生素。应

限制钠盐的摄入,每日食盐 6~8 g,防止高血压难以控制。病程长的老年患者应注意钙的供给充足,保证每日 1 000~1 200 mg 摄入,防治骨质疏松。多项临床研究表明,膳食纤维可以增强胃肠蠕动,吸收水分,以利于大便排出,治疗便秘;使粪便中胆汁酸排泄增多,血胆固醇水平降低;延缓食物在胃肠道的消化吸收,可以控制餐后血糖上升幅度,尤其是可溶性纤维功效较大。因此提倡糖尿病患者的膳食中增加膳食纤维量,每日 20~35 g,供给方式以进食天然食物为佳,并应与含高碳水化合物的食物同时食用。供给充足的铬、锌、锰等微量元素对于糖尿病的治疗有一定帮助。

6.餐次安排要合理

为了减轻胰岛负担,糖尿病病人一日至少保证三餐。按早、午、晚餐各 1/3 的热量,或早餐 1/5,午、晚餐各 2/5 的主食量分配。在活动量稳定的情况下,要求定时定量。注射胰岛素或容易出现低血糖者要求在三次正餐之间增加 2~3 次加餐,晚睡前半小时加餐更加重要。加餐食品可以由正餐中匀出约 25 g 的主食即可。

(二)糖尿病人的食物选择

1.适宜进食

南瓜,苦瓜,西瓜皮,冬瓜,冬瓜皮,山药,黄豆,芹菜,蕹菜,豆苗,菠菜,豇豆,枸杞头,洋葱,菊芋,鲜藕,豆腐,蘑菇,草菇,金针菜,黑木耳,青菜,荠菜,西红柿,小麦麸,玉米须,猪胰,雉肉,蚕蛹,海参,黄鳝,泥鳅,田螺,蛤蜊,瓠子,枸杞子,桑葚,草莓,槐花,蜂乳,米醋,牛奶,羊乳,马乳,茶叶,燕麦,番薯藤叶,南瓜子,胡桃,猪腰,羊肾,乌贼,兔肉,禽蛋,鲢鱼,鲫鱼,鳕鱼,猪瘦肉,牛肉,鸭肉,茼蒿,菊花脑,水芹菜,丝瓜,萝卜,胡萝卜,黄瓜,菜瓜,慈姑,茭白,百合,芝麻,香蕈,猴头菇,金针菇,植物油,豆浆,腐竹,茯苓,灵芝,银耳,黄芪,西洋参,黄精等。

2.忌讳的食物

白糖、红糖、甜点心、蜜饯、雪糕、甜饮料、马铃薯、芋头、藕、猪油、牛油、奶油、含果糖和葡萄糖高的水果应限量,如食用应相应减少主食摄入量。

任务三　高血压与膳食营养

高血压(hypertension)是指体循环长期持续的不正常的血压升高。WHO 建议,高血压的诊断标准如下:①正常成人血压收缩压为 18.6 kPa(140 mmHg)或以下,舒张压在 12 kPa(90 mmHg)或以下;②当成年人(年龄大于 18 岁)正常血压为收缩压 ≥18.6 kPa(140 mm-Hg),和(或)舒张压≥12 kPa(90 mmHg)均可诊断为高血压;③收缩压高于 18.6 kPa(140 mmHg)而低于 21.3 kPa(160 mmHg),和(或)舒张压高于 12 kPa(90 mmHg)而低于 12.6 kPa(95 mmHg)称为轻度高血压。

高血压是常见的全身性慢性疾病,在各种心血管疾病中患病率最高。高血压对心、脑、肾、眼等器官造成损害,引起严重的并发症,是脑卒中和冠心病的重要危险因素。

我国是高血压大国,推算目前高血压患者已达 1.5 亿以上。高血压的发病率呈逐年上升的趋势,特别是由高血压引发的心脑血管疾病的死亡率已排到了所有疾病死亡率的首位,严重危害着人类的健康。

由于高血压通常不表现症状,大部分人并不知道自己患有高血压,在不知不觉中成了高血压的牺牲品。因此,人们把高血压称为"无声的杀手"。针对我国高血压呈持续上升的趋势,卫生部把每年 10 月 8 日定为"全国高血压日",提高人们对高血压病的认识,对早期预防、及时治疗有极其重要的意义。

一、高血压的发病因素

目前,高血压病的发病机制还不十分明了,一般认为,其发病的主要环节在于小动脉痉挛使外周阻力增加、血压升高,而小动脉痉挛的发生是大脑皮层兴奋和抑制过程平衡失调的结果。在疾病的早期,容易受情绪活动和睡眠多少等因素的影响,血压往往不稳定,但随着疾病的发展,血压升高逐渐趋向稳定。

(一)遗传因素

大约半数高血压患者有家族史。研究表明高血压病具有一定的遗传性,原发性高血压患者约 75% 具有遗传素质,同一家族中高血压患者常集中出现。通常表现为子女与父母的血压极为相似,如果父母的血压正常,那么子女患高血压病的概率相对较小,大约为 3%,如果父母中有高血压病患者,那么子女患高血压病的概率会明显增加。比如父母一方患高血压病者,子女患高血压的概率是 28%,而双亲均为高血压者,其子女患高血压的概率是 45%。不过,由于高血压的遗传基因有主基因和副基因之分,因此只有携带主基因者才会随着年龄的增长自行发病,携带副基因者除非因为其他疾病引发,否则不会自行病发高血压。

(二)不良生活饮食习惯

1.食盐过量,钾、钙摄入不足

(1)高盐低钾　膳食当中钠盐的过量摄入是引发高血压的重要原因。研究显示:日均摄入食盐量高的人群,高血压发病率高于摄盐量低者。平均每日钠盐摄入量增加 2 g,收缩压和舒张压均值分别增高 2 mmHg 和 1.2 mmHg;有认为食盐 < 2 g/d,几乎不发生高血压;3～4 g/d,高血压发病率 3%,4～15 g/d,发病率 33.15%,> 20 g/d,发病率 30%。WHO 在预防高血压措施中建议每人每日摄盐量应控制在 5 g 以下。

膳食高钠和低钾是目前公认的高血压危险因素。人群膳食钠/钾比值每增加 1,收缩压和舒张压均值分别增高 2.9 mmHg 和 1.6 mmHg。这说明膳食钠、钾含量及钠/钾比值与血压密切相关。一项 32 个国家参加、53 个研究中心关于电解质与高血压关系的研究结果表明,中国人群尿钠平均值为 206 mmol/24 h,比其他中心高 43 mmol/24 h,尿钠/钾比达 6.7,是其他中心的两倍多,尿钠最高的是天津(242 mmol/24 h)。这与中国膳食的高钠、低钾有关。中国人的饮食往往偏咸,每天摄盐量达到 8～20 g。钾能促进排钠,吃大量蔬菜可增加钾摄入量,有可能保护动脉不受钠的不良作用影响。

(2)钙质不足　另一个与高血压有关的膳食营养因素是低钙摄入。据近年来的流行病学研究发现,膳食中钙摄入量和人体血压呈负相关,很多高血压患者的膳食呈"高钠低钙"特点。当人体缺钙时,血管壁松弛,使尿钾过量排泄。当人体内的钾离子含量过低时,就会对细胞膜造成损伤,导致动脉硬化。此外,当人体缺钙时钠离子的含量就会相对增加,也会导致血压升高。

2.长期吸烟或过度饮酒

(1)吸烟可以引发高血压　吸烟是公认的心脑血管疾病发生的重要危险因素,直接或间接影响高血压患者的生存质量。我国 10 组队列人群前瞻性研究表明,吸烟者冠心病发病的相对危险比不吸烟者增高 2 倍,缺血性卒中危险增高 1 倍,癌症死亡危险增高 45%,总死亡危险增高 21%。

烟叶内含有的大量尼古丁(烟碱)会兴奋中枢神经和交感神经,使心率加快,同时也促使肾上腺释放大量儿茶酚胺,使小动脉收缩,导致血压升高。尼古丁还会刺激血管内的化学感受器,反射性地引起血压升高。研究证明,吸一支烟后心率每分钟增加 5~20 次,收缩压增高 10~25 mmHg。在未治疗的高血压患者中,吸烟者 24 h 的收缩压和舒张压均高于不吸烟者;尤其是夜间血压明显高于不吸烟者,而夜间血压升高与左心室肥厚直接相关,也就是说吸烟会引起血压升高且对心脏有不良影响。

(2)饮酒过量　酒的主要成分是乙醇,中间代谢产物是乙醛。而乙醇、乙醛和酒中的其他成分均可影响人类身体的各个系统。乙醇既有收缩血管的作用,也有其代谢产物乙醛的舒张血管的作用。

少量饮酒对血压无急性作用,少量饮酒有扩张血管活血通脉、增加饮食、消除疲劳之功用。但收缩压、舒张压与饮酒及饮酒量之间呈显著正相关,说明酒精是血压升高的相关因素。经常饮酒超过一定限度是可以导致血压升高的。酒还能降低病人对抗高血压药物的反应性。因此对高血压病人要求戒烟戒酒,戒酒有困难的人也应限制饮酒。

国内对 18~54 岁男性饮酒量与血压的调查研究发现,当酒精摄入量≥20 g/d,随着酒精摄入量的增加,患高血压病的危险性增加,在针对蒙古族居民的调查中也发现饮酒是蒙古族居民高血压的危险因素。

3. 超重或肥胖

肥胖与高血压密切相关。体重指数增加是导致高血压病的一个重要危险因素。

肥胖者容易患高血压,在儿童时期就有此表现,肥胖儿童有时出现血压波动。在 20~30 岁的肥胖者,高血压的发生率要比同年龄而正常体重者高 1 倍。在 40~50 岁的肥胖者,高血压的发生机会要比非肥胖者多 50%。有人发现,身体超重的程度与高血压的发生也有关系,体重越重,患高血压的危险性也就越大。一个中度肥胖的人,发生高血压的机会是身体超重者的 5 倍多,是轻度肥胖者的 2 倍多。

肥胖人脂肪多,对血管造成一定的挤压,当管道被挤压以后,动力源需要加大动力才可能使原来的循环达到流通,动力源动力加大,管道压力也会随之加大,肥胖者体内收缩和舒张血管之间的平衡被打破,肥胖时高血压的风险要增加 10 倍。

同时肥胖人群由于体内脂肪组织远多于正常人,大量脂肪囤积不仅引起动脉硬化还因脂肪组织内微血管的增多,造成血流总量增加。血液循环的需求量较大再加上小动脉硬化,造成血液循环阻力增加,使心脏长期处于高强度的工作状态,最终导致左心室肥厚,引起血压升。

4. 缺乏运动

体力劳动或运动与高血压等心血管疾病关系密切,缺乏运动是导致身体肥胖、胰岛素抵抗、血脂紊乱、患高血压和心脏疾病的重要因素。研究表明,久坐少运动的人与经常运动的同龄人相比,其发生高血压的危险性会增加 20%~50%。

(三)情绪影响

人类的各种激动情绪,无论是大喜大悲,还是愤怒、沮丧,都会引起调节血压的高级自主神经中枢紊乱,使血液中儿茶酚胺等物质浓度增高,促使小动脉痉挛收缩,最终引起血压升高。

在众多情绪中,由于精神紧张引发的血压升高最为常见。

(四)社会环境

高血压的形成和维持过程中交感神经活性亢进起了极其重要的作用。劳动性质不同的职业人员,高血压病的发病率有很大差别。有噪声的工作环境,过度紧张的脑力劳动均易发生高血压。长期处于应激状态如从事驾驶员、飞行员、医师、会计师等职业者高血压患病率明显增高。从高血压的发病机理看,在外界刺激下病人处于长期反复的强烈的精神紧张、焦虑、烦躁状态,或多年从事注意力须高度集中的职业者,大脑皮质兴奋抑制过程易平衡失调,引起全身小动脉痉挛,外周阻力增加。所以,随着社会竞争的加剧,如果长时期承受精神上的过度负荷,很容易得高血压。

(五)年龄因素

高血压的发病率具有随年龄增长而增高的趋势,40 岁以上者发病率高。其实人在慢慢衰老后,各个器官都会产生毛病。就总人群来说,年龄每增加 10 岁,高血压发病的相对危险性增加 29.3%～42.5%。

(六)社会心理应激

心理应激与高血压发病有密切关系。应激性生活事件包括:父母早亡、失恋、丧偶、家庭成员车祸死亡、病残、家庭破裂、经济政治冲击等。遭受生活事件刺激者高血压患病率比对照组高。社会心理应激可改变体内激素平衡,从而影响所有代谢过程。

二、高血压的危害

医学研究证明,高血压对脏器的损害和引起的病变是一个漫长的过程,高血压继而出现一系列合并症,使脏器病变后的危险性和死亡率大大增加,是危害人类健康的主要疾病。高血压常累及腹腔器官、视网膜及肾上腺包膜的细动脉等。由于细动脉反复痉挛,血管内压持续升高,形成细动脉硬化。随着疾病的发展,还会累及冠状动脉、脑动脉及肾动脉,管腔可有某种程度狭窄。相应导致的病症可能有:冠心病及缺血性心脏病,肾功能或尿毒症,脑出血、高血压脑病和腔隙性梗死等脑血管病以及对视网膜损害造成的出血、渗出、水肿,从而导致视觉障碍,如视物不治清、视物变形或变小等。猝死是临床上最为紧急的状态。它表现为忽然发生呼吸、心跳停滞,意识丧失,并常于 1 h 内死亡。高血压因左心室负荷增加,而致左室肥厚,易患心律失常、冠心病,是猝死的高危因素。

三、高血压的合理膳食

对高血压患者而言,建立健康生活方式也可使药物治疗事半功倍。1992 年加拿大维多利亚心脏宣言提出了健康四大基石:合理膳食;适量运动;戒烟限酒;心理平衡。至今为止,这仍然是人们预防高血压所遵循的基本原则。合理膳食是健康生活方式的重要内容之一。改变膳食结构,合理调配,是防治高血压的重要措施。限制食盐、控制体重、控制饮酒量、有规律地锻炼身体、多吃水果蔬菜、保持轻松愉快的心情是防治高血压病的综合措施。

(一)高血压的合理膳食原则

1.限制钠盐的摄入

众所周知,膳食当中钠盐的过量摄入是引发高血压的重要原因。高血压病的发病率与居民膳食中钠盐摄入量呈明显正相关。例如,阿拉斯加爱斯基摩人的人均食盐摄入量低于 4 g,那里的居民几乎没有高血压患者;日本南、北部居民饮食中食盐的摄入量每人每日平均分别为 14 g,28 g,两地高血压的发病率分别为 21%、38%。通过对我国几个地区人群饮食与血压关系的比较调查表明,人群高血压发病率与食盐摄入量呈正相关。

过多的食用钠盐不仅会引起高血压,而且还会引发心脏病、中风等各种疾病,另外,吃盐过多,还会导致上呼吸道感染、胃病和影响骨骼生长。如血液里的盐分高,需保留一部分水分冲淡,以维持内环境稳定,从而增加了血液总量。可见高盐饮食带来的危害多多,限制食盐的摄入量应成为预防高血压的重要措施,所以世界卫生组织建议每人平均每天食盐量不要超过 6 g。食盐量还应减去烹调用酱油中所含的钠,3 mL 酱油相当于 1 g 盐。

另外还要少吃含钠盐量高的食品。如酱菜食品食盐含盐量可达 2%～9%,虽然食用很少也含钠很高。咸(酱)菜、腐乳、咸肉(蛋)、腌制品、蛤贝类、虾米、皮蛋,以及茼蒿菜、空心菜等蔬菜含钠均较高,应尽量少吃或不吃。

2. 宜多食含钾、钙、镁等矿物元素的食物

(1)钾离子能阻止过高钠盐饮食引起的血压升高　钾可以置换出血液中的钠,在体内能缓解钠的有害作用,增加钾的摄入量有利于促进钠的排出,有效防止高盐摄入引起的血压升高,对轻型高血压患者具有明显的降压作用。流行病学表明食物中钾摄入量与血压呈负相关,高钾可对抗高钠引起的高血压效应。钾的摄入,增加尿钠排泄与降低容量负荷。食物中都含有丰富的钾,尤其是大部分的新鲜水果和蔬菜,如新鲜的绿叶菜、豆类、土豆、芋头、茄子、海带、莴笋、冬瓜、西瓜、香蕉、杏、梅等。但如果是高血压并伴有糖尿病的患者,就要控制含糖量高的食物的摄入,而木耳、海带、紫菜等也含有丰富的钾,更适合高血压合并糖尿病患者食用。

(2)多补钙可以起到一定的降压作用　饮食钙摄入对高钠摄入的升压效应也具有拮抗作用,膳食钙摄入低的人群其高血压患病率明显增加,而每天摄入钙在 1 000 mg 以上的人,患高血压的危险性降低。因为钙离子与血管的收缩和舒张有关,钙的摄入,可以使外周血管扩张,有利于减少外周血管阻力,提高血管平滑肌的舒张作用。钙还能稳定细胞膜结构,控制膜离子通透性,使 Ca^{2+} 不致大量进入细胞内;钙与钙调蛋白结合,激活细胞膜钙泵,增加钙的外流,使细胞内钙浓度降低。防止血管平滑肌细胞内 Ca^{2+} 的积聚就可防止血管的收缩,从而防止血压的升高。摄入含钙丰富的食物,能减少患高血压的可能性,含钙高的食物莫过于奶类及奶制品,这类食物不仅含钙丰富,而且也含有丰富的其他矿物质和维生素,尤其是维生素 D,可以促进钙的吸收和利用。对高血压并同时伴有高血脂症患者来说,最好饮用脱脂奶,可以减少脂肪的摄入。其次,补钙的食物还有海带、豆类及新鲜蔬菜等。研究表明,同时增加钙和钾的摄入,降低血压更为有效。

(3)镁离子可能通过影响必需脂肪酸和 PG 代谢防治高血压　Mg^{2+} 是亚麻酸(LA)转化生成 γ 次亚麻酸(GLA)限速酶——δ6 去饱和酶的辅助因子,而 DH-γ-亚麻酸是一种具有扩张血管和抗凝作用的细胞因子——前列腺素 E1(PGE1)的前体,如果缺镁就不能合成足够的 PGE1。另外,镁是天然的钙拮抗剂,镁能稳定血管平滑肌细胞膜的钙通道,激活钙泵,排出钙离子,泵入钾离子,限制钠内流,可抑制钙通过钙通道内流,从而起到降压的作用。当镁缺乏时,这种抑制作用减弱,使钙内流增多,同时可能引起血管收缩,导致外周阻力增加。营养学家推荐的富含镁元素的食物有:鱼、大豆、坚果、绿叶蔬菜、香菇、桂圆、冬菇、紫菜、花生酱及酸奶等,特别是紫菜含镁最高,每 100 g 含 460 mg,居诸品之首,被誉为"镁元素的宝库"。

(4)硒可降低高血压发病率 补硒可提高自发性高血压大鼠血浆 GSH-Px 活性,加速过氧化氢分解,从而发挥保护细胞膜结构和功能的作用;同时提高细胞膜 Na^+-K^+-ATP 酶和 $Ca^{2+}-Mg^{2+}-ATP$ 酶活性,排出细胞内过剩的 Ca^{2+} 和 Na^+,诱发血管平滑肌钠泵活性增高,促进内皮细胞生成 NO,而产生舒血管效应,从而抑制血压升高。富含硒的食品除啤酒酵母、小麦胚芽、大蒜、芦笋、蘑菇及芝麻外,还包括许多海产品,如大虾、金枪鱼、沙丁鱼等。另外,有一些植物特别具有富集硒的能力,如黄芪、莎草、紫苑、滨藜及苜蓿。如黄花每克含硒达 10 mg,苜蓿可达到 $32\sim122~\mu g$,十字花科甘蓝属的蔬菜也有较强的聚硒能力。但是食品中硒含量高,并不等于人对其吸收就高。营养学家提倡补充有机硒,如硒酸酯多糖、硒酵母、硒蛋、富硒蘑菇、富硒麦芽、富硒天麻、富硒茶叶、富硒大米等。

3. 适量蛋白质

以往对高血压病患者强调低蛋白饮食,但目前认为,除合并有慢性肾功能不全者外,一般不必严格限制蛋白质的摄入量。优质动物蛋白质预防高血压的机理,可能是通过促进钠的排泄,保护血管壁,或通过氨基酸参与血压的调节(如影响神经递质或交感神经兴奋性)而发挥作用。因此,在日常生活中一味强调素食来预防高血压是不可取的,我们在饮食中应适当地选择动物蛋白,其中植物蛋白质可占 50%。蛋白质的来源方面要选优质蛋白,牛奶、鸡蛋可作为首选蛋白质的来源;优质鱼也是不可少的,鱼含有丰富的蛋氨酸和牛磺酸,能影响血压的调节作用,使尿液钠排出量增加,从而降低血压,鱼类蛋白还可使脑中风的发病率降低;而大豆蛋白虽无降压作用,但也能防止中风的发生,这可能与氨基酸组成有关。同时应改善动物性食物结构,减少含脂肪高的猪肉,增加含蛋白质较高而脂肪较少的禽类及鱼类。动物蛋白宜选用鱼、鸡、牛肉、鸡蛋、牛奶、瘦猪肉等,可每周选择吃鱼 $2\sim3$ 次。

另外,人体的三大营养要素,蛋白质、脂肪和糖在体内是可以相互转化的,蛋白质摄入过多,热量过高,久而久之,也可造成肥胖、血管硬化,也会造成血压升高,因此,人们应适当摄取蛋白质。

4. 限制脂类及高胆固醇摄入

减少脂肪,适当控制食物胆固醇(<300 mg/d)和饱和脂肪的摄入,同时患高脂血症及冠心病者,更应限制动物脂肪摄入。高脂肪高胆固醇饮食容易导致动脉硬化,高脂肪还有阻碍肝肾排泄尿酸的作用,使尿酸升高。如长期食用高胆固醇食物,动物内脏、脑髓、蛋黄、肥肉、贝类、动物脂肪等,可引起高脂蛋白血症,促使脂质沉积,加重高血压。由于高血压是动脉粥样硬化的主要易患因素之一,故限制此类饮食也有助于预防缺血性心脏病。建议膳食脂肪供能量为 20% 或每日脂肪摄入总量控制在 50 g 左右,包括烹调油 20 g。烹调方法采用蒸、煮、炖、汆等用油少的方法。烹调时以植物油为主,因植物油含维生素 E 和较多亚油酸,对预防血管破裂有一定的作用,如菜油、花生油、橄榄油、茶油或芝麻油、玉米油、红花油等。少吃胆固醇高的食物,如动物内脏(心、肝、肠、肾、脑)、各种蛋黄、虾子、肥肉、鱿鱼、墨鱼、牛油、奶油等。

5. 限制能量摄入、避免超重或肥胖

血压和体重之间存在明显的正相关,肥胖是导致血压升高的危险因素之一,体重每增加 12.5 kg,收缩压可上升 1.3 kPa(10 mmHg),舒张压升高 0.9 kPa(7 mmHg),高血压患者又常合并有肥胖或超重。而肥胖和高血压两者均可使心脏工作负荷增加。因此,控制总能量摄入可使体重达到并维持在一个正常范围之内,对高血压病的防治十分重要。而每餐的能量也需要限制,饱餐之后可以使高血压病患者的血管舒张调节功能降低,从而引起血压的显著波动。临床观察表明,多数患者的血压常随体重的减轻而下降,而血压变化不大的患者,其临床症状如疲乏和呼吸困难,也可得到显著的改善。少吃葡萄糖、果糖及蔗糖,包括糖果、甜点、含糖饮料。甜食含糖量高,可在体内转化成脂肪,引起血脂升高及肥胖。所以要控制热量摄入,使体重达到理想体重,既预防肥胖,又减少了由肥胖引起的高血压、痛风等危险因素。可适当多摄入富含多糖类碳水化合物和膳食纤维的粗粮,如糙米、标准粉、玉米、小米等可促进肠蠕动,加速胆固醇排出,对防治高血压及痛风有利。另外,保持适当的运动,经常进行体育锻炼,不仅对维持和控制体重有好处,而且能使人放松,感到健康愉快,有自信心,减少焦虑和抑郁。

6.注意维生素的补充

体内维生素 C 的含量与血压呈负相关,有利于防治原发性高血压。维生素 C 可能通过提高组织内谷胱甘肽和半胱氨酸含量水平、胰岛素敏感性以及增强抗氧化能力,减少体内醛类化合物,可使胆固醇氧化为胆酸排出体外,可改善心脏功能和血液循环降低血压。新鲜蔬菜和水果如橘子、大枣、番茄、芹菜叶、油菜、小白菜、莴笋叶等食物中,均含有丰富的维生素 C。

维生素 E 可能通过阻止脂质过氧化作用,降低组织内醛类化合物的含量,降低细胞质游离钙离子浓度,使氧化应激而升高的血压降低。含此类维生素较高的食物有:玉米油、花生油、芝麻油、麦胚油、棉籽油等。

此外,维生素 B_6 在蛋氨酸转化生成半胱氨酸的反应中,作为酶的辅助因子发挥重要作用,补充维生素 B_6 能刺激这些酶的活性,增加内源性半胱氨酸的生成,有利于降低血压。维生素 B_6 降压作用可能还与它能够促进葡萄糖代谢从而减少醛类化合物的生成有关。维生素 B_6 主要来自全麦、肉类、蔬菜及坚果类食物。

7.戒烟限酒多饮茶

卷烟中尼古丁刺激心脏,使心跳加快、血管收缩、血压升高;导致钙盐、胆固醇等在血管壁上沉积,加速动脉硬化的形成。无高血压的人戒烟可预防高血压的发生,已有高血压的人则更应戒烟。少量饮酒可扩张血管,活血通脉,增食欲,消疲劳。长期饮酒危害大,可诱发酒精性肝硬化,并加速动脉硬化。高血压患者戒酒之后,血压可以缓慢下降,轻度高血压患者可以降到正常范围。

茶叶含有多种对防治高血压病有效的成分,常饮清茶有助于增加血管弹性,降低血压。其中以绿茶最好。据研究表明,绿茶可以有效降低导致动脉硬化的低密度脂蛋白胆固醇和细胞附着物的含量,起到保护血管的作用。绿茶中含有的儿茶素能使血液中的胆固醇含量和甘油三酯含量明显下降,并有效抑制血小板凝聚,绿茶中的黄酮醇还具有抗氧化作用,可以预防心血管疾病的发生。因此,对于高血压病患者来说,绿茶是一种很好的养生茶,适合每天饮用。

8.三餐定时定量

遵循"定时定量,每餐吃到七成饱"的原则。即每日三餐或加餐均应定时,进餐时间间隔应合理,特别是在节假日更应当控制好饮食,不暴饮暴食,不随意加餐;进食宜饥饱适中,从自身感觉衡量,用餐完毕后没有困倦不适的感觉,精力充沛,到下一餐后不过于饥饿,只有一点饥饿感。避免暴饮暴食,减轻胃肠和心脏负担,降低血压升高的概率。

9.合理选择食物

高血压患者应多吃保护血管和降血压的食物,如芹菜、胡萝卜、番茄、荸荠、黄瓜、木耳、海带、香蕉等。患者也应多吃降脂食物,如山楂、大蒜、洋葱、海带、绿豆、香菇等。此外,草菇、香菇、平菇、蘑菇、黑木耳、银耳等蕈类食物营养丰富,味道鲜美,对防治高血压病、脑出血、脑血栓均有较好的效果。有些食物高血压患者应该禁忌,如所有过咸食物及腌制品、蛤贝类、皮蛋以及辛辣的刺激性食物。

10.注意营养素与药物相互作用

在高血压的治疗过程中,还必须注意某些营养素与药物之间的相互作用。如使用单胺氧化酶抑制剂(优降宁)治疗时,用药期间患者不宜进食含酪胺高的食物(如干酪、酸奶油、扁豆、蘑菇、腌肉或腌鱼、啤酒、红葡萄酒、鳄梨、香蕉、葡萄干等)。因酪胺能促使节后交感神经末梢释放去甲肾上腺素,引起血压急剧上升而发生高血压危象的严重后果。患者还不宜用天然甘草或含有甘草的药物(如治疗胃炎的甘链片)。因其中所含的甘草酸可引起低钾血症的钠潴留。还有使用利尿剂容易引起电解质紊乱,应适当调整膳食中钠、钾的含量。

另外,合理膳食要能有效降低高血压的发病率,同时还应保持轻松愉快的心情。精神因素是有关高血压发病的环境因素中最重要的一条。现在已经证明,短期反复地过度紧张和精神刺激可诱发高血压。凡是从事需要注意力高度集中、精神过度紧张职业的人(司机、文警、脑力劳动者等)易患高血压。因此要保持乐观情绪,宽以待人,愉快心情。此外,生活要有规律,要有充分的睡眠和休息。保持健康的生活方式有助于身体的健康长寿。

(二)食物的选择

1.宜用食物

能降压的食物有芹菜、胡萝卜、西红柿、海带、香蕉等;降脂食物有山楂、香菇、黑木耳等。此外,食用蕈类、鱼类等都是宜用食品。

2.限制及禁忌用食物

限制能量过高食物,尤其是动物油脂或油炸食物。禁忌所有过咸食物及腌制品、蛤贝类、虾米、皮蛋、烟、酒、浓茶、咖啡及含钠高的绿叶蔬菜、辛辣的刺激性食品。高血压患者宜少量多餐,每天 4~5 餐为宜,避免过饱。

任务四　肿瘤患者与膳食营养

一、肿瘤的定义

肿瘤是严重危害人类健康的一类常见病,多发病。肿瘤是机体在各种致癌因素作用下,以细胞克隆性异常增生而形成的新生物,即人体中正在发育的或成熟的正常细胞,在某些不良因素的长期作用下,细胞群出现过度增生或异常分化而生成的新生物,在局部形成肿块。但它与正常的组织和细胞不同,不按正常细胞的新陈代谢规律生长,变得不受约束和控制,不会正常死亡,导致了细胞呈现异常的形态、功能和代谢,以致可以破坏正常的组织器官的结构并影响其功能。

根据对人体危害性的不同,肿瘤有良性肿瘤和恶性肿瘤之分。良性肿瘤对局部的器官、组织有挤压和阻塞的作用,一般不破坏器官的结构和功能,也很少发生坏死和出血,对机体的影响较小,如颅内的良性肿瘤可压迫脑组织、阻塞脑室系统而引起颅内压升高和相应的神经症状。恶性肿瘤,就是人们常常谈之色变的"癌症",是目前危害人类健康最严重的一类疾病,全世界每年死于癌症的约有 400 万之多,而且呈上升趋势,已经成为人类死亡的第一位或第二位原因。

我国卫生部信息中心公布,国内肿瘤发病率每年激增 3%～5%,恶性肿瘤呈明显逐步上升趋势,与病毒性疾病、老年性疾病一并被称为"现代医学的三大挑战"。我国最为常见和危害最严重的恶性肿瘤有肺癌、鼻咽癌、胃癌、食管癌、大肠癌、肝癌、白血病、淋巴瘤、子宫颈癌和乳腺癌等。

二、膳食中的致癌物质

膳食中摄入致癌物质是导致癌症发生的重要原因之一,食物致癌物根据其来源可分为三大类:①食物在一定储存条件下自身变化所形成的,如 N-亚硝基化合物;②食物在加工过程中产生的,如多环芳烃类化合物和杂环胺类化合物;③食物受污染后所形成或残留的致癌物,如黄曲霉毒素、农药和工业三废等。流行病学调查已证实了某些癌症与这三大类致癌物有关,如中国林县食管癌与当地居民喜食的酸菜中高含量 N-亚硝基化合物有关。广东地区高发的肝癌与居民主食大米中含较高的黄曲霉毒素有关。冰岛地区胃癌高发与当地居民喜食的熏烤牛羊肉中含较高的多环芳烃类化合物有关。其中食物中已发现的致癌物以黄曲霉毒素、N-亚硝基化合物、多环芳烃类化合物、杂环胺类化合物这四大类分布比较广泛。

(一) 黄曲霉毒素

食物储存过程中受到真菌的污染而产生毒素受到广泛地重视和研究,黄曲霉毒素是霉菌毒素中致癌性最强和研究最多的一个。黄曲霉毒素是黄曲霉和寄生曲霉的代谢产物,对许多动物能引起肝癌、胆管癌、胃癌、肠癌和注射局部的肌肉癌变,在人类也已经发现,黄曲霉毒素可导致肝癌。黄曲霉毒素有很强的急性毒性和明显的慢性毒性作用,持续摄入黄曲霉毒素所造成的慢性毒性,主要表现在动物生长障碍,肝脏急、慢性损伤,长期发展成肝硬化和肝癌。由流行病学调查中发现,凡食物中黄曲霉毒素污染严重和人类实际摄入量较高的地区,肝癌发病率也高,黄曲霉毒素诱发肝癌的作用是相当肯定的。已经查明黄曲霉毒素有 10 余种,黄曲霉毒素 B 是目前发现的最强的化学致癌物质,食品霉变易产生该物质。黄曲霉毒素对人的危害性还不仅仅是它的强烈致癌作用,它分布很广,在 6～47℃ 的环境中,黄曲霉只需要碳和氮就能生长、发育、繁殖和产生毒素。它主要污染粮油及其制品,如大米、小麦、大麦、豆类、玉米、花生、花生油和棉籽等上,但以花生、玉米上为多见;也能生长在主要食用鱼、肉蛋类和某些蔬菜上,并且耐热,一般烹调加工破坏很少。这样就成为人类致癌的重要物质,预防黄曲霉毒素危害人类健康的主要措施是防止食品受黄曲霉菌及其毒素的污染,并尽量减少随同食品摄入毒素的可能性。

(二) N-亚硝基化合物

N-亚硝基化合物是一类具有-NO 结构的有机化合物,根据其结构不同可分为 N-亚硝基胺和 N-亚硝基酰胺两大类,对动物均有较强的致癌作用。在已研究的 100 多种亚硝基类化合物中,80% 以上有致癌性,其中最突出的是亚硝胺。能诱发食管癌、鼻咽癌、胃癌、肝癌和膀胱癌等,尤其是引起食道癌。我国食管癌防治协作组研究的资料证实,食管癌发生率高的地区的发霉的食物含量很高。如用发霉的酸菜、薯干、萝卜干、玉米面等用来喂小鼠、大鼠等动物,可诱发食管癌和胃癌等癌症。在这些食物中,就发现较多的亚硝胺类(亚硝胺、硝酸盐、亚硝酸盐、二级胺等)。用人工合成的二甲基亚硝胺可诱发大鼠的肝癌,也有人用口服亚硝胺类制剂诱发胃癌的例子。经科学家分析,日本胃癌的发病率高,这与日本人多吃咸干鱼和腌菜(含有较多的亚硝胺类)有关。

在天然食物中,N-亚硝基化合物的含量极微(对人体是安全的),亚硝基化合物的前体物(硝酸盐、亚硝酸盐和胺类)在不新鲜的食品中如腐烂变质的食物中含量较高,它在人体内、食物中以及环境中皆可由前体物质合成。N-亚硝基化合物的前体物主要来源于环境中的硝酸盐和亚硝酸盐,存在于许多天然和人造食物中,尤其是以陈、臭、腐、咸、腌、发霉的食品中为最多。不新鲜的或是加过硝酸盐或亚硝酸保存的食品(如咸肉片、腌干鱼、奶粉、干酪)中,以干酪含量最高;肉类、鱼类、酒类及发酵食品中亚硝基化合物较为重要,肉制品如用硝酸盐或亚硝酸盐作添加剂,则多能测出亚硝基化合物,鱼类食品,尤其是盐腌干鱼中也含有亚硝基化合物;发酵食品中的酱油、醋、白酒、啤酒、酸菜等都可检测出亚硝基化合物;新鲜蔬菜含很少亚硝酸盐,而蔬菜如在室温下存放,经细菌及酶的作用,可由硝酸盐还原为亚硝酸盐,如甜菜、菠菜、芹菜、大白菜、圆白菜、萝卜、菜花、生菜等;含 N-亚硝基化合物较多的食品有:烟熏鱼、腌制鱼、腌制肉、火腿、加硝肉罐头、虾皮、未腌透的咸菜或酸菜等。人体在有萎缩性胃炎或胃酸成分分泌不足时,胃将亚硝基化合物的前体物合成为亚硝基化合物。因此,为了防癌,最好不吃陈、臭、腐败、腌渍不科学的食物。

(三)多环芳烃类致癌物

多环芳烃类化合物是食品化学污染物中一类具有诱癌作用的化合物,包括多环芳烃和杂环胺等。这也是经过动物实验和对癌症患者的流行病学调查证实的一种强烈的致癌物质,这种物质在污染的空气中存在,食物经过加热处理后亦可存在,而且主要存在于烤制、烟熏的食物中。

凡是含碳、氢的物质,如煤炭、石油、木柴及植物秸秆、锯末等,不完全燃烧过程中便会产生多环芳烃类化合物,如苯并芘,通过皮肤、呼吸道和被污染的食品进入人体,导致胃癌、肺癌、皮肤癌、血癌等。其污染食品的途径主要有烧烤食品,如烧烤鱼或肉类时,滴在火焰上的油脂热聚合成多环芳烃附着在鱼、肉上;高温熏制食品如香肠、腊肠、熏鱼、熏肉、熏枣等。

同时,食物在烟熏或烘烤,特别是富含脂肪或碳水化合物的食物在制作过程中,有机物质经高温加热分解容易产生具有致癌作用的 3,4-苯并芘等多环芳烃物质,并可分布在食物中,如烤肉、熏肉、火腿熏鸡、熏鸭、熏鱼、香肠、熏牛肉、熏羊肉中。据报道,在波罗的海沿岸和冰岛的居民,以熏羊肉和熏鱼为主食,当地的胃癌和消化道癌的发病率比其他地方的人高三倍。移居到冰岛的外籍人,因不习惯吃熏制食品,虽然他们移居到这个地很久,但消化道癌的发病率仍很低。这就说明,熏制食品中含苯并芘较多,易引起癌症。

(四)杂环胺类致癌物

富含蛋白质的食物(如肉、鱼等)经高温分解后产生杂环胺类物质,如 2-氨基-3-甲基咪唑(4,5-f)喹啉(IQ)和 2-氨基-1-甲基 6 苯咪唑(4,5-b)吡啶(PHIP)。这些化合物都是强致突变物质,在实验动物中可引起多种肿瘤,包括结肠癌和乳腺癌。科学家已从烘烤或油煎(炸)的肉和鱼类食品中分离出 19 种具有致突变的杂环胺类物质,其中 10 种能诱发大鼠发生乳腺癌。

(五)其他

在对含淀粉食品的加工过程中,食物中的还原糖与天门冬氨酸在高温状态下发生反应,导致丙烯酰胺的产生。丙烯酰胺具有潜在的神经毒性和遗传毒性,可导致肺癌、乳腺癌、甲状腺癌、口腔癌和肠癌的产生。经深度油炸或高温烘烤的淀粉类食品,如炸薯条、炸土豆片、脆饼干都会含有较高浓度的丙烯酰胺类物质,饼干和小甜饼等烘烤食品外部也会有少量丙烯酰胺,烹调中的加工温度越高,则产生量越大。

农业生产过程中常常使用多种化学物质,如农药、化肥和兽药等。农药如重铬酸盐、有机氯、有机磷、氨基甲酸酯类以及某些增效剂、熏蒸剂和除草剂等均具有致癌作用,这些农药可由于使用不当而残留在食品中,这些化学物质可能残留在人类的食物链中。如有机氯农药 DDT 能够积聚在食物中人体内。动物实验研究显示 DDT 是有致癌作用的。化肥的使用可以促进农业的产量,但是化肥增加食物中硝酸盐。一些激素类制剂可通过兽医治疗或饲料添加剂进入食用家禽家畜体内,从而诱发与内分泌系统有关的肿瘤。

此外,工业化的生产、化学物质的处理,使得许多食物和饮料中含有化学成分和毒物。如食物易于被包装中的微量重金属污染;一些食品包装材料含有多种环芳烃基类物质,食物被多氯联苯、二噁英污染,这些物质的毒性很高,均具有潜在的致癌性。多氯联苯、多溴联苯和二噁英等在环境中非常稳定,易蓄积和具有终毒性,这些毒物可积蓄在人体脂肪和分泌在人的乳汁中。有些毒物的残基表现为激素作用,可以增加激素反应组织发生肿瘤的危险性,如乳腺组织、卵巢和前列腺。美国、新西兰、日本等国居民食用的羊齿菜中的莽草酸、黄樟树中的黄樟素、棕榈果中的苏铁素等这些物质随食物进入体内后,可能引起癌症。所以,我们在膳食选配原料时,应考虑避免或清除这些常见的致癌物质,最好不用,以预防癌症的发生。

三、防癌、抗癌的食物

(一)食物中的抑癌物质

1.多糖

多糖是所有生命有机体的重要组成成分并与维持生命所必需的多种功能有关,大量存在于藻类、真菌、高等陆生植物中。

(1)膳食纤维 膳食纤维是不能被人体吸收的多糖,但它的摄入量与结肠癌、直肠癌的发生呈显著的负相关,有研究报告吃低纤维素高脂肪膳食的人患结肠直肠癌的相对危险性高于吃低脂肪高纤维素的人。其主要作用膳食纤维可以吸附致癌物质和增加容积稀释致癌物。目前一致认为膳食纤维可增加肠道内容物的体积,刺激胃肠蠕动,帮助排便能缩短食物残渣在肠道停留的时间,缩短肠壁与粪便中有害毒物的接触时间,从而缩短致癌物在肠道的停留时间,减少肠癌发生的概率。

(2)活性多糖 活性多糖大多数可以刺激免疫活性,能增强网状内皮系统吞噬肿瘤细胞的作用,促进淋巴细胞转化,激活 T 细胞和 B 细胞,并促进抗体的形成,从而在一定程度上具有抗肿瘤的活性。如枸杞多糖、菌类多糖等生理活性物质,具有很好的抑癌、抗癌的作用,能大大提高肌体的免疫功能,是目前研究和开发的热门课题。作为免疫辅助药物,真菌多糖主要用来抑制肿瘤的发生、发展与转移,提高肿瘤对化疗药物的敏感性,改善患者的身体状况,延长其寿命。

2.维生素

(1)维生素 A 有人称维生素 A 为“抗癌维生素”。它可以有效地降低正常组织细胞对致癌物的易感性,阻止和抑制癌细胞增长,使正常组织恢复功能。它与维生素 C、E 协同作用,可使体内危险的氧化剂失效,从而起到防癌抗癌作用。维生素 A 对癌症的抑制作用主要是防止上皮组织癌变,防止对 DNA 的内源性氧化损伤,抑制 DNA 的过度合成与基底细胞的增生,使之维持良好的分化状态。维生素 A 对预防胃肠道癌和前列腺癌功能尤其显著,它能使正常组织恢复功能。同时,维生素 A 也可以抑制化学致癌物诱发肿瘤的形成,还能帮助化疗的病人降低癌症的复发率。维生素 A 作为一种抗癌营养素已确定无疑,食物中维生素 A 含量最丰富的食品是动物肝、鱼肝油、禽蛋、乳制品等动物性食品;黄绿色的新鲜蔬菜和水果,如胡萝卜、油菜、菠菜、韭菜、辣椒、南瓜、甘薯、杏等。在维生素 A 中,抗癌作用最突出的是胡萝卜素,多吃含胡萝卜素的食物对人体是有益的。维生素 A 的前 β-类胡萝卜素也具有抑制肿瘤发生的作用。含有较多天然类胡萝卜素的膳食可预防肺癌、食管癌、胃癌、乳腺癌和宫颈癌等,如 β-胡萝卜素、番茄红素。专家们指出,每天摄入 β-胡萝卜素达 6 mg,能起到保护身体,预防癌症的作用。

(2)维生素 C　维生素 C 又叫抗坏血酸,是一种抗氧化剂,能与亚硝酸形成中间产物,减少亚硝酸盐与胺类结合生成致癌物质亚硝胺,使人免除癌患,极大地降低食管癌和胃癌的发病率。维生素 C 还可以降低苯并芘和黄曲霉毒素 B 的致癌作用。维生素 C 可以保护其他水溶性维生素不被氧化,促进胶原细胞的形成,使细胞与细胞间排列整齐,以对抗癌细胞的侵袭。另外,维生素 C 还可以破坏癌细胞增生时产生的某种酶的活性,使癌细胞无法增生,并能减轻晚期癌症病人的症状和痛苦,延长病人的寿命。维生素 C 最明显的抗癌作用是降低胃癌的危险性。含有较多天然维生素 C 的膳食还能预防肺癌、胰腺癌和子宫颈癌。例如冰岛为胃癌高发国,当地居民吃鱼、羊肉多,谷类靠进口,蔬菜只见到少量土豆,水果产量很小。维生素 C 主要来源于新鲜的蔬菜和水果,如西红柿、黄瓜、圆白菜、油菜、心里美萝卜、鲜枣、苦瓜、柑橘、草莓、西瓜、柿子椒、刺梨、酸枣、猕猴桃等食物。

(3)维生素 E　维生素 E 具有很强的抗氧化性。维生素 E 含量高的食物对致癌物有很强的解毒能力,在肠道内能阻断亚硝胺的形成。维生素 E 还能减弱体内的氧化,减慢肿瘤的生长速度,因此有较强的抗癌作用。美国最近一项研究还证实,维生素 E 有防止前列腺癌和膀胱癌的作用。维生素 E 是脂溶性维生素,最主要的膳食来源是植物油,如棕榈油、玉米油、大豆油、橄榄油、坚果、葵花籽,小麦芽中也含有维生素 E。另外含维生素 E 丰富的食物还包括核桃、花生、瓜子、瘦肉、牛奶、蛋类、麦芽及深绿色的蔬菜等。

(4)B 族维生素　B 族维生素包括维生素 B_1(硫胺素)、维生素 B_2(核黄素)、维生素 B_3(烟酸、PP、尼克酸)、维生素 B_6(吡哆辛)、维生素 B_{12}(钴胺素)、泛酸、叶酸、肌醇、胆碱、生物素等。它们是构成体内辅酶的主要成分,调节影响体内代谢,可以抑制癌细胞生成。例如,维生素 B_{12} 是一种含有氰酸的化合物,在其分解酶的作用下,可分解为氰酸和苯甲醛。氰酸有毒能杀死癌细胞,苯甲醛也具有很强的抗癌作用;叶酸是保持人体健康必需的物质,参与人体内多条代谢通路,特别是嘌呤和嘧啶的合成,它们是 DNA 合成和细胞复制所必需的;维生素 B_6 是一类水溶性维生素,参与神经递质的合成、红细胞的形成、烟酸的合成、类固醇激素的功能和核酸的合成。维生素 B 含量高的食物包括粮谷、豆类、酵母、干果、动物内脏等。

3.微量元素

某些微量元素对癌症的抑制作用是当今生命科学领域的重要研究课题。目前已知,含硒、碘、锌、钼、锗、铁的食物能起到防癌、抗癌作用。

硒是谷胱甘肽过氧化物酶(GSH-Px)的成分,具有抗氧化作用,对化学致癌、动物自发性癌以及移植癌均有不同程度的抑制作用。硒能阻断致癌物在体内的代谢或活化过程,抑制癌细胞的能量代谢和增殖。特别是胃肠道、泌尿生殖系统肿瘤和硒摄入量呈负相关。资料表明,土壤、食物含硒量高的国家和地区,癌症的死亡率低。对我国肝癌高发地区(如江苏启东)的人群给予亚硒酸钠强化食盐和加服硒酵母,6 年后补硒人群肝癌年发病率从 52.84/10 万下降到 33.05/10 万。硒还能调节维生素 A、维生素 C、维生素 E 在机体的吸收和消化。含硒量丰富的食物有大蒜、海产品、大米等。

另外,锌对癌症的形成能起到抑制作用,还可以促进血液中抗感染淋巴细胞的增加。含锌量丰富的食品有海产品及水生贝壳类、蛋类、小麦胚芽和瘦肉。碘是合成甲状腺素所必需的物质,碘可预防甲状腺癌、女性乳腺癌、子宫内膜癌和卵巢癌等,如果缺乏,易发生甲状腺癌瘤,所以应经常吃含碘丰富的海带、紫菜等海产品。钼可抑制食道癌的发病率,一般豆科植物、蔬菜、动物肝脏中钼含量较高;缺铁常与食道和胃部肿瘤有关等。

(二)抗癌食物

经过医学家和营养学家们不断地研究,探索了食品营养素与癌症之间的复杂关系,发现许多具有一定的防癌、抗癌作用的食物存在于人们的日常饮食中,如大豆、大蒜、香菇、木耳、海带、紫菜、海参、牡蛎、番茄、菠菜、胡萝卜、动物肝、乌龙茶、绿茶等。

1.食用菌藻

菌类及藻类食品中含有丰富的活性多糖,具有较强的防癌抗癌作用,主要有香菇、猴头菇、银耳、木耳、灵芝、金针菇、海带等。

(1)香菇 香菇中含有强抗癌功效的成分主要是香菇多糖,它能提高 T 细胞的活力,诱发体内干扰素的产生,增强人体免疫功能。香菇中还有一种 1,3-葡萄苷酶的抗癌物质,可提高机体的抗癌能力。香菇中还含有腺嘌呤、胆碱、络氨酸、氧化酶以及某些核酸,能起到降压、降胆固醇、降血脂的作用。

(2)金针菇 金针菇中含有一种叫枯菇素的物质,有增强机体对癌细胞的抗癌能力。金针菇含有氨基酸和核酸,其中赖氨酸和精氨酸尤为丰富,对增加智力和身高有良好的作用,被誉为"增智菇"。金针菇还能降胆固醇、预防肝病和肠胃溃疡。

(3)平菇 平菇中的蛋白多糖对癌细胞有很强的抑制作用,能增强机体的免疫功能。常食平菇不仅能改善人体的新陈代谢、调节植物神经,且对减少血清胆固醇、降低血压和血脂、防治肝炎和预防癌症有明显的效果。

(4)草菇 草菇中含有一种异种蛋白物质,有消灭人体癌细胞的作用。草菇中丰富的维生素 C、核酸有助于增强机体免疫功能,促进新陈代谢,增强抗病能力。

(5)银耳 银耳含有银耳酸性多糖,能显著抑制肿瘤细胞 DNA 的合成,提高人体的免疫功能,起扶正固本与抗癌作用。银耳还具有强精、补肾、润肠、益胃、保肝、补血、和血、美容、嫩肤之功效。

(6)猴头菌 猴头菌含有多肽、多糖和脂肪族酰胺等抗癌物质,具有很好地增强人体免疫功能的作用,对消化道肿瘤疗效较好,还可用于消化不良、胃溃疡等症。

(7)松茸菌 松茸菌是名贵食用菌之一,有"食用菌之王"美称。据日本资料报道,松茸菌有很强的抗癌作用,其抗癌作用可达 90% 以上。

(8)灵芝 灵芝具有显著的抗肿瘤与抗癌作用。其主要成分为灵芝多糖,是一种新内源活性物质,能显著提高巨噬细胞的吞噬能力,增强体液免疫和细胞免疫功能,提高红细胞超氧化物歧化酶 SOD 活性,激活体内 CAD 酶,剪断癌细胞的 DNA,造成癌细胞端粒失去活性,丧失生长能力。灵芝多糖还可促进干扰素的生成,提高免疫功能,抑制癌细胞转移。

(9)海带 据日本专家研究发现,海带与裙带等褐藻类含有一种黏性多糖——岩藻质,它具有很强的抗癌作用,能诱发对白血病、大肠癌细胞、胃癌细胞等的过敏毒素产生,诱导癌细胞自杀。此外,岩藻多糖还是极好的食物纤维,能促进胃肠蠕动,防止便秘和大肠癌的发生。

2.水果

水果蔬菜除了含有丰富的维生素 C 之外,还有其他一些生物活性物质,能够调节人体的免疫机能,抑制癌症的发生。

(1)沙棘 沙棘含有 160 多种生物活性物质,富含维生素、胡萝卜素、儿茶素、花青素、苦木素、黄酮类、生物碱、脂肪酸以及人体所需的 8 种氨基酸和 11 种微量元素,能调节机体免疫功能,清除自由基,直接杀死癌细胞,阻断癌细胞的再生。沙棘叶(茶)能抑制肝癌病灶生长,沙棘油对肿瘤细胞有杀死作用。沙棘茶与沙棘油对冠心病、心绞痛、胃病、动脉硬化均有良效。

(2)葡萄与葡萄酒 含有白黎芦醇及葡萄糖苷,具有抑制肿瘤、防癌与抗癌作用。还有消炎抗过敏作用。

(3)柑橘 柑橘类水果除了含有丰富的 β-胡萝卜素、维生素 C、膳食纤维等抗癌营养素外,还含有黄酮成分,具有抵抗肺癌与黑色素瘤的功效。每天吃 2 个柑橘,就可望获得抑制癌症发生的最佳效果。

(4)无花果 无花果果实中这些含有大量葡萄糖、果糖、枸橼酸、苹果酸、醋酸、蛋白质水解酶等,成分能阻止癌细胞的蛋白质合成,阻止癌细胞生长,是较好的抗癌食品。我国民间用无花果治疗直肠癌效果明显。

除此之外,苹果除含有丰富的维生素 C、苹果酸、柠檬酸、酒石酸、多糖类、多种维生素及矿物质外,还含有大量的果胶和纤维素,对大便有充实、成块的作用,易与致癌性放射性物质结合后排出体外,有利于防癌。尤其是大量的果胶,有使血胆固醇下降的作用,还有助于排除放射性元素锶。大枣有抑癌作用,与其含有大量的环磷酸腺苷有关。

3.蔬菜

(1)番茄 番茄的抗癌成分主要是番茄红素。能保护人体细胞免受自由基侵害,同时帮助修复体内受损细胞,激发围歼肿瘤细胞的抗体,使癌细胞失去活性,逐渐死亡。摄取高量的番茄红素,可预防前列腺癌、胸腺癌、消化道癌、乳癌、宫颈癌、皮肤癌、肺癌、肝硬化以及心血管疾病。

(2)十字花科蔬菜 对预防结肠癌、直肠癌有作用,常见的有大白菜、紫油菜、莲花白、花椰菜、西兰花、卷心菜、洋白菜等。十字花科蔬菜含有吲哚类化合物,主要是芳香异硫氰酸和二硫酚硫酮,能促进人体产生细胞保护酶,杀死白血病细胞。另外,吲哚化合物,如吲哚-3-甲醇(IDC),可增强雌二醇在肝脏的 α-羟化过程,使其活性降低,从而能预防与雌激素有关的肿瘤,如乳腺癌;能使黄曲霉素 B 诱发的肝癌发病率下降 50%,对胃癌细胞癌化等有抑制作用。目前,花椰菜已被列入世界抗癌食谱。

(3)葱属植物 葱属植物包括洋葱、大葱、小葱、大蒜和韭菜等,对预防胃癌、结肠癌、直肠癌有作用。大蒜不但具有杀菌作用,还含有抑癌的硒。肉毒梭菌是造成胃癌的"凶手",是胃内亚硝酸盐的还原菌,它能破坏肉类中的蛋白质使之变为有机胺,并进一步转化为二甲基亚硝酸胺。大蒜油中含有的大蒜新素(二烯丙基二硫醚)和大蒜素(二烯丙基三硫醚),可以增加解毒酶的活性,并有抗胃幽门螺旋杆菌的作用,能阻断亚硝酸盐类在胃内的形成和积累,抑制癌的生成。洋葱是唯一含有前列腺素的植物性食物,具有舒张血管、降低血糖与血压的作用。洋葱中含有大量的抗变异原性物质和微量元素硒,能抑制致癌的变异原物质产生,降低癌症的发病率。

(4)红、白萝卜　红萝卜即胡萝卜,含有丰富的胡萝卜素,能减少咽喉、食管和胃肠等炎症,组织器官的癌前病变,并能使细胞内的溶酶体破裂放出水解酶,使癌细胞溶解、消退。白萝卜含有纤维木质素,能提高巨噬细胞的吞噬能力,加强机体的抗癌能力,还具有缓慢降血压作用。

(5)莴苣　含有一种芳香烃羟化酶,能分解食物中的亚硝胺,组织癌细胞的形成。对于胃癌、肠癌、肝癌等消化系统癌症有一定预防作用。

(6)百合　百合中含有秋水仙碱等多种生物碱,对血管、皮肤癌、乳腺癌、鼻咽癌、宫颈癌等有较好的疗效,是比较理想的抗肿瘤食物。还有安神、养五脏的作用。

(7)辣椒　辣椒素既有抗癌作用,也有致癌效应,若适量减少食用量,辣椒素在肠道内被血液吸收再送往肝脏,这时起抗癌作用;如摄入量过多,则成为毒性。辣椒素是一种抗氧化剂,能阻止病变细胞代谢,终止癌变过程。

(8)芹菜　芹菜经肠内消化作用能产生木质素和肠内酶,抑制引起结肠癌的致癌物质的产生。另外,芹菜中纤维素含量很高,可预防结肠细胞的癌变。

4.粮食类

(1)全粒谷物　欧洲等国研究发现,全粒谷物含有抗癌作用的物质,如类胡萝卜素、维生素E、三烯生育酚、硒及黄酮、酚酸、木酚素等,能减少某些癌症的危险性,特别是预防胃癌和大肠癌。

(2)甘薯　甘薯含有一种脱氢表雄酮的特殊化学物质,可以防止结肠癌和乳腺癌。另外,甘薯含有丰富的黏液蛋白,对人体有特殊的保护作用,可提高机体的免疫功能。

(3)荞麦　含有黄酮、槲皮素、儿茶素、芦丁等特殊成分,具有抗感染、抗突变、抗肿瘤等作用。芦丁与槲皮素能减少结肠癌的危险性。

(4)大豆　大豆中含有多种抑癌成分,如异黄酮、蛋白酶抑制剂、植酸、食物纤维、叶酸、皂素、植物固醇等,大豆摄入量与乳腺癌、胰腺癌、结肠癌、肺癌和胃癌等许多癌症的发病率呈负相关。其中异黄酮是大豆中特有的抗癌因子,它能将癌细胞正常化,抑制产生肿瘤的关键酶,从而抑制肿瘤形成。异黄酮对与雌激素相关的骨质疏松、更年期综合征、心血管疾病、雌激素依赖型肿瘤等都有防治效果。大豆皂苷能直接破坏肿瘤细胞的结构,抑制过氧化脂质,减少心肌和皮肤的褐色素产生。

其他豆类如豌豆、扁豆、架豆等,是高钾低钠、纤维素多的食物,且含有许多矿物质和维生素,能提供大量的核酸,富含核酸的食物可以滋养人体内细胞的正常生长,提高细胞免疫力,增强抑癌功能。

(5)芝麻　芝麻所含的芝麻素能消除体内有害物质,具有明显的抗癌功能。另外,芝麻素具有降低低密度脂蛋白胆固醇、预防动脉硬化的效果。

5.其他保健食物

(1)茶　包括红茶和绿茶,都能降低癌症发病率。尤其是绿茶对实验性肿瘤具有一定的化学预防作用,其中的茶多酚,具有抗肿瘤、抗衰老、降低胆固醇、阻止动脉粥样硬化的功效。其他物质如维生素C、维生素E、类胡萝卜素、硒等也具有一定的作用。

(2)牛羊乳 牛奶、羊奶中含有大量特种脂肪酸(CLA脂肪酸),能阻止肿瘤的生长,可预防血癌、乳腺癌、卵巢癌、前列腺癌等发生。牛奶还含有丰富钙、维生素 B、维生素 A、维生素 C、维生素 D 等,都具有奇特的抗癌性。

(3)水产品 甲鱼能有效预防和抑制肝癌、胃癌等,并广泛用于因放化疗引起的虚弱、贫血、白细胞减少等。日本研究还发现,甲鱼壳也有抗癌效果,可使癌肿块缩小。

鱼类含有丰富的锌、硒、钙、碘等物质,具有抗癌作用,尤其是青鱼含核酸丰富,有利于防癌。

(4)蜂蜜、蜂胶 蜂蜜为常用的甜味剂,蜂胶一般不直接食用。蜂蜜和蜂胶中含有 PRCA 超级抗原,它可以直接攻击癌细胞的 DNA,使癌细胞在 3 个月至 1 年内失去活性,具有明显的抗恶性肿瘤的作用。

(5)参类 海参体内的海参素对小鼠肉瘤有抑制作用。人参中的蛋白质合成促进因子,可治疗人体胃癌、胰腺癌、结肠癌、乳腺癌,连续服药 3 个月,多数患者症状改善,寿命延长。

(6)姜黄素 存在于姜黄中,是一种多酚类化合物,具有很强的抗氧化作用、自由基清除作用和强有力的抗亚硝基化作用。

(7)动物肝脏 肝脏含有大量的维生素 A、维生素 B、叶酸,同时还含有硒和大量能预防癌症的核酸。肝脏中的维生素 A 远远超过奶、蛋、肉等食品,并且还含有较多的维生素 C,这些都具有很强的抗癌作用。

四、肿瘤患者的合理膳食

(一)健康的膳食结构,食物多样化

食用营养丰富的,以植物性食物为主的多样化膳食,使各种营养素齐全、营养素之间比例恰当,符合平衡膳食要求,选择富含各种蔬菜和水果、豆类的植物性膳食;适量蛋白质摄入,包括一定数量的优质蛋白质(鱼肉、蛋、奶)和豆类食品。不要偏食,偏食易发生营养平衡失调或某种营养的过多或过少,长期将导致营养缺乏病,也可因影响免疫功能的正常发挥而导致癌症的发生。

(二)控制总能量摄入,保持适宜的体重

长期限制能量可减少多种肿瘤的发生,并使自发性肿瘤的潜伏期延长,肿瘤的数目减少,还可抑制移植性肿瘤的成活与生长速度。控制能量主要是限制饮食中的碳水化合物和脂肪。总脂肪和油类提供的能量应占总能量的 15%～30%,饱和与不饱和脂肪酸的比例合适。限制脂肪含量较多,特别是动物性脂肪较多的食物,植物油也应适量,且应选择含单不饱和脂肪并且氢化程度较低的植物油。

选用富含淀粉和蛋白质的植物性主食,应占总能量的 45%～60%,还应尽量食用粗加工的食物。精制糖提供的总能量应限制在 10% 以内。

红肉的摄入量应低于总能量的 10%,每日应少于 80 g,最好选择鱼、禽类或非家养动物的肉类,摄入适量蛋白质。

(三)充足的蔬菜和水果,保证维生素的摄入

鼓励全年多吃蔬菜和水果,使其提供的能量达到总能量的 7%,新鲜的蔬菜和水果在为人体提供必需的维生素、矿物元素的同时,还含有一些保护性的营养素和具有抗癌、抗肿瘤作用

的功能性成分。每日蔬菜要保持一定量,每日达 400～800 g,一般成人每天食用 500 g 左右。

(四)提倡全谷类食物,补充膳食纤维

保证有足量的微量元素、膳食纤维。谷物、玉米、糙米、米糠含有抑制癌细胞增殖成分,能使人体内的致癌物质失去作用,可预防肺癌、胃癌、食管癌、膀胱癌。

(五)选择新鲜食物,合理烹调

易腐败的食品在购买时和在家中都应冷藏或其他适当方法保藏,时间不宜过长,尽力减少霉菌对食品的污染。应避免食用受霉菌毒素污染或在室温下长期储藏的食物(花生、玉米易受霉菌污染)。改进烹调方法,在吃肉和鱼时用较低的温度烹调,不要食用烧焦的肉和鱼,烧焦烤糊的食品含有 3,4-苯并芘;也不要经常食用炙烤、熏制和烟熏的肉和鱼。提倡快炒或生食新鲜蔬菜,以减少维生素 C 的流失。

(六)低盐饮食,限制烟酒

成人每日从各种来源摄入的食盐不应超过 6 g,其中包括盐腌的各种食品。食盐过多可能会增加胃癌的危险性。

不要饮酒,尤其反对过度饮酒,长期大量饮酒会引起肝硬化并可能引起癌变。如果要饮酒,男性应限制在 2 杯,女性在 1 杯以内(1 杯的定义是啤酒 250 mL,葡萄酒 100 mL,白酒 25 mL)。孕妇、儿童及青少年不应饮酒。

烟叶中含有很多有害甚至是致癌的物质,不要吸烟和不嚼烟草。

(七)生活饮食要规律,保持适量运动

一日三餐要按时,两餐之间间隔适宜。进食时不宜过快、过烫。注意饮水水质。保持精神开朗、情绪乐观,不过度疲劳;进行体育锻炼,从事轻或中等体力活动,则每天应进行约 1 h 的快步走或类似的运动,每周还要安排至少 1 h 的较剧烈出汗运动。不要吃太烫的食物,太烫的食物会灼伤口腔和食道表皮细胞。

本 章 小 结

本章主要对肥胖症、糖尿病、高血压、恶性肿瘤等疾病的发病原因进行了分析,从膳食营养方面提出了对这些疾病如何预防的策略。

肥胖症、糖尿病、高血压、恶性肿瘤等疾病是由多种因素引起的,包括年龄、遗传、工作环境、生活方式、食物加工与贮藏等,尤其是与膳食结构密切相关,如暴饮暴食、食物搭配不合理、偏食挑食、某些营养素的摄入不足或过剩等是不合理的膳食结构,从很大程度上可以导致以上疾病发生。

高血压的营养防治主要应控制总热能的摄入,以能保持标准体重为宜;限制食盐摄入,选择低钠高钾食物,补充钙质;降低脂肪和精制糖的摄入量,适量摄入蛋白质,尽量不吃辛辣等刺激性强的食品与调味品,注意多摄入维生素 C 含量高的食品;限制烟酒,注意多运动。

肿瘤的营养防治主要注重食物多样化,营养均衡;多吃蔬菜、水果,选择菌类、豆类食物,充足摄入各类维生素和矿质元素;不吃烧焦的食物,少吃烤鱼、烤肉、熏肉等,最好煮、蒸、炒食物;限制饮酒;选择新鲜食物,少吃腌制食物,不吃在常温下保存过久、发霉的食物;限制高脂肪、高糖饮食。

复习思考题

1. 解释肥胖症的概念。
2. 肥胖症的判断标准有哪些？
3. 造成肥胖症的原因主要有哪些？
4. 肥胖病人的合理膳食应从哪几个方面入手？
5. 解释糖尿病的概念。
6. 糖尿病的种类有哪些？
7. 造成糖尿病的原因主要有哪些？
8. 糖尿病的膳食原则包括哪几个方面？
9. 简述食盐摄入过多引发高血压的机制。
10. 高血压患者在饮食上应注意什么？
11. 致癌的因素有哪些？哪些食物可抑癌？
12. 防治癌症，应该怎样调理饮食？

项目七 食品污染及其预防

【学习目标】

1. 掌握食品中可能存在的污染物种类及污染食品的途径；菌落总数与大肠菌群的概念与食品卫生学意义；食品的霉菌污染及食品卫生学意义；各种农兽药的残留及毒性特点，控制农兽药在食品中残留的措施；有害金属对食品的污染途径、毒性与危害；食品中致癌物的污染来源、毒性及其预防措施；食品容器、包装材料的主要卫生问题。

2. 熟悉食品中常见的细菌、霉菌；污染食品的黄曲霉毒素的来源、性质、含量水平及预防措施；食品中主要致癌物的种类及理化特性；物理性污染的分类；放射性污染的来源、危害及控制污染的措施。

3. 了解有机氯、有机汞等农药的残留特点；食品放射性污染对人体的危害；食品中汞、镉、铅、砷的允许含量；放射性核素向食品转移的途径；食品添加剂的安全管理。

【教学基本内容】

◆食品污染定义与分类（生物性污染、化学性污染、放射性污染）

◆生物性污染（细菌污染、霉菌污染和人畜共患传染病污染）及预防

◆化学性污染（农药污染、兽药污染、有害金属污染、多环芳族化合物、杂环胺类化合物、二噁英类化合物、N-亚硝基化合物污染、食品容器和包装材料污染）及防治

◆食品物理性污染（食品杂物和放射性污染）及预防

◆食品添加剂的污染与预防

任务一 食品污染概述

一、食品污染的定义

食品污染是指环境中有毒、有害物质进入正常食品的过程。食品在生产、加工、贮存、运输及销售过程中会受到多方面的污染。人们食用被污染的食品后可患某种疾病或发生急性短期效应的食源性疾病或具有慢性长期效应的食源性危害，直接影响人体健康甚至危及生命。

二、食品污染的分类

(一)生物性污染

食品的生物性污染包括微生物、寄生虫和昆虫的污染,其中以微生物的污染占有很大比重,危害也较大,主要有细菌与细菌毒素、霉菌与霉菌毒素。在食品中的细菌包括引起食物中毒、人畜共患传染病的致病菌和作为污染标志的非致病菌。寄生虫和虫卵主要是通过病人、病畜的粪便间接通过水体或土壤污染食品或直接污染食品,危害较大的有蛔虫、绦虫、中华枝睾吸虫以及旋毛虫及虫卵。经常污染食品的昆虫有螨类、谷蛾、谷象虫等,这些昆虫均能降低食品质量。

(二)化学性污染

食品的化学性污染主要有以下几种:①食品的药物污染。农药、兽药等使用不当,造成对食品的污染,并在食品中残留。②有害金属污染。食品所用的容器、包装材料、添加剂等使用不当,以及工业"三废"不经处理排入农田、大气中的有害金属污染食品。③有害化合物污染。工业"三废"、包装材料以及食品在加工过程中产生有害化合物使食品受到污染。

(三)放射性污染

食品的放射性污染主要来自放射性物质的开采、冶炼、生产以及在生活中的应用与排放。特别是半衰期较长的放射性核素污染,在食品卫生上更为重要。

三、食品污染的途径

(一)内源性污染

内源性污染是指动、植物体在生长发育过程中,由于本身带染的生物性或从环境中吸收的化学性或放射性物质而造成的食品污染称为内源性感染。

1. 内源性生物性污染

动植物在生活过程中由本身带的微生物或寄生虫而造成的食品污染。

(1)畜禽生前感染人兽共患病。

(2)畜禽生前感染固有疾病,抵抗力下降引起继发性感染。

(3)畜禽生活期间带染某些微生物,畜禽抵抗力下降引起这些微生物浸入肌肉,肝脏等部位,造成肉品污染。

2. 内源性化学污染

畜禽吃食受化学污染的饲料而使污染物富集(富集浓度可达饲料或环境浓度的上百万倍)。

3. 内源性放射性污染

水生生物对放射性物质的浓集作用(浓集系数＝机体放射性物质浓度/水体中放射性物质的浓度)。

(二)外源性污染

外源性污染是指食品在生产、加工、运输、储藏、销售等过程,由于不遵守操作规程或不按卫生操作,导致食品的生物性、化学性或放射性污染。又称第二次污染。

1. 外源性生物性污染

食品在加工、运输、储藏、销售、烹饪等过程中由于不遵守操作规程,使其受到微生物等的污染。这是动物性食品受微生物污染的主要途径之一,其污染的来源主要有①通过水的污染;②通过空气的污染;③通过土壤的污染;④生产加工过程的污染;⑤运输、保藏过程的污染;⑥病媒害虫的污染。

2. 外源性化学性污染

食品在加工、运输、储藏、销售、烹饪等过程中受到有毒害化学物质的污染。造成这一类污染的原因是多方面的,污染的有毒、有害化学物质的种类更是繁多。其污染的来源主要有①通过水的污染;②通过空气的污染;③通过土壤的污染;④加工过程的污染;⑤运输过程的污染。

任务二 生物性污染及其预防

一、食品的细菌污染及预防

食品微生物污染是指食品在加工、运输、贮藏、销售过程中被微生物及其毒素污染。食品微生物污染一方面降低了食品的卫生质量,另一方面对食用者本身可造成不同程度的危害。其中,细菌对食品的污染是最常见的生物性污染,是食品中最主要的卫生问题。

(一)细菌污染的途径

1. 原材料受污染

食品原料在采集、加工表面往往附着细菌,尤其在原料破损处有大量细菌聚集。此外,当使用任何未达到国家标准的水进行洗涤、烫漂、煮制、注液等工艺处理时,均可引起加工食品的细菌污染。因此,不洁净的生产用水也是微生物污染食品的主要途径及重要污染源。

2. 加工过程中的污染

(1)环境污染 食品加工的环境不清洁,空气中的细菌会随灰尘沉降到食品、食品加工原料、半成品和加工机械设备上而造成食品的污染。

(2)从业人员的污染 食品从业人员不注意个人卫生,不认真执行卫生操作规范,或从业人员患有传染性疾病,均可通过其手、衣服、呼吸道、头发等直接或间接造成食品的污染。

(3)加工中的交叉污染 加工过程中不合理的操作和管理,灭菌不彻底,加工用水、用具、设备和杂物不清洁以及加工过程原料、半成品、成品交叉污染,则食品中细菌的数量不但未能得到控制,还会因此使污染增多。

3. 储藏过程中的污染

食品储藏的环境与条件是食品储藏过程中造成微生物污染的主要因素,不良的储藏环境会使细菌通过空气、鼠或昆虫污染食品;不利的储藏条件会使残留在食品中的细菌生长繁殖,使细菌的数量上升。

4. 运输与销售过程中的污染

食品运输的交通工具和容器具不符合卫生条件,可使食品在运输过程中再次受到污染;食品在销售过程中的污染往往被忽视,散装食品的销售用量具、包装材料都可能成为污染源;销售人员不合理的操作也可能造成食品的污染。

5.食品消费过程中的污染

食品在消费过程中也可能被污染且更易被忽视,食品在购买后到消费这一段时间内的存放不合理,如生熟不分,或过分相信冰箱而使食品在冰箱中的存放时间过长,或烹调用具的不卫生等均可造成食品的污染。

(二)细菌污染对人体的危害

1.食物中毒

当人食用了含有大量细菌或细菌毒素的食品后,就会发生不同程度的中毒。目前,我国发生较多的细菌性食物中毒有沙门氏菌、副溶血性弧菌、变形杆菌、金黄色葡萄球菌、致病性大肠杆菌、肉毒梭菌等。

2.传播人畜共患疾病

当食品经营管理不当,特别是对原料的卫生检查不严格时,销售和食用了严重污染病原菌的畜禽肉类,或由于加工、储藏、运输等卫生条件差,致使食品再次污染病原菌,可能造成人畜共患疾病的大量流行,如炭疽病、布鲁氏杆菌病、结核病、口蹄疫等。

(三)食品细菌污染的指标与食品卫生学意义

反映食品卫生质量的细菌污染指标,主要有菌落总数和大肠菌群。

1.菌落总数

菌落总数是指每克、每毫升或每平方厘米食品在严格规定的条件下(样品处理、培养基及其 pH、培养温度与时间、计数方法)培养,使适应这些条件的每一个活菌细菌都生成一个肉眼可见的菌落,其结果称为该食品的菌落总数,以菌落形成单位表示。

我国及大多数国家食品卫生标准中,都采用这一项指标,并规定了各类食品菌落总数的最高允许限量。

食品菌落总数对食品具有两方面的卫生学意义。一方面是食品清洁状态的标志。因为食品中细菌污染数量不一定代表食品对人体健康的危害程度,但它却反映食品的卫生质量,以及食品在生产、储存、运输、销售过程中的卫生措施和管理情况。另一方面是作为评定食品腐败变质程度(新鲜度)的指标。因为食品中细菌在繁殖过程中分解食品成分,所以食品细菌数量越多越能加速食品腐败变质。

2.大肠菌群

大肠菌群包括肠杆菌科的埃希氏菌属、柠檬酸杆菌属、肠杆菌属和克雷伯菌属。这些菌属中的细菌直接或间接来自于人和温血动物的肠道,大肠杆菌已被许多国家用作食品生产上卫生质量鉴定的指标。

食品中检出大肠菌群的卫生意义如下:①表示食品曾受到人与温血动物的粪便污染。其中典型大肠杆菌说明粪便近期污染,其他菌属可能为粪便的陈旧污染。②作为肠道致病菌污染食品的指标菌。这是由于大肠菌群与肠道致病菌来源相同,而且在一般条件下大肠菌群在外界生存的时间与主要肠道致病菌也是一致的。当然,食品中检出大肠菌群,只能说明肠道致病菌有存在的可能。因为大肠菌群是嗜中温菌,在 5℃以下的温度基本不能生长。因此,不适于低温的水产食品,尤其是冷冻食品。

(四)预防细菌污染的措施

(1)建立健全卫生管理机构和管理制度。

(2)提高原辅料的卫生质量。

(3)遵守生产经营过程的卫生要求。

(4)搞好从业人员个人卫生。

(5)彻底杀灭食物中污染的细菌。

二、霉菌与霉菌毒素污染及其防治

霉菌在自然界中分布极广,约有 4.5 万种。多数霉菌对人体是有益的,如发酵、酿造、抗生素等的生产都离不开霉菌,但也有一些霉菌对人体有害,这主要是由于霉菌中的少数菌种或菌株能产生对人体有害的霉菌毒素。

霉菌毒素是霉菌在其所污染的食品中产生的有毒代谢产物。目前已知的霉菌毒素大约为 200 种,一般按其产生毒素的主要霉菌名称来命名,与食品卫生关系密切的有黄曲霉毒素、赭曲霉毒素、杂色曲霉毒素、镰刀菌霉毒素、黄变米毒素等。

(一)霉菌污染途径

粮食作物在农田就有可能受到霉菌的感染,感染霉菌的粮食收获后,其水分达 17%～18%时,霉菌迅速生长繁殖或产生毒素。收获后的粮食不及时干燥脱水,或干燥脱水后贮存在较高温度、较大湿度的环境中,霉菌也极易生长繁殖或产生毒素。土壤、水、空气中含有大量的霉菌,这些霉菌可以通过接触而污染食品。未经彻底清洗或消毒而连续使用的运输工具造成对所运输食品的污染。各种加工机械上附着有霉菌,它们也可污染食品。

(二)霉菌对人体的危害

主要有食物中毒、致癌性、致畸性、致突变等。

(三)霉菌污染的指标及食品卫生学意义

霉菌污染食品的指标主要有两方面:一方面是霉菌污染度即单位重量(g)或容积(mL)的食品带染霉菌的情况。我国目前已制定了一些食品中霉菌菌落总数的国家标准如表 7-1 所示。另一方面是霉菌菌相的构成。

表 7-1 几类食品中霉菌菌落总数国家标准

标准号	标准名称	项目	指标
GB 5420—85	硬质干酪卫生标准	霉菌数/(个/g)	≤50
GB 7101—94	固体饮料卫生标准	霉菌数/(个/g)	≤50
GB 14884—94	蜜饯食品卫生标准	霉菌数/(个/g)	≤50
GB 14891.2—94	辐照花粉卫生标准	霉菌数/(个/g)	≤100
GB 14891.4—94	辐照生杏仁卫生标准	霉菌数/(个/g)	≤100
GB 14963—94	蜂蜜卫生标准	霉菌数/(个/g)	≤200
GB2 759.2—96	碳酸饮料卫生标准	霉菌数/(个/mL)	≤10
GB 10327—96	乳酸菌饮料卫生标准	霉菌数/(个/ mL)	≤30
GB 17324—1998	瓶装饮用纯净水卫生标准	霉菌数/(个/ mL)	不得检出

续表 7-1

标准号	标准名称	项目	指标
GB 17325—1998	食品工业用浓缩果蔬汁(浆)卫生标准	霉菌数/(个/mL)	≤20
GB 17399—1998	胶姆糖卫生标准	霉菌数/(个/g)	≤20
GB 7099—1998	糕点、面包卫生标准	霉菌数/(个/g)热加工出厂	≤50
		热加工销售	≤50
		冷加工出厂	≤100
		冷加工销售	≤150

(四)霉菌和霉菌毒素的食品卫生学意义

1.霉菌污染引起食品变质

霉菌最初污染食品后,在基质及环境条件适宜时,首先引起食品的腐败变质,不仅可使食品呈现异样颜色、产生霉味等异味,食用价值降低,甚至完全不能食用,而且还可使食品原料的加工工艺品质下降,如出粉率、出米率、黏度等降低。粮食类及其制品被霉菌污染而造成的损失最为严重。

2.霉菌毒素引起人畜中毒

霉菌毒素中毒的临床症状表现多种多样,较为复杂。有因短时间内食入大量霉菌毒素引起的急性中毒,也有因少量长期食入含有霉菌毒素的食品而引起的慢性中毒,表现为诱发肿瘤、造成胎儿畸形和引起体内遗传物质发生突变等。

(五)几种重要霉菌毒素污染及预防措施

1.黄曲霉毒素

黄曲霉毒素是人们研究得最多的真菌毒素,是由黄曲霉和寄生曲霉产生的一类代谢产物,具有极强的毒性和致癌性。1960 年,当时英国有 10 万只火鸡幼禽在食用了从非洲和南美洲进口的花生粉之后全部死亡。人们从有毒的饲料中分离出了黄曲霉和这种霉菌产生的一种毒素,被定名为黄曲霉毒素。

(1)化学结构与特性 黄曲霉毒素耐热,一般在烹调加工的温度下破坏很少。在 280℃ 时发生裂解,其毒性被破坏。黄曲霉毒素几乎不溶于水,但在加氢氧化钠的碱性条件下,黄曲霉毒素的内酯环破坏,形成香豆素钠盐,该钠盐溶于水,故可通过水洗予以去除,但加碱需足够的数量。黄曲霉毒素易溶于油和一些有机溶剂,如氯仿和甲醇,但不溶于正己烷、石油醚及乙醚。

(2)产生条件 产生黄曲霉毒素的霉菌只有黄曲霉和寄生曲霉,其产毒能力及产毒量,不同菌株的差异极大。除菌株本身的产毒能力外,湿度(80%~90%)、温度(25~30℃)、氧气(1%以上)均是黄曲霉生长繁殖产毒所必要的条件。

(3)对食品的污染 黄曲霉毒素对粮食食品的污染非常广泛,花生及其制品、花生油、玉米污染严重,大米、小麦、面粉污染较轻,豆类很少受到污染。目前有 60 多个国家制定了食品和饲料中黄曲霉毒素限量标准和法规。

(4)毒性

①急性毒性。黄曲霉毒素是一种毒性极强的剧毒物,其毒性为氰化钾的 10 倍,对鱼、鸡、鸭、大鼠、豚鼠、兔、猫、狗、猪、牛、猴及人均有强烈毒性。一次大量口服后,可出现肝实质细菌

坏死、胆管上皮细菌增生、肝脂肪浸润及肝出血等急性病变。

②慢性毒性。黄曲霉毒素持续摄入所造成的慢性毒性,其主要表现是动物生长障碍、肝脏出现亚急性或慢性损伤。其他症状如食物利用率下降、体重减轻、生长发育缓慢、母畜不孕或产仔少。

③致癌性。动物实验证明长期摄入低浓度的黄曲霉毒素或短期摄入高浓度的黄曲霉毒素均可诱发肝癌,此外还可诱发胃癌、肾癌、直肠癌、乳腺癌、卵腺癌、卵巢及小肠等部位的肿瘤。另外,黄曲霉毒素对大鼠诱发肝癌的能力比二甲基亚硝胺大 75 倍,因此是目前公认的最强化学致癌物质。

（5）预防措施

防霉:

①在田间要防虫、防倒伏。

②收获时要及时排除霉变部分。

③脱粒后应及时晾晒,使水分降至安全水分以下,一般稻谷含水量在 13% 以下、玉米 12.5%、大豆 11%、花生 8% 以下。

④在收获储运过程中,应保持谷粒、花生、豆类等外壳完整无破损。

⑤在保藏过程中应注意控制粮库的温湿度,使其相对湿度不超过 70%,温度降至 10℃ 以下,还要注意通风;另外除氧充氮或用二氧化碳进行保藏,效果亦可以;γ 射线与药物防霉尚有待研究与推广。

去毒:

①挑选霉粒。国内曾在花生仁及玉米粒上试用,去毒效果好。

②碾轧加工法。一般适用于受污染的大米,精度碾轧加工可降低米中毒素含量。

③加碱去毒。黄曲霉毒素在碱性条件下,其结构中的内酯环破坏,形成香豆素钠盐,溶于水,故加碱后再用水洗,即可将毒素去除,适用于植物油。

④物理吸附法。含毒素液体食物可加入活性白陶土或活性炭等吸附剂,然后搅拌、静置,毒素可被吸附而去毒,适宜于植物油,加入 1.5% 白陶土,可使植物油中黄曲霉毒素中原来的 100 $\mu g/kg$ 降至 10 $\mu g/kg$ 以下。

⑤生物解毒法。有人比较了近 1 000 种微生物破坏黄曲霉毒素 B_1 的能力,发现某些霉菌和霉菌孢子能破坏一部分黄曲霉毒素 B_1,某些细菌也有此作用,其中以橙色黄杆菌作用最为显著,它可使花生油、花生、花生酱以及玉米等食品中的黄曲霉毒素全部而迅速地遭到破坏。采用生物学方法去除黄曲霉毒素,成本低,收获大,有发展前途,需进一步研究。

限制各种食品中黄曲霉毒素的含量。我国食品中黄曲霉毒素 B_1 允许量标准见表 7-2。

表 7-2　食品中黄曲霉毒素 B_1 允许量标准

食品种类	黄曲霉毒素 B_1/($\mu g/kg$)	标准来源
玉米、花生油、花生仁	≤20	
玉米、花生仁制品(按原粮折算)	≤20	
大米、其他食用油	≤10	GB 2711—81
其他粮食、豆类、发酵食品	≤5	
婴儿代乳食品	不得检出	

2.杂色曲霉毒素

杂色曲霉毒素是由杂色曲霉、构巢曲霉和焦曲霉产生。杂色曲霉和构巢曲霉存在于自然界中,可从大米、玉米、花生和面粉中分离出。

杂色曲霉毒素和黄曲霉毒素结构相似,还可以引起肾脏实质病变,另外杂色曲霉毒素及去甲杂色曲霉毒素对动物有致癌作用。

3.镰刀菌属毒素

镰刀菌属毒素种类很多,可分为单端孢霉素类、玉米赤霉烯酮、丁烯酸内酯等。

单端孢霉素类是 20 多种单端孢霉素衍生物的总称,但目前只确定了 4 种是食品的天然污染物,其中有 T-2 毒素,T-2 毒素是人类食物中毒性白细胞缺乏症的病原物质。

玉米赤霉烯酮在一些国家的玉米、大麦、啤酒、玉米片中检出,这种毒素可减低牲畜的生育能力或造成动物流产。另外,它对猪和大白鼠有致畸作用。

4.黄变米毒素

黄变米是由于稻谷收割后和贮存中水分含量过高,被霉菌污染后发生霉变所致。由于霉变大米变黄,故称为黄变米毒素。黄变米毒素包括岛青霉毒性代谢产物、橘青霉素、黄绿青霉素。预防该毒素对人的侵害,主要是控制大米水分至 10%～12%以下,防止霉变。

三、人畜共患传染病污染及预防

(一)口蹄疫病毒对食品的污染及预防

口蹄疫病毒是引起偶蹄兽的一种接触性急性传染病的病原,多见于牛、羊、猪。病畜的唾液、粪尿、肉和乳汁中含有口蹄疫病毒。现认为人对口蹄疫病毒不易感,但它在动物传染病中传播速度最快、发病率最高、流行最猛烈,对畜牧业生产的危害最严重。

1.传染源及传播途径

口蹄疫病毒能感染牛、羊、猪、驼和人等 30 多种动物。口蹄疫分布广泛,一年四季均可发生,但以冬春、秋季气候比较寒冷时多发,尤以春秋最为流行。传播方式有蔓延式和跳跃式两种。病畜、带毒畜是最主要的直接传染源,另外病畜的尿、粪、呼出的气、唾液、精液、毛、内脏等,以及污染的圈舍、饲料、水、用具等可成为间接传染源,牛、羊、猪、驼可互相传染。病毒可通过消化道、呼吸道、破损的皮肤、黏膜、眼结膜、人工授精、鼠类、鸟类、昆虫等途径传播。

2.口蹄疫病畜的鉴定与处理

病畜体温升高,在蹄部、口腔黏膜、乳房、皮肤出现水疱,继而发生溃疡,形成黄色痂皮,严重者可造成蹄壳脱落,出现跛行。

根据临床症状及流行特点诊断,立即销毁;可能被感染的体温正常的同群屠畜,其肉尸进行剔骨和内脏一起经产酸处理后出厂,若不能进行产酸处理,就高温处理后出厂。

3.预防措施

首先封锁厂(场)区停止牲畜流动,报告当地有关部门采取防疫措施,并送检病科确诊;将同批牲畜在当日全部宰完;病畜的粪便、胃肠内容物、污物和污染水经消毒后方可运出或排出,病畜停留过的场地、圈舍和车间进行消毒处理;所有设备、工具和工作人员的工作服、帽、靴应进行彻底消毒。

(二)猪水疱病毒对食品的污染及预防

猪水疱病毒是引起猪急性水疱性传染病的病原。主要以猪的危害严重,但在某些研究室曾有从事研究的人员染病。

1. 传染源及传播途径

传染源主要是病猪、带毒猪。病毒由粪、尿、水疱液、乳等排出,通过接触,污染的饲料经消化道传播。本病的流行性强,发病率高。

2. 鉴定与处理

病猪主要表现主趾和附趾的蹄冠出现水疱,鼻盘、舌、唇和母猪的乳头也有发生。水疱破裂出现溃疡,甚至化脓。临床上与口蹄疫相似较难于区别。

病猪应销毁,可能被感染的同群猪应全部宰完,其肉尸、肉脏、头、蹄、血液和骨骼等高温处理后出厂。毛皮经消毒后出厂,屠宰场所需用3%～4%的热碱水消毒,工作服用蒸汽或煮沸消毒。

3. 预防措施

预防措施与预防口蹄疫相同。

(三)猪瘟病毒对食品的污染

猪瘟病毒是猪瘟的病原。传染性强,病死率高,严重威胁着养猪业的发展。在自然情况下,除猪外,对人和其他畜禽均无致病性,但在发病过程中,常有沙门氏菌及大肠杆菌继发感染。因此未经适当处理的病猪肉及其副产品,除了散播病原外,还可能成为细菌性食物中毒的原因。

1. 传染源及传播途径

猪瘟病毒仅发生于猪和野猪,病猪是主要传染源,由粪、尿和各种分泌物排出病毒,经肉品、废料和废水厂为散毒,经消化道、呼吸道、眼结膜及皮肤伤口等感染。

2. 猪瘟的鉴定及处理

病猪表现发热、食欲减退及废绝,皮肤有出血点,发紫、腹泻及便秘等症状。宰后常发现全身淋巴结肿大,边缘出血或网状出血呈大理石状,内脏器官广泛出血、坏死、脾边缘梗死、亚急性和慢性病例在盲肠、结肠黏膜上出现纽扣状肿,骨骺线增厚。

有显著病变者,其肉尸及内脏和血液销毁或作工业用;有轻微变病者含疹块型及慢性猪丹毒,割除病变肉尸及内脏病变部分,应在24 h内高温处理后出场,血液或作工业用或销毁,猪皮消毒后出场,脂肪炼制食用油。

3. 预防措施

必须加强猪瘟的防治,加强肉品卫生检验和处理制度。

(四)疯牛病

疯牛病是牛海绵状脑病的俗称,为一种慢性、具有传染性的致死性中枢神经系统疾病。1985年4月首先发现于英国,于1986年11月定名为BSE。BSE组织病理学变化和临床症状与人的库鲁病、克雅氏病、格史氏综合征和致死性家族失眠病、发生于动物的羊瘙痒症、貂的传染性脑病以及黑尾鹿的慢性消耗病等相似。BSE自1986年首诊以来,全世界已发现18万头以上的病牛,其中90%的病牛都发生在英国,目前在欧洲呈蔓延趋势。BSE的流行给养牛业、饲料加工业、牛肉及其产品、活牛、牛精液和胚胎的贸易都造成了严重损失,同时也严重威胁着人类的生命和健康。

1. 传染源及传播途径

BSE朊病毒的自然感染和实验感染的宿主范围很广,如小白鼠、绵羊、山羊、猪、狨、猫、羚羊、金丝猴等动物皆可表现典型的海绵状脑病变。乳牛的发病率明显高于肉牛。英国暴发疯牛病是高蛋白补充饲料肉骨粉被痒病朊病毒污染所致,因此肉骨粉是导致本病流行的主要途径。

人吃了带有疯牛病病原体的牛肉,是否引起人的"BSE"目前尚无定论。但许多科学家都坚信,疯牛病和最近出现的人类的新型克雅氏病存在着必然的联系。迄今为止约有上百人因疯牛病传染而患上新型克雅氏病。

2.疯牛病的鉴定

疯牛病的临床表现:牛的体质下降、产奶量减少、体温偏高、心搏缓慢、呼吸频率增加,但血液生化指标无明显变化,很多病牛食欲仍然良好。精神上表现为恐惧、神经质、狂暴,具有攻击性;运动上表现为共济失调、站立困难、步态不稳、头部和肩部肌肉震颤、后肢伸展过度;感觉出现异常,如对声音、气味和触觉过度敏感。

3.预防措施

由于目前对疯牛病了解不多,尚无有效的预防控制方法。一旦发现病牛及痒病的羊、它们的后代以及与其有过紧密接触的羊,迅速扑杀、焚烧;停喂带有疯牛病和绵羊痒病病原的肉骨粉饲料,切断其传播途径。

任务三　化学性污染及其防治

一、农药污染及防治

农药是指用于预防、消灭或者控制危害农业、林业的病、虫、草和其他有害生物以及有目的地调节植物、昆虫生长的化学合成的或者来源于生物、其他天然物质的一种物质或者几种物质的混合物及其制剂。

由于使用农药而对食品造成的污染(包括农药本身及其有毒衍生物的污染)称之为食品农药残留。农药残留是以每千克食品中农药及其衍生物的毫克数表示。

农药按用途可以分为杀虫剂、杀菌剂、除草剂、杀线虫剂、杀螨剂、杀鼠剂、落叶剂和植物生长调节剂等类。按化学组成及结构可将农药分为有机磷、有机氯、有机汞、有机砷、氨基甲酸酯、拟除虫菊酯等多种类型。

(一)食品中农药残留的来源

1.农田施用农药

对农作物的直接污染其污染程度主要取决于农药性质、剂型、施用方法、施药浓度、施药时间、施药次数、气象条件、农作物品种等。

2.农作物从污染的环境中吸收农药

施用农药后,大量农药进入空气、水和土壤中,成为环境污染物。农作物可长期从污染的环境中吸收农药,尤其是从土壤和灌溉水中吸收农药。

3.通过食物链污染食品

动物食用被农药污染的饲料后,使肉、奶、蛋受到污染;江河湖海被含农药的工业废水污染后,使水产品受到污染等。某些理化性质比较稳定的农药,如有机氯、有机汞、有机锡等,它们脂溶性强,与酶和蛋白质有高度亲和力,可长期储存于脂肪组织中,通过食物链的作用逐步浓缩,使残留量增高。

4.其他污染的来源

(1)粮库内使用熏蒸剂等对粮食造成污染。

(2)在畜禽饲养场所及畜禽身上施用农药对动物食品造成污染。

(3)用农药污染的容器、车、船等盛放粮食对粮食造成污染。

(4)事故性污染。如误食拌过农药的种子、误将农药加入或掺入食品中、施用时用错品种或剂量而使农药残留等。

(二)食品中常见农药残留及其对人体的危害

1.有机磷

有机磷是目前使用量最大的杀虫剂,常用的有敌百虫、敌敌畏、乐果、马拉硫磷等。部分品种可用作杀菌剂(如稻瘟净、异稻瘟净、敌瘟灵)或杀线虫剂(如克线丹、丙线磷、苯线磷)。此类农药属高效、低毒、低残留品种。有机磷属于神经毒,主要抑制生物体内胆碱酯酶活性,部分品种有迟发性神经毒作用。慢性中毒主要是使神经系统、血液系统和视觉受到损伤。因此,世界各国对这些剧毒农药已采取了限制和禁用的规定。多数有机磷农药无明显致癌、致畸、致突变作用。

2.氨基甲酸酯

此类农药是 20 世纪 40 年代发展起来的,主要针对有机磷农药的缺点而研制出的一类农药,具有高效、低毒、低残留的特点,广泛用于杀虫、杀螨、杀线虫、杀菌和除草等方面。氨基甲酸酯农药易溶于有机溶剂,在酸性条件下较稳定,遇碱易分解失效。在环境和生物体内易分解,土壤中半衰期 8～14 d。大多数氨基甲酸酯类农药对温血动物、鱼类和人的毒性较低。

氨基甲酸酯类农药不易在生物体内蓄积,在农作物中残留时间短,谷类中半衰期为 3～4 d,畜禽肌肉和脂肪中残留量低,残留时间约为 7 d。尽管氨基甲酸酯农药的残留较有机磷农药轻,但随着其用量和使用范围的不断增大,食品中残留问题也逐渐突出,已引起多起食物中毒事件。

氨基甲酸酯类农药中毒机理和症状基本与有机磷农药类似,急性中毒使患者出现精神沉郁、流泪、肌肉无力、震颤、痉挛、低血压、瞳孔缩小,甚至呼吸困难等胆碱酯酶抑制症状,重者心功能障碍,甚至死亡。中毒轻时表现为头痛、呕吐、腹痛、腹泻、视力模糊、抽搐、流涎、记忆力下降,重者心功能障碍,甚至死亡。

3.拟除虫菊酯农药

拟除虫菊酯农药是一类模拟天然除虫菊酯的化学结构而合成的杀虫剂和杀螨剂,具有高效、广谱、低毒、低残留的特点,广泛用于蔬菜、水果、粮食、棉花和烟草等农作物。目前常用的有 20 多个品种,主要有氯氰菊酯、溴氰菊酯、氰戊菊酯、甲氰菊酯、二氯苯醚菊酯、三氟氯氰菊酯等。

拟除虫菊酯属中等或低毒类农药,在生物体内不产生蓄积效应,因其用量低,一般对人的毒性不强。这类农药主要作用于神经系统,使神经传导受阻,出现痉挛和共济失调等症状,但对胆碱酯酶无抑制作用。人急性中毒后表现为神经系统症状:流涎、多汗、运动障碍、言语不清、意识障碍、反应迟钝、视力模糊、肌肉震颤、呼吸困难。严重时抽搐、昏迷、心动过速、瞳孔缩小、对光反射消失、大小便失禁,甚至死亡。拟除虫菊酯农药对皮肤有刺激作用,可引起麻木、瘙痒和迟发性变态反应。

4. 有机氯

有机氯是早期使用的最主要的杀虫剂,主要有六六六和 DDT,其化学性质稳定,不易分解,能在环境和食品中长期残留。如 DDT 在土壤中消失 95% 的时间为 3~30 年,平均为 10 年;六六六为 3~10 年,平均为 6.5 年。

有机氯系脂溶性物质,通过食物链进入体内后,主要蓄积于脂肪组织中。有机氯对动物的急性毒性多属低毒和中等毒。急性中毒时,主要表现为神经毒作用,例如震颤、抽搐和瘫痪等。慢性中毒主要表现为肝脏病变、血液和神经系统损害。部分有机氯农药及其代谢产物有一定的致畸性。人群流行病学调查也表明,使用此类农药较多地区的畸胎率和死胎率比使用此类农药较少的地区高 10 倍左右。某些有机氯农药对动物有一定的致癌作用。

由于有机氯农药易于在环境中长期蓄积,并可通过食物链而逐级浓缩,还有一定的潜在危害和"三致"毒性作用,故在许多国家已停止使用。我国于 1983 年停止生产,1984 年停止使用六六六和 DDT 等有机氯农药。

5. 有机汞

有机汞农药如西力生(氯化乙基汞)和赛力散(醋酸苯汞),毒性大且不易降解。有机汞残留进入人体后,主要贮积在肾、肝、脑等组织中,而且排出很慢,每天仅排出贮量的 1%。汞可以通过母体胎盘和乳汁进入婴儿体内,母体摄入有机汞的量虽未达到中毒量,但胎儿常发生畸形。我国于 1972 年起已停止使用。

6. 有机砷

有机砷类杀虫剂如稻脚青、福美砷、田安等,在体内可转变为毒性很大的 As^{3+},导致中毒和肿瘤。

7. 混配农药的毒性

两种或两种以上的农药的合理混配使用可提高其作用效果,并可延缓昆虫和杂草对其产生抗性,故近年来混配农药的生产和使用品种日益增多。多种农药混合或复配使用有时可加重其毒性(包括相加及协同作用),如有机磷可增加拟除虫菊酯农药的毒性;氨基甲酸酯和有机磷农药混配使用则对胆碱酯酶的抑制作用显著增强;有机磷农药之间亦常有明显的协同作用。

(三)控制食品中农药残留的措施

1. 加强对农药生产和经营的管理

我国 2001 年《国务院关于修改〈农药管理条例〉的决定》中明确规定农药正式登记的申请资料应分别经国务院农业、工业产品许可管理、卫生、环境保护部门和全国供销合作总社审查并签署意见后,由农药登记评审委员会对农药的产品化学、毒理学、药效、残留、环境影响等做出评价。根据农药等级评审委员会的评价,符合条件的,由国务院农业行政主管部门发给农药登记证。

我国已颁布《农药登记毒理学试验方法》(GB 15670—1995)和《食品安全性毒理学评价程序》(GB 15193—94),对农药及食品农药残留的毒性试验方法和结果评价作了具体的规定和说明。我国《国务院关于修改〈农药管理条例〉的决定》,同时也强调了对农药经营的管理。

2. 安全合理使用农药

我国已颁布《农药安全使用标准和《农药合理使用准则》,对主要作物和常用农药规定了最高用药量或最低稀释倍数,最多使用次数和安全间隔期(最后一次施药距收获期的天数),以保证食品中农药残留不致超过最大允许限量标准。

3.制定和严格执行食品中农药残留限量标准

制定食品中农药残留标准是防止农药残留危害的一项重要工作。到目前为止,我国已颁布了33个食品中79种农药的残留标准和24个相应的农药残留分析方法标准。

4.发展高效、低毒、低残留的新农药

发展高效低毒和低残留的新农药,及时淘汰或停用高毒、高残留、长期污染环境的农药,是防止农药残留毒的一项重要措施。

5.推广综合防治新技术

综合防治包括化学防治、生物防治、物理防治、如增加生物农药(微生物、植物、抗生素、激素等)的使用,培育抗病虫害和抗除草剂的农作物品种,培育利用昆虫天敌,改善农作物栽培技术等。

二、兽药的污染及预防

FAO/WHO 联合组织的食品中兽药残留立法委员会把兽药残留定义为:兽药残留是指动物产品的任何可食部分所含兽药的母体化合物及其代谢物,以及与兽药有关的杂质残留。所以兽药残留既包括原药,也包括药物在动物体内的代谢产物。主要的残留兽药有抗生素类、磺胺药类、呋喃药类、激素药类和驱虫药类。

(一)食品中兽药残留的来源

1.预防和治疗畜禽疾病用药

为预防和治疗畜禽疾病,通过口服、注射、局部用药等方法可使药物残留于动物体内而污染食品。

2.饲料添加剂中兽药的使用

为了促进畜禽的生长或预防动物的某些疾病,在饲料中常添加一些药物。这样通过小剂量长时间地喂养,使药物残留在食用动物体内,从而引起肉食品的兽药残留污染。

3.加工、保鲜贮存过程中加入的兽药

在加工、贮存动物性食品过程中,为了抑制微生物的生长、繁殖,而加入某些抗生素等药物,这样也会不同程度造成食品的兽药残留,对食品的安全性造成了很大影响。

(二)食品中兽药残留对人体的危害

1.毒性损害

长期摄入含兽药残留的动物性食品,药物可在体内不断蓄积,当浓度达到一定程度,就会产生毒性作用。如磺胺类药物可引起肾损害,特别是乙酰化磺胺在酸性尿中溶解性降低,析出结晶后损害肾脏。

2.引发过敏反应与变态反应

经常食用一些含低剂量抗菌药物残留的食品能使易感的个体出现过敏反应,这些药物包括青霉素、四环素、磺胺类药物及某些氨基糖苷类抗生素等。严重者可引起休克,短时间内出现血压下降、皮疹、喉头水肿、呼吸困难等严重症状。

3.导致病原菌产生耐药性

动物在经常反复接触某一种抗菌药物后,其体内的敏感菌株将受到选择性抑制,从而使耐药菌株大量繁殖。在某些情况下,经常食用含药物残留的动物性食品,动物体内的耐药菌株可通过动物性食品传播给人体,当人体发生疾病时,就给临床上感染性疾病的治疗带来一定的困难,耐药菌株感染往往会延误正常的治疗过程。

4.破坏微生态平衡,导致二重感染

在正常条件下,人体肠道内的菌群与人体能相互适应,如某些菌群能抑制其他菌群的过度繁殖,某些菌群能合成 B 族维生素和维生素 K 以供机体使用。但是如果过多应用药物就会使这种平衡发生紊乱,造成一些非致病菌的死亡,使菌群平衡失调,从而导致长期的腹泻或引起维生素的缺乏等,造成对人体的危害。

5.致畸、致癌、致突变作用

某些兽药残留长期或大剂量被人体摄入后,可产生致畸、致癌、致突变作用。1973—1974年发现丁苯咪唑对绵羊有致畸作用,多数为骨骼畸形胎儿。

6.激素的副作用

人们通过食用含低剂量激素的动物性食品,不断接触和摄入动物体内的内源性激素。一般情况下,摄入人体内的动物内源性激素,由于其口服活性低,因而不可能有效地干扰人体的激素机能,但也不可忽视。如克伦特罗。克伦特罗是一种化学合成的 β-兴奋剂,俗称"瘦肉精"。常用于防治哮喘性支气管炎、肺气肿等呼吸系统疾病。当使用 5~10 倍治疗量时,可重新分配肌肉与脂肪的比例,因此,克伦特罗作为饲料添加剂可提高动物瘦肉率,降低脂肪沉积,改善饲料利用率。作为饲料添加剂,在动物组织和畜产品中易残留。由于克伦特罗性质稳定,一般烹饪方法不能使其失活。因此,人食用含克伦特罗残留的动物食品易出现中毒,表现为头晕、恶心、呕吐、血压升高、心跳加速、体温升高、寒战等症状。国外多次发生因食用含克伦特罗的肉食品而集体中毒的事件。我国从未批准在动物饲料中使用克伦特罗,但一些饲料和养殖企业违禁使用克伦特罗,导致多起中毒事件发生。1999 年,国家已明令禁止使用这一药物。

(三)控制食品中兽药残留量的措施

1.加强药物的合理使用规范

包括合理配置用药、使用兽用专用药,能用一种药的情况下不用多种药,特殊情况下最多不超过 3 种抗菌药物同时使用。

2.严格规定休药期和制定动物性食品药物的最大残留限量(MRL)

为保证给予动物内服或注射药物后药物在动物组织中残留浓度能降至安全范围,必须严格规定药物休药期,并制定最大残留限量。

3.加强监督检测工作

肉品检验部门、饲料监督检查部门以及技术监督部门应该加强动物饲料和动物性食品中药物残留的检测,建立并完善分析系统,以保证动物性食品的安全性,提高食品质量,减少因消费动物性食品引起变态反应的危险性。

另外,控制动物性食品中兽药残留,还可通过制备高效、低毒化学药品和加强对新药物进行安全性毒理学评价进行控制。

4.选择合适的食用方式

可通过烹调加工、冷藏加工等方法减少食品中兽药残留。如 WTO 估计肉制品中的四环素类兽药残留经加热烹调后,5~10 mg/kg 的残留量可减低至 1 mg/kg。氯霉素经煮沸30 min 后,至少有 85% 失去活性。

三、有害金属污染及防治

金属对食品安全性的影响也是非常重要的,它属于化学物质污染的重要内容之一,人们较早就对金属的食品安全性问题给予了重视。研究表明,重金属污染以镉、铅、汞、砷等金属最为严重,这些有毒元素进入食品的途径除自然环境因素外,主要是人为造成的环境污染,如工业"三废"排放,农药化学品的使用,人类生活污水排放等;食品加工过程也是造成食品有毒金属污染的另一途径。

(一)食品中镉的污染

镉是银白色有延展性的金属,在自然界分布广泛,但其含量甚微,在地壳中平均含量为0.15 mg/kg。镉在自然界以硫镉形式存在,并常与锌、铅、铜、锰等共存。在这些金属冶炼过程中会排出大量的镉,进而进入环境。

1.食品中镉的来源

镉在工业上应用十分广泛,如化工、电镀、化肥、涂料等。镉矿的开采和冶炼,以及工业中含镉废水、烟尘和废渣的排放都可造成环境的污染。环境中的镉经水体和土壤而污染动植物。水体一般含镉 $1 \mu g/L$,被污染的水体镉含量增高可直接污染水生生物和土壤。水生生物能从水中浓缩镉,造成体内镉的富集。土壤中的镉主要经农作物吸收而污染植物性食品。

2.镉污染对人体的危害

镉不是人体的必须元素,它有较强的毒性,体内的镉是通过摄入含镉食物而逐渐蓄积的,在机体内的半减期达 10~35 年。镉通过消化道吸收的仅为 1%~6%,主要蓄积于肾和肝。

食品中含高浓度镉或容器被镉污染,可导致人急性镉中毒,3~15 min 镉会引起呕吐、腹泻、头晕、多涎、意识丧失等症状;长期摄入含镉食物,可使肾脏发生慢性中毒,导致肾小管的重吸收发生障碍,可发生以肾小管性蛋白尿、氨基酸尿和糖尿;当镉进入人体后,由于镉离子取代了骨骼中的钙离子,从而妨碍钙在骨质上的正常沉积,同时也妨碍骨胶原的正常固化成熟,导致骨质疏松、多发性骨折为主要症状的慢性中毒。

日本 1955 年发生的公害病"骨痛病"就是因为环境污染致使大米的镉含量明显增加,对人体造成以骨骼系统病变为主的一种慢性疾病。镉还具有致突变和致癌作用,镉可引起肺、前列腺和睾丸的肿瘤,1987 年国际抗癌联盟(IARC)将镉定位ⅡA级致癌物,1993 年被修订为ⅠA级致癌物。镉还可能与高血压和动脉粥样硬化的发病有关,因为高血压患者的肾镉含量和镉/锌均比其他疾病患者高得多。镉还能引起贫血,一方面镉在肠道内可阻碍铁的吸收,另一方面当摄入大量镉后,可使尿中的铁排出增加,镉还能抑制骨髓血红蛋白的合成;最近的研究证明镉还具有免疫毒性。

(二)食品中铅的污染

铅是银灰色重金属元素,质软,可弯曲。铅不是以纯元素状态存在的,而是与其他元素结合成盐类。它经常与其他金属结合,特别是锌、铁、镉和银以及和其他金属构成合金,如焊锡合金。

1.食品中铅的来源

铅是日常生活和工业生产中使用最广泛的有毒金属,铅在环境中分布很广,存在于土壤、水、空气和许多工业产品中。

食品中的铅污染主要来自人为污染。包括某些工业企业,如冶炼、蓄电池、含铅涂料等部门的三废污染;使用含铅杀虫剂;使用的食品容器、食具,如铅合金、搪瓷、陶瓷、马口铁等均可能含铅,在存放酸性食品时,可溶出铅而污染食品,水果汁在陶器容罐中贮藏 3 d 后,铅含量达到 1 300 mg/L,此外,容器或管道的镀锡或焊锡不纯,含铅量过高,在与食品接触时,也会有大量的铅溶于食品中。某些食品添加剂如色素也含有铅等。通过全球膳食结构分析,人体每日摄入铅的量主要来自饮水和饮料中,而我国人民膳食中的铅主要来自谷物和蔬菜。

2.铅污染对人体的危害

铅污染食品引起的慢性中毒主要表现为损害神经系统、造血器官和肾脏。铅中毒常见症状有食欲不振、胃肠炎、口腔金属味、失眠、头昏、肌肉关节疼痛、腹痛及便秘或腹泻、贫血、不孕、不育等,严重时可出现痉挛、抽搐、瘫痪、循环衰竭。慢性铅中毒因为影响凝血酶活性,使凝血时间延长,在后期出现急性腹痛或瘫痪。现在,铅中毒的严重症状已经不多见。人体摄入大量的铅后可引起铅的急性中毒,通常表现为肠胃效应,症状为剧烈的暴发性腹痛后,出现厌食、消化不良和便秘症状。

事实表明,儿童吸收的铅量较高,因此铅对儿童危害也就更大。儿童的中枢神经系统对铅毒性有高度的敏感性,铅进入大脑可使儿童智力发育迟缓、癫痫、脑性瘫痪和神经萎缩等永久性后遗症。人体吸收的铅量不仅与食物的含铅量和食物的摄入量有关,而且还和食物的组成成分有很大的关系,比如膳食中含有蛋白质、钙、铁、锌、硒和维生素 C 时,由于它们的影响,可使铅的毒性减低。

(三)食品中汞的污染

汞是唯一在常温下呈液态的金属,俗称水银,在自然界中分布广泛而且用途较广的一种有毒重金属。汞有金属汞、无机汞和有机汞等几种形式,大部分是与硫结合的硫化汞,广泛分布在地壳表层。汞在工、农业生产方面具有广泛的用途,如用含汞农药浸种以防种子发霉,还可用于电器仪表、化工、制药、造纸、油漆颜料等工业,由于废电池液的排放,约有 50% 的汞进入环境,成为一个较大的污染源。

1.食品中汞的来源

食品中的汞以元素汞、二价汞的化合物和烷基汞三种形式存在。食品中的汞含量通常很少,但随着环境污染的加剧,食品中汞的污染也越来越严重,部分食品的汞含量超过了限量标准。

进入人体的汞主要来自被污染的鱼类。汞经被动吸收作用渗透入浮游生物,鱼类通过摄食浮游生物和腮摄入汞,因此被污染鱼贝类是食品中汞的主要来源。由于食物链的生物富集和生物放大作用,鱼体中甲基汞的浓度可以达到很高的水平。烷基汞对食品的污染是较金属汞和二价汞化合物远为严重的问题。水中的无机汞在重力的作用下沉降到海底的污泥中,在海中微生物的作用下,转变为甲基汞,并在鱼体中蓄积。震惊世界的"水俣病"即是因长期食用受甲基汞污染的鱼类引起的慢性甲基汞中毒。

2.汞污染对人体的危害

微量汞在正常人体内一般不致引起危害,进入体内的汞可随尿、粪便、汗液排出体外,基本上是摄入量与排泄量平衡,但摄入量超过一定限度即有中毒的危险。

食品中金属汞几乎不吸收,无机汞的吸收率也较低,有 90% 以上随粪便排出。而有机汞的消化道吸收率很高,甲基汞的人体吸收率可以达到 90% 以上。吸收的汞分布于全身组织中,但主要蓄积在肝和肾,有机汞引起的急性中毒,早期主要可造成肠胃系统的损害,引起肠道黏膜发炎,剧烈腹痛、腹泻和呕吐,甚至导致虚脱而死亡。甲基汞主要侵犯神经系统,特别是中枢神经系统,损害最严重的是小脑和大脑。慢性中毒开始时,感觉疲乏,头晕,失眠,肢体末端、嘴唇、舌和齿龈等麻木,有刺痛。随后发展为运动失调,言语不清,耳聋,视力模糊,记忆力衰退。严重者可出现精神紊乱,进而疯狂、痉挛而死。

(四)食品中砷的污染

砷广泛分布于自然环境中,几乎所有的土壤中都存在砷。砷是一种非金属元素,但由于其许多理化性质类似于金属,故常将其称为"类金属"。砷化合物包括有机砷和无机砷,最普通的两种含砷无机化合物是 As_2O_3(砒霜)和 As_2O_5,一般三价砷毒性大于五价砷。砷化合物的毒性大小顺序为砷无机物>有机砷>砷化氢。

1. 食品中砷的来源

一般来说,来自天然污染源的砷不会对食品造成大的污染,食品中砷的污染主要来自于砷在工农业生产中的应用。

(1)各种砷化合物的工业应用 含砷矿石的冶炼和煤的燃烧均可以产生废气、废水、废渣,直接和间接污染食品。

(2)含砷农药的使用 含砷农药主要有杀虫剂、杀菌剂、除草剂、脱叶剂和种子消毒剂。含砷农药的使用,可引起砷在土壤中的积累,从而直接影响粮食和蔬菜中砷的含量。

(3)畜牧业生产中含砷制剂的使用 一些五价砷常常作为鸡和猪的生长促进剂添加到动物饲料中,以促进动物生长、提高饲料利用率和防止肠道感染,如氨基苯胂酸及其钠盐常被用作猪饲料。

(4)海洋生物尤其甲壳类生物 虾、蟹、贝类及某些海藻对砷有很强的富集能力,通过食物链可以富集 3 300 倍。但海洋生物中砷大部分为有机砷,它是由海水中的无机砷合成并经食物链逐渐转移到高层次的食物中。

(5)食品加工过程中原料、添加剂及容器和包装材料的污染。

2. 砷污染对人体的危害

食品中砷的摄入量取决于膳食结构。食品的种类不同,人体摄入砷的量也不一样。通常在污染严重的地区,食品中的砷含量较高,摄入的砷量自然也就高。

食品和饮水中的砷经消化道吸收后,在血中主要与血红蛋白的珠蛋白结合,24 h 后可以分布全身组织,以肝、肾、脾、肺、皮肤、毛发、指甲、骨骼等器官和组织中蓄量最高。砷的半减期大约为 80~90 d,主要由粪便和尿液排出。砷与毛发和指甲中的角蛋白巯基有强结合力,成为重要的排泄途径。

砷的急性中毒通常是由于误食引起,砷慢性中毒是由于长期少量经口摄入食物引起。砷慢性中毒表现为食欲下降、导致体重下降、胃肠障碍、末梢神经炎、结膜炎、角膜硬化和皮肤变黑。据报道,长期受砷的毒害,皮肤的色泽会发生变化,如皮肤的黑色病便是砷毒害特征所在。砷具有从 DNA 链上取代磷酸盐的能力而引起染色体畸变以及抑制 DNA 的正常修复过程,因此砷还是一种致突变物。

(五)控制有害金属污染食品的措施

化学元素造成的污染比较复杂,有毒元素污染食品后不容易去除,因此为保障食品的安全性,防止食物中毒,应积极采取各种有效措施,防止其对食品的污染。

(1)消除污染源 消除污染源是预防有害金属污染食品的主要措施。如控制工业"三废"排放,加强污水处理和水质检验,避免有毒化学元素污染农田、水源和食品;禁止使用含有害金属的农药和劣质食品添加剂;严格管理和控制农药、化肥的使用剂量、使用范围、使用时间及允许使用农药的品种。食品生产加工过程中使用添加剂或其他化学物质原料应遵守食品卫生规定,禁止使用已经禁用的食品添加剂或其他化学物质;限制使用含砷、含铅等金属的食品加工用具、管道、容器和包装材料,发展并推广使用无毒或低毒食品包装材料等。

(2)制定各类食品中有害金属的最高允许限量标准,加强对食品的卫生监督监测工作;进行全膳食研究和食品安全性研究工作;进行生物监测和流行病学调查。

(3)妥善保管有毒有害金属及其化合物。防止误食、误用、意外污染和人为污染。

(4)已污染食品的处理 根据污染物种类、来源、毒性大小、污染方式、程度和范围、受污染食品的种类和数量等不同情况作不同的处理。处理原则是在确保人食用后安全的基础上尽可能减少损失,如剔除污染部分,使用特殊理化或食品加工方法破坏或去除污染物,改作他用、销毁等。

四、多环芳族化合物对食品的污染及防治

多环芳烃(PAH)是指含有两个以上苯环的化合物,环与环之间的连接方式有2种:一种是稀环化合物,如联苯;另一种是稠环化合物,如萘、苯并芘。多环芳烃是一类非常重要的环境污染物和化学致癌物。煤、石油、煤焦油、烟草和一些有机化合物的热解或不完全燃烧,会产生一系列多环芳烃化合物,长期接触这类物质可能诱发皮肤癌、阴囊癌、肺癌等。

(一)食品中 PAH 的污染

(1)环境污染 工业生产和其他人类活动中,由于有机物不完全燃烧,产生大量 PAH 并排放到环境中,再通过空气、接触等途径污染食品。

(2)加工过程中形成 食品成分在加热加工时,受高温的影响发生裂解与热聚等反应,形成多环芳烃化合物。

(3)加工过程受污染 食品机械所用的润滑油含有 PAH,食品加工过程中若受到润滑油的污染,可造成食品的 PAH 污染;石油产品如沥青含有 PAH,若在沥青铺成的柏油马路上晾晒粮食,可造成粮食的 PAH 污染。

(4)水产品的污染 水体受 PAH 污染后,水产品可以通过生物放大作用富集 PAH。

(5)植物及微生物合成 某些植物及微生物可合成微量的 PAH。

(二)PAH 对人体健康的影响

由于 PAH 多属于低毒和中等毒,如萘的口腹致死剂量成人为 5 000~15 000 mg,儿童为 2 000 mg。而环境中 PAH 含量不足以造成 PAH 的急性中毒,因此 PAH 对健康的影响多是慢性接触的结果。试验中观察到的对动物的慢性损伤是引起动物肿瘤,其中 26 个 PAH 具有致癌性或可疑致癌性,3,4-苯并[a]芘是常见的多环芳烃类典型代表,其污染普遍、致癌性最强。

(三)减少 PAH 污染食品的措施

(1)加强环境治理,减少工业"三废"对食品的污染。

（2）改进食品加工烹调方法，熏制、烘干粮食应改进燃烧过程，改良食品烟熏剂，不使食品直接接触炭火熏制、烘烤，使用熏烟洗净器或冷熏液。

（3）减少油炸食品的食用量，尽量避免油脂的反复加热使用。

（4）粮食、油料种子不在柏油路上晾晒，以防沥青污染。

（5）机械化生产食品要防止润滑油污染食品，或改用食用油作润滑剂。

（6）采取措施，对污染的食品进行去毒处理。如油脂可用活性炭吸附去毒，粮谷可用日光或紫外线照射。以降低食品中的 PAH 含量。

五、食品容器和包装材料的污染及防治

食品产品在储藏、流通过程中，由于食品与包装材料直接接触，其中包装材料中的某些成分必然迁移到食品中而对食品造成污染，引起机体损伤。因此要严格注意包装材料及容器的卫生质量，防止它们对食品的污染，保障人体的健康。

（一）塑料制品的分类与基本卫生问题

塑料是一种以高分子聚合物（树脂）为基本原料，再加入一些用来改善其性能的各种添加剂制成的高分子材料，按性质可以把塑料分为热塑性塑料和热固性塑料两大类。常用于食品包装的热塑性塑料有聚乙烯（PE）、聚丙烯（PP）、聚苯乙烯（PS）、聚氯乙烯（PVC）、聚酯（PET）、聚碳酸酯（PC）等。热固性塑料有三聚氰胺甲醛、脲醛树脂与酚醛树脂等。但只有三聚氰胺甲醛用做食品包装，而脲醛树脂与酚醛树脂主要用做工程材料。

各种塑料是由相应的单体聚合而成的，而且为了提高树脂的可塑性、透明性和韧性，常添加增塑剂、稳定剂、抗氧化剂、着色剂等辅料。但有些塑料单体和添加剂存在着一定毒性，甚至有致畸、致癌作用。

1. 聚乙烯（polyethylene，PE）

聚乙烯无臭、无毒、卫生安全。广泛用于肉类、新鲜果蔬、冷冻食品、奶类等食品的包装。聚乙烯的毒性较低，但若长期盛装食用油或高油脂食品，容器中的低分子聚乙烯溶出污染食品，使食品产生蜡味，影响食品的感官质量。为了安全，再生聚乙烯制品不得用来做食具和食品包装容器。

2. 聚丙烯（polypropylene，PP）

聚丙烯是以丙烯为主体的聚合物，无毒、无臭、卫生，具有防潮性及防透气性，耐热性好，质轻，可制成薄膜、编织袋和食品周转箱等。由于聚丙烯防油性好，透明度几乎达 100%。在食品包装上可替代玻璃纸包装糖果、点心、面包、饼干等食品，是目前广泛使用的最理想的塑料包装材料。聚丙烯的毒性也较低。对大鼠 LD50 大于最大可能灌胃量，属于低毒级物质。聚丙烯主要的食品卫生问题是添加剂的残留，如增塑剂、抗氧化剂等。

3. 聚苯乙烯（polystyrene，PS）

聚苯乙烯由塑料和苯乙烯聚合而成，可制成透明食品盒、水果盘、小餐具等，广泛用于糖果、巧克力、果脯等食品的包装，色泽艳丽，透明美观。聚苯乙烯本身无毒、无臭、卫生安全。但其中含有单体苯乙烯、异丙苯、甲苯等挥发性物质，具有一定的毒性。我国食品卫生标准规定聚苯乙烯树脂中苯乙烯单体不应超过 0.5%，乙苯不超过 0.3%，挥发物不超过 1%。

4. 聚氯乙烯（polyvinyl chloride，PVC）

聚氯乙烯由氯乙烯单体聚合而成，可分为软质聚氯乙烯和硬质聚氯乙烯两种。软质聚氯

乙烯中增塑剂含量大,卫生安全差,一般不用于直接接触食品的包装;硬质聚氯乙烯因机械性能、化学稳定性好,透明度、光泽性比 PE 优良,不含增塑剂或含量极少,安全性好,广泛用于果汁、瓶装饮用水、糖果等食品包装。

PVC 本身无毒,主要的卫生问题有:

①氯乙烯单体和降解产物的毒性:氯乙烯在体内可与脱氧核糖核酸(DNA)结合产生毒性,表现为神经系统、骨骼和肝脏的损伤,现又证明氯乙烯能引起实验动物发生肿瘤,具有致癌和致畸作用。

②氯乙烯单体的来源,聚氯乙烯的生产可分为乙炔法和乙烯法两种,乙炔法聚氯乙烯含有1,1-二氯乙烷,而乙烯法聚氯乙烯中含有 1,2-二氯乙烷,后者的毒性是前者的 10 倍。

③塑化剂和助剂,PVC 成型品中要使用大量的增塑剂,有些增塑剂的毒性较大。

(二)橡胶材料的卫生问题

橡胶是一种高分子化合物。按其来源分为天然橡胶和合成橡胶两种。橡胶在食品工业中的应用范围非常广。如橡胶管、瓶盖、婴儿奶嘴、高压垫圈、传送带等。橡胶在加工时添加多种助剂。如活性炭、硫化剂、防老剂、填充剂等。因此橡胶的主要卫生问题是橡胶本身所含单体和添加剂的毒性两个方面。

1. 合成橡胶

合成橡胶是由单体聚合成的高分子聚合物。当用橡胶制品盛装食品过程中,食品在水蒸气、油脂、酸性、高温等环境中,其单体有可能向食品中移行,造成污染。食品工业上常用的橡胶包装材料有丁腈橡胶、丁苯橡胶、乙苯橡胶、硅橡胶等。

2. 橡胶添加剂

橡胶合成中的添加剂在接触食品过程中可溶出,对人体造成危害。主要的添加剂有以下几种。①促进剂。可提高橡胶的硬度、耐热性和耐浸泡性。有无机促进剂和有机促进剂两种,其中无机促进剂对人体安全,而有机促进剂具有毒性。对人体健康危害较大,如二硫化四甲基秋兰姆、二硫化氨基甲酸盐等都有毒性。而六甲四胺能分解出甲醛、硫脲类、噻唑类等有致癌作用。现已被禁止用于食品工业。②防老剂。防老剂可提高橡胶的耐热性、耐酸性及耐臭氧性等,其中酚类化合物较为安全,引起卫生问题的主要是萘胺类化合物,如 β-萘胺可致膀胱癌。③填充剂。常用的有炭黑与氧化锌两种,炭黑含有多环芳烃如苯并芘,有致癌、致畸作用,所以在橡胶使用中的炭黑应用高温处理将其除去。

(三)纸和纸板包装材料的卫生

纸是一种古老而传统的包装材料,在现代包装工业体系中,纸和纸包装容器占有非常重要的地位。目前我国包装材料中纸质占 40% 左右。用于食品包装主要有玻璃纸、牛皮纸、食品包装纸等。从发展趋势来看,纸包装材料的用量会越来越大。

造纸的原料主要有木浆、棉浆、草浆和废纸,使用的化学辅助原料有硫酸铝、纯碱、亚硫酸钠、次氯酸钠、松香和滑石粉等。由于造纸的原材料受到污染,或经过加工处理,纸和纸板中通常会有一些杂质、细菌和某些化学残留物,如:挥发性物质、农药残留、纸浆用的化学残留物、重金属、荧光物质等,从而影响包装食品的安全性。目前,食品包装用纸的食品安全问题主要是:①纸原料不清洁,有污染,甚至霉变,使成品染上大量霉菌;②纸荧光增白剂处理,使包装纸和原料纸中含有荧光化学污染物;③包装纸涂蜡,使其含有过高的多环芳香烃化合物;④彩色颜料污染，如糖果所使用的彩色包装纸，涂彩层接触糖果造成污染。

纸中所含的荧光物质和托蜡纸（浸蜡包装纸）使用的石蜡，含有的多环芳烃类都是致癌物质，对人体都有一定的危害。由纸包装材料引起食品中多氯联苯的污染，应引起重视。研究表明，饲养业常用新闻纸、褐色卡纸或计算机纸作为纤维素代用品，而用含 30% 的这些代用品饲喂奶牛，可导致牛奶中多氯联苯含量达 73 $\mu g/kg$，在肾脏脂肪中的含量达 15.4 mg/kg。另外生产玻璃纸时所加入的脱硫漂白物二硫化碳是一种神经毒，有麻醉作用，当用这种玻璃纸包装食品时，就会对人体造成毒害。

（四）食品容器包装材料设备的卫生管理

食品容器包装材料设备种类繁多，原材料复杂，与食品直接接触，其材料成分又有可能移行于食品中，造成对人体健康的威胁，根据《中华人民共和国食品卫生法》有关规定，"食品容器、包装材料和食品用工具、设备必须符合卫生标准和卫生管理办法的规定"，"食品容器、包装材料和食品用工具、设备的生产必须采用符合卫生要求的原材料，产品应当便于清洗和消毒"。因此，我国卫生部曾于 1990 年前后制订有关的管理办法，以加强对其管理监督。其管理涉及原材料、配方、生产工艺、运输、销售、贮存等各方面，主要有：

（1）包装容器材料必须符合 GB 有关卫生标准，并经检验合格方可出厂。

（2）利用新原料生产接触食品容器的包装材料新品种，在投产前必须提供产品卫生评价所需的资料（包括配方、检验方法、毒理学安全评价、卫生标准等）和样品，按照规定的食品卫生标准审批程序报请审批，经审查同意后方可投产。

（3）生产过程中必须严格执行生产工艺、建立健全产品卫生质量检验制度。产品必须有清晰完整的生产厂名、厂址、批号、生产日期的标识和产品卫生质量合格证。

（4）销售单位在采购时，要索取检验合格证或检验证书，凡不符合卫生标准的产品不得销售。食品生产经营者不得使用不符合标准的食品容器包装材料设备。

（5）食品容器包装材料设备在生产、运输、贮存过程中，应防止有毒有害化学品的污染。

（6）食品卫生监督机构对生产经营与使用单位应加强经常性卫生监督，根据需要采取样品进行检验。对于违反管理办法者，应根据《中华人民共和国食品卫生法》的有关规定追究法律责任。

任务四　食品物理性污染及其预防

食品的物理性污染（physical contamination）通常指食品生产加工过程中的杂质超过规定的含量，或食品吸附、吸收外来的放射性核素所引起的食品质量安全问题。物理性污染物来源复杂，种类繁多，根据污染物的性质可分为两类：杂物（foreign material）和放射性污染物（radioactive contaminant）。在物理性污染物中，有些严重影响食品的感官性状和营养价值，使食品质量得不到保证，有些则严重威胁消费者的健康。近年来，食品的物理性污染事件不断增多，已经成为威胁人类健康的重要食品卫生问题。

一、食品的杂物污染及其预防

食品中的杂物按性质可分为动物性杂物(昆虫、苍蝇、蚊子、蟑螂、动物体毛及老鼠、昆虫的排泄物等)、植物性杂物(草籽、稻草等)、矿物性杂物(沙土、玻璃、金属碎屑等)和外来水溶液等。

(一)食品杂物的主要污染途径有

1. 食品在生产时受到污染

例如,因生产车间密闭性不好,外环境中的杂物进入食品;粮食在收割时混入草籽;动物在宰杀时血污、毛发及粪便对畜肉污染;在食品的加工过程中因设备陈旧或故障引起加工管道中的金属颗粒或碎屑对食品污染。

2. 食品在储存过程中受到污染

如苍蝇、昆虫的尸体和鼠、雀的毛发、粪便等对食品污染。

3. 食品在运输过程中受到污染

运输车辆、装运工具、不清洁的铺垫物和遮盖物均可对食品造成污染。

4. 意外污染

包括戒指、头发及饰物、指甲、烟头、废纸、携带的个人物品和杂物的污染及卫生清洁用品的污染。

5. 食品的掺杂掺假

掺杂掺假是指人为故意地向食品中加入杂物,所涉及的食品种类繁杂,掺杂污染物种类较多,如粮食中掺入沙石,肉类注入水,奶粉中掺入大量的糖,牛奶中加入米汤、牛尿、糖、盐等。掺杂掺假不仅严重破坏了市场经济秩序,还损害人群的健康甚至造成人员伤亡。近年来由此引发的安全问题较多,必须加强管理,严厉打击。

(二)食品杂物污染的预防

1. 加强食品生产、储存、运输、销售过程的监督管理,把住产品的质量关

通过推广应用食品良好生产规范(good manufacturing practice,GMP)、危害分析与关键控制点(hazard analysis critical control points,HACCP)和 ISO9 000 等一系列先进的管理手段来达到消除食品污染的目的。

2. 改进加工工艺和检验方法

如用筛选、磁选和风选的方法,清除有毒的杂草籽及泥沙石灰等异物,定期清洗专用池、槽,防尘、防蝇、防鼠、防虫,尽量采用食品小包装。

3. 严格执行食品质量和卫生标准

我国食品质量和卫生标准中对食品中杂物的含量有明确规定,如《小麦粉》标准(GB 1355—86)中磁性金属物的限量值为 0.003 g/kg;《巴氏杀菌、灭菌乳卫生标准》(GB 19645—2005)中杂质度应≤2.0 mg/kg 等。

4. 严格执行《食品卫生法》

加强对有关从业人员的管理与教育,正确穿戴工作服和工作帽,注意个人卫生,按照工作程序和要求进行操作。严厉打击在食品中掺杂掺假的行为。

二、食品的放射性污染及其预防

食品放射性污染是指食品吸附或吸收了外来的（人为的）放射性核素，使其放射性高于自然放射性本底，称为食品的放射性污染。

（一）放射性核素向食品转移途径

环境中的放射性核素可通过食物链向食品转移，其主要转移途径有：

1.向水生生物体内转移

放射性核素进入水体后可溶解于水或以悬浮状态存在。水生植物和藻类对放射性核素有很强的浓集能力，如 ^{137}Cs 在藻类的浓度可高出周围水域 $100 \sim 500$ 倍。鱼体内的放射性核素可通过鳃和口腔进入，也可由附着于其体表的放射性核素逐渐渗透进入体内。低等水生生物为鱼和水生动物的主要食饵，故鱼及水生动物还可通过食饵摄入放射性物质，可表现出经食物链的生物富集效应。由于放射性物质和含有放射性核素的水生生物残骸可长期沉积于海底，不断释放放射性核素，故即使消除了放射性污染源，该水体亦可保持较长时间的放射性，使水生生物继续受到污染。

2.向植物的转移

含有放射性核素的沉降物、雨水和污水污染环境后，植物表面吸附的放射性核素可直接渗透入植物组织，植物的根系也可从土壤中吸收放射性核素。放射性核素向植物转移的量与气象条件、放射性核素和土壤的理化性质、pH、植物种类和使用化肥的类型等因素有关。叶类植物表面积大，易吸附较多的放射性核素，雨水冲刷可降低植物表面的污染量。^{131}I 易被植物吸收，而 ^{137}Cs 与土壤的结合较为牢固，不易经根系吸收，但可通过叶部向内部组织转移。土壤中 ^{90}Sr 和 ^{137}Cs 被植物吸收的量还受土壤钙和钾含量的影响，增加土壤中钙和钾的含量可使植物对 ^{90}Sr 和 ^{137}Cs 的吸收量降低。

3.向动物的转移

环境中的放射性核素可通过牧草、饲料和饮水等途径进入禽畜体内，半衰期长的 ^{90}Sr 和 ^{137}Cs 以及半衰期短的 ^{89}Sr 和 ^{140}Ba 等是食物链中的重要核素，易造成对动物的污染，并可进入奶和蛋中。放射性核素向动物的转移过程中也常表现出生物富集效应。

（二）食品放射性污染对人体的危害

环境中的放射性核素通过各环节的转移进入人体，并在人体内储留，会造成多方面的危害。食品放射性污染对人体的危害主要是由于摄入污染食品后放射性物质对体内各种组织、器官和细胞生产的低剂量长期内照射效应。主要表现为对免疫系统、生殖系统的损伤和致癌、致畸、致突变作用。

致癌、致畸、致突变作用是低剂量长期照射产生的主要生物效应。$0.2 \sim 0.3$ Sv 的照射即可引起动物和人体细胞染色体畸变的发生率明显增高，尤其双着丝粒和着丝粒环是辐射造成染色体损伤的特征性指标。辐射可引起白血病、甲状腺癌、乳腺癌、肺癌、肝癌、骨肉瘤等肿瘤，如肝中储留的 ^{134}Te（碲）和 ^{60}Co（钴）主要引起肝硬化和肝癌；嗜骨性的 ^{90}Sr、^{226}Ra、^{239}Pu（钚）等主要引起骨肉瘤，均匀分布于组织中的 ^{137}Cs 及 ^{210}Po 主要引起软组织的肿瘤。低剂量长期照射还可致胎仔减少、死胎、胎儿畸形和智力发育障碍等。

（三）控制食品放射性污染的措施

预防食品放射性污染及其对人体危害的主要措施是加强对污染源的卫生防护和经常性的卫生监督。定期进行食品卫生监测,严格执行国家卫生标准,使食品中放射性物质的含量控制在允许浓度范围以内。我国于 1984 年制定了《放射卫生防护基本标准》(GB 4792—84)。1994 年颁布的《食品中放射性物质限制浓度标准》(GB 14882—94)中规定了粮食、薯类、蔬菜及水果、肉鱼虾类和鲜奶等食品中人工放射性核素 ^{3}H、^{89}Sr、^{90}Sr、^{131}I、^{137}Cs、^{147}Pm(钷)、^{239}Pu 和天然放射性核素 ^{210}Po、^{226}Ra、^{228}Ra、天然钍和天然铀的限制浓度,并同时颁布了相应的检验方法标准(GB 14883—94)。

任务五　食品添加剂的污染与预防

食品添加剂是指"为改善食品品质和色、香、味以及为增强营养成分、防腐和加工工艺的需要而加入食品中的化学合成或者天然物质"。这些物质一般不具营养价值,但必须对人体无害。正确使用食品添加剂,将能增强食品的感官性状,提高食品品质,有利于食品的加工和贮藏。但如果滥用食品添加剂,就可能引起食品污染,危害人体健康。而且随着食品工业的发展,食品添加剂的种类和数量越来越多,不仅许多新的食品添加剂的出现和使用尚待研究,而且过去认为无害的食品添加剂也可能发现有慢性毒作用或致癌、致畸、致突变作用。因此必须重视添加剂对食品的污染问题。

一、食品添加剂的种类

食品添加剂种类众多,据统计,国际上使用的食品添加剂种类已达 14 000 种,其中直接使用的有 4 000 余种,常用的在 1 000 种左右。在众多的食品添加剂中,若按照食品功能作用来分类,我国《食品添加剂分类和代码》将其分为:酸度调节剂(01)、抗结剂(02)、消泡剂(03)、抗氧化剂(04)、漂白剂(05)、膨松剂(06)、酵母糖基础剂(07)、着色剂(08)、护色剂(09)、乳化剂(10)、酶制剂(11)、增味剂(12)、面粉处理剂(13)、被膜剂(14)、水分保持剂(15)、营养强化剂(16)、防腐剂(17)、稳定和凝固剂(18)、甜味剂(19)、增稠剂(20)、其他(00)共 21 大类 193 种。食品添加剂品种不断增加,至今我国食品添加剂已经达到 2 038 种,但分类仍为 21 类。

二、食品添加剂的安全性及使用要求

人类使用食品添加剂的历史源远流长,自人类学会用火后,其饮食就与食品添加剂结下了不解之缘,如东汉时期发明的用盐卤做凝固剂点制豆腐以及北魏科学家贾思勰所著的《齐民要术》中关于从植物中提取色素的记载都说明了人类使用食品添加剂的悠久历史。随着人们实践经历的丰富和科学技术的发展,食品添加剂的技术也在不断地进步,但到目前为止,食品添加剂的技术也不是至臻至美,一些食品添加剂仍然存在着技术上的缺陷,某些食品添加剂的成分确实有毒,可以引起致畸、致突变、致癌等危害。

(一)食品添加剂的毒性

1.急性和慢性中毒

20世纪40年代,我国曾使用β-萘酚、罗丹明B、奶油黄等防腐剂和色素,但随后证实它们存在致癌性。饼干、点心中使用硼砂也较普遍,用矿酸制作食醋,在农村用红色素加入砷作防虫剂。天津、江苏、新疆等地皆因使用含砷的盐酸、食碱及过量食用添加剂如亚硝酸盐、漂白剂、色素而发生急、慢性中毒。

2.引起变态反应

近年来,添加剂引起的变态反应报道日益增多,有的变态反应很难查明与添加剂有关。例如,糖精可引起皮肤瘙痒症、日光性过敏性皮炎(以脱屑性红斑衣浮肿兴丘疹为主);苯甲酸及偶氮类染料皆可引起哮喘等一系列过敏症状;香料中很多物质可引起呼吸道器官发炎、咳嗽、喉头浮肿、支气管哮喘、皮肤瘙痒、皮肤划痕症、荨麻疹、血管性浮肿、口腔炎等;柠檬黄等可引起支气管哮喘、荨麻疹、血管性浮肿。

3.体内蓄积

国外在儿童食品(如蛋黄酱、奶粉、饮料)中加入维生素A作为强化剂,经摄食后3~6月总摄入量达到$(25\sim84)\times10^4$ IU时,则出现食欲不振、便秘、体重停止增加、失眠、兴奋、肝脏肿大、脱毛、脂溢、脱屑、口唇龟裂、痉挛,甚至出现神经症状,头痛、复视、视神经乳头水肿,四肢疼痛,步行障碍。动物实验证明,若大量食用则会发生畸形。还有些脂溶性添加剂,如二丁基羟基甲苯(BHT)过量也可在体内蓄积。

4.食品添加剂转化产物问题

食品添加剂在制造过程中会产生一些有害(有毒)杂质,如糖精制造中产生杂质邻甲苯磺酰胺,用氨法生产的焦糖色素中的4-甲基咪唑等。食品在储藏过程中添加的添加剂也可能转化为有害物质,如赤藓红色素转化为内荧光素等。添加剂在使用过程中可能同食品成分起反应产生有害物质,如焦炭酸二乙酯形成强烈致癌物质氨基甲酸乙酯,亚硝酸盐形成亚硝基化合物等,又如偶氮染料形成游离芳香族胺等。

5.许多食品添加剂的安全性仍有争议

糖精钠曾作为甜味剂广泛使用。20世纪70年代,研究人员通过动物试验发现糖精钠有致膀胱癌的可能性,因此美国食品与药物管理局(FDA)于1971年取消了糖精钠的一般公认安全(GRAS)资格。但后来进一步研究则发现若在允许用量范围内使用是无害的,于是世界粮农组织/世界卫生组织(FAO/WHO)将其制定的ADI(日允许摄入量,单位为mg/kg体重)值由以前的0~5 mg/kg改为0~2.5 mg/kg,但禁止在婴幼儿食品中使用,我国也明确禁止在婴幼儿食品中使用。此外,存在争议的还有苋菜红、胭脂红等合成色素,美国目前已经禁止使用苋菜红。另外,欧盟专家委员会经过多年研究发现,大剂量使用香兰素对人体有较大的危害,欧盟已决定重新制定香兰素的使用标准,进一步降低香兰素的允许使用量。

(二)食品添加剂的卫生管理

1956年由联合国粮农组织和世界卫生组织共同成立了食品添加剂联合专家委员会JEC-FA(joint expert committee on food additives),该组织根据毒性资料将食品添加剂分为三类:A类、B类及C类。

A类:又可分为A_1和A_2两类。A_1类是指根据JECFA评价,认为资料清楚,制定出ADI

值;或认为根据现有毒性资料,不需规定 ADI 值。而 A_2 类是指经 JECFA 评价,认为毒理学资料不够完善,暂时规定 ADI 值,待毒理学资料完善后,再进行评价,修改 ADI 值,取消"暂定"或取消 ADI 值。

B 类:又分为 B_1 类与 B_2 类。B_1 类指 JECFA 曾进行过安全评价,但毒理学资料不足,未能制定 ADI 值;B_2 类指 JECFA 未进行过安全评价。可以看出 B 类为未建立 ADI 值者。

C 类:JECFA 认为在食品中使用不安全,或原则上禁止使用的食品添加剂。其中 C_1 类认为在食品中使用不安全者,C_2 类则为仅可在特定用途范围内严格控制使用。

我国参照国际组织的有关规定和方法,于 1994 年颁布、2003 年修订了 GB151936《食品安全性毒理学评价程序》及相应的检验方法,该程序中规定食品安全性毒理学评价试验的 4 个阶段和内容为:①急性毒性试验;②遗传毒性试验、传统致畸试验、30 d 喂养试验;③亚慢性毒性(包括繁殖、致畸)试验和代谢试验;④慢性毒性(包括致癌)试验。

(三)食品添加剂使用的一般要求

食品添加剂的使用首先应该是对人无毒无害,其次才是它对食品色、香、味等性质的改善和提高。因此,食品添加剂的一般要求如下。

(1)食品添加剂应进行充分的毒理学鉴定,保证在允许使用的范围内长期摄入对人体无害,食品添加剂进入人体后,应能参与人体的新陈代谢或能被正常的解毒过程解毒后完全排出体外或因不被消化吸收而完全排出体外,而不在人体内分解或与其他物质形成对人体有害的物质。

(2)对食品的营养成分不应有破坏作用,不影响食品的感官理化性质。

(3)食品添加剂应有助于食品的生产、加工、制造及储运过程,并在较低的使用量下具有显著效果,不得用于掩盖食品缺陷或作为伪造手段。

(4)食品添加剂最好在使用后能够除去而不进入体内。

(5)食品添加剂加入食品后应能被分析鉴定出来。

(6)价格低廉,原料丰富,使用方便,并经中华人民共和国正式批准、公布。

(四)预防措施

(1)严格遵守国家规定的《食品添加剂卫生管理办法》,正确使用食品添加剂,严格控制使用的品种、范围和剂量,并尽可能少用或不用。

(2)食品添加剂不得用以掩盖食品缺陷(腐败,变质等)或粗制滥造,欺骗消费者。

(3)婴幼儿食品不得使用糖精、色素、香精等添加剂。

(4)加强食品添加剂生产管理,添加剂必须在经批准的专门工厂生产,并要严格遵守工艺操作规程,使用合格原料,保证产品质量。

(5)购销单位不得出售或购买污染和变质的添加剂,凡无食品添加剂标志、使用说明、生产厂名、批号和日期的添加剂不得出售和使用。

本 章 小 结

食品被污染后可能引起具有急性短期效应的食源性疾病或具有慢性长期效应的食源性危害。

食品污染的种类按其性质可分为生物性污染、化学性污染和放射性污染三大类。

生物性污染是细菌、霉菌和病毒的污染。霉菌污染中常见的有黄曲霉毒素污染。病毒污染中有口蹄疫病毒、猪水疱病毒、猪瘟病毒、疯牛病病毒等。

预防细菌污染的关键措施应从建立健全卫生管理机构和管理制度，提高原辅料的卫生质量和从业人员个人卫生，杀灭食物中污染的细菌这几个方面入手；预防霉菌污染的关键措施应从防霉、去毒和限制食品中毒素残留这几个方面入手；预防病毒污染应健全卫生管理机构和管理制度，严格场地、圈舍和车间的消毒处理，并对病畜进行严格处理。化学性污染包括农药、兽药、有害金属和一些有机化合物的污染。

农药残留以有机磷、有机汞等污染较为严重。控制食品中农药残留的措施主要有加强对农药生产和经营的管理，安全合理使用农药，制定和严格执行食品中农药残留限量标准，推广综合防治新技术。

兽药污染主要有抗生素、磺胺药类、呋喃药类、激素药类和驱虫药类等。控制食品中兽药残留的措施主要有加强药物的合理使用规范，严格规定休药期和制定动物性食品药物的最大残留限量(MRL)，加强监督检测工作，可通过烹调加工、冷藏加工等方法减少食品中兽药残留。有害金属污染以镉、铅、汞、砷等金属最为严重。预防有害金属污染食品的措施主要有消除污染源，制定各类食品中有毒有害金属的最高允许限量标准，并加强经常性的监督检测工作，妥善保管有毒有害金属及其化合物。

食品中有害化合物的污染主要有 N-亚硝基化合物、多环芳烃和杂环胺等，对人体有致癌性。对这类物质的预防主要是从加强环境治理，减少工业"三废"对食品的污染，改进食品加工烹调方法，对食品加强检测和管理等方面入手。

放射性污染主要来自放射性物质的开采、冶炼和国防、生产、生活中的应用和排放等。预防主要是通过加强对污染源的监管工作，定期进行食品卫生监测。

食品添加剂污染主要有滥用或乱用食品添加剂；生产食品添加剂的原料含有毒化学物质；食品添加剂中残留的中间产物或夹杂物有毒有害等，预防措施主要是严格遵守国家规定的《食品添加剂卫生管理办法》，正确使用食品添加剂，严格控制使用的品种、范围和剂量，并尽可能少用或不用。

复习思考题

1.与食品关系密切而且比较常见的食品中的天然毒素有哪些？

2.食品细菌污染的指标有哪些？分别有什么食品卫生学意义？

3.霉菌污染食品的指标是什么？有什么食品卫生学意义？

4.预防黄曲霉毒素侵染食品的措施有哪些？

5.食品中的有害金属主要来源于什么？预防金属毒物污染食品及其对人体危害的一般措施有哪些？

6.控制食品中农药残留的措施有哪些？

7.控制兽药残留的措施有哪些？

8.食品中的多环芳烃主要来源于什么？

9.预防亚硝基化合物危害的措施有哪些？

10.食品中放射性物质污染的来源是什么？如何防止放射性物质的污染？

11.食品添加剂的使用原则是什么？食品添加剂污染的原因是什么，该如何预防？

项目八　食物中毒及其预防

【学习目标】

1. 掌握食物中毒的原因及特点；
2. 掌握主要的细菌性食物中毒种类、特点及预防措施；
3. 掌握有毒动植物食物中毒的种类及特点；
4. 了解化学性食物中毒；
5. 了解霉变食品食物中毒的种类及特点；
6. 掌握食物中毒的调查及处理程序步骤。

【教学基本内容】

◆食物中毒的定义、特点、分类、原因
◆细菌性食物中毒
◆非细菌性食物中毒
◆食物中毒的调查处理

任务一　食物中毒概述

一、食物中毒的定义及特点

(一)食物中毒的定义

1994 年中国卫生部颁发的《食物中毒诊断标准及技术处理总则》从技术上和法律上明确了食物中毒的定义："食物中毒指摄入了含有生物性、化学性有毒有害物质的食品或者把有毒有害物质当作食品摄入后出现的非传染性(不属于传染病)的急性、亚急性疾病。"

食物中毒，是人进食有毒有害的食物，引起属于食源性疾病的一类以急性、亚急性过程为主的疾病总称。它必须是健康的人经口摄入正常数量的可食状态食品后，发生的急性、亚急性疾病过程，才属于食物中毒。它包括食入被污染的食物或腐败变质的食物，饮用含有大量化学毒物或病原微生物的水，或用这种水烹调加工的食物等所引起者。但是，有些疾病与食物中毒相似，而不属于食物中毒。如食入大量脂肪或冷饮所引起的消化不良，进食刺激性食物，如辣椒、葱、蒜、胡椒、芥末等引起的局部刺激症状；吃未熟水果，如柿、菠萝等所引起的反应，经饮食引起的肠道传染病,如伤寒病、寄生虫病,人畜共患疾病,以及生产性职业中毒,医疗用的药物中毒,经肠胃道以外的化学中毒,营养缺乏症,急慢性放射病,服毒自杀或投毒他杀等所致的中毒,不属于食物中毒。

(二)食物中毒的特点

食物中毒的种类很多,病因和发病情况各有不一,但一般具有以下共同特点:

(1)潜伏期短。发病很突然,吃了某种食物后可在十分钟～十几小时发病,而且来势急剧,呈暴发性,很多人在很短的时间内同时或先后相继发病,而且很快达到高峰。

(2)病人症状大致相同或相似,多见于胃肠炎症状,也有以神经症状为主的。

(3)食物中毒有共同的致病食物。病人在相近的时间内都食用过某种致病食物,而且发病范围仅限于食用过某种有毒食物的人群中,也就是说与食物有明显的关系,没有进食该种食物的人,即使在同一桌上也不发病。但是一旦停止食用这种食物或污染源被除去后,发病立即停止。

(4)食物中毒不具有传染性。

(5)有明显的季节性(主要在夏秋季)。

(6)有明显的地区性。如肉毒中毒主要在新疆,河鲀中毒和副溶血性弧菌中毒主要在沿海。现在由于市场的流动性很大,流转的各环节也可能发生食物中毒。

不同种类的食物中毒有其相应的特点,表 8-1 列出了常见的食物中毒种类及相应的流行病学特点和处理预防措施。

二、食物中毒的分类

1. 细菌性食物中毒

致病性细菌污染食物后,会在食物里大量繁殖或产生毒素,人们吃了这种含有大量细菌或细菌毒素的食物而引起的食物中毒即为细菌性中毒。这是一类最常见的食物中毒,多发生在气温较高的季节,中毒食物以肉、乳、蛋和水产等容易变质的动物性食物为多。

在各种食物中毒中,细菌性食物中毒的发病率最高。我国较常见的食物中毒是沙门氏菌、变形杆菌和金黄色葡萄球菌食物中毒,其次是副溶血性弧菌,蜡样芽孢杆菌食物中毒。

细菌性食物中毒通常具有明显的季节性,多发生于气候炎热的季节,主要是由于细菌在较高的温度下易于生长繁殖或产生毒素;同时由于此时期人体防御机能较低,易感性强,因此发病率高,但死亡率一般较低。

2. 霉变食品食物中毒

这是由于吃了污染产毒霉菌的食物而引起的食物中毒。产毒霉菌在生长繁殖过程中会产生大量的霉菌毒素或其本身就含有剧毒物质。真菌性食物中毒的范围,由于气候、食品种类、饮食习惯等不同,也可有一定的地区性和季节性。中毒食物主要是粮谷类及其制品或其他植物性食物,其上可发现有生霉、霉味、变色、发热、霉烂等霉变现象,经化验也可分离到产毒霉菌及产生的毒素。

表 8-1 各类食物中毒特点及处理要点

食物中毒种类	流行病学特点及临床概要	处理要点	预防要点
细菌性食物中毒	在气候炎热地区和夏秋季节高发；潜伏期一般在 1～48 h；可表现为胃肠道症状型或神经症状型食物中毒	病人：使用敏感抗生素；对症治疗；鉴别：微生物培养，抗体测定，动物试验；控制：销毁中毒食品；对餐饮具、生产工具、生产设备彻底消毒处理	食品加工经营环节保持清洁、消毒；选用新鲜优质原料；生熟分开，彻底加热；食品在室温下存放不超过4 h，或＜10℃冷藏或＞60℃热藏。生食前彻底清洗消毒，剩食要彻底重新加热；患有肠道传染病、皮肤化脓性感染的人禁止加工直接入口食品
真菌毒素食物中毒	有明确的季节性和地区性，与食物的霉变有关；如甘蔗中毒多发生在北方地区的 1～3 月或 4 月；潜伏期短，临床有肝脏损害表现的，也有以胃肠道症状为主的	病人：对症治疗；鉴别：毒素测定，动物试验；控制：封存、处理或销毁中毒食品	高发地区应加强对玉米、花生、小麦和稻谷及油料作物中黄曲霉毒素等毒素的监测，粮食及时晒干，挑选霉米去除；较彻底碾轧加工受污染的大米；用加水搓洗、漂浮等法降低毒素含量；不食用已发霉、变色、变味的甘蔗
有毒动物食物中毒	发病在有毒动物分布地区；以家庭散发多见；潜伏期数分钟至数小时；临床表现多样，主要有神经系统损害表现，或过敏样表现，或皮炎样表现等	病人：对症治疗；鉴别：毒素测定，动物试验；控制：销毁中毒食品	不食用河鲀、猪的甲状腺及鱼胆等；对易产生组胺的鱼种应冷藏运输和加工
有毒植物食物中毒	发病有季节性、与有毒植物分布一致，农村常见；潜伏期数分钟至数天；可有胃肠炎型、神经精神型、多脏器官损害型、溶血型等多种复杂的临床表现	病人：对症治疗；鉴别：形态学鉴别，毒素测定，动物试验；控制：销毁剩余中毒食品	不食用可疑有毒植物，如毒蘑菇。加强集体食堂、餐饮单位食品加工安全培训，正确加工处理易发生中毒的植物品种，如发芽土豆、菜豆和新鲜黄花菜等
化学性食物中毒	发病无地域、季节特征；潜伏期极短，为数分钟至数小时；不同化学毒物有不同的靶器官损害，表现特异	病人：及时清除已进入人体内的毒物，针对不同化学成分及时采用特效解毒剂和功能拮抗剂治疗；鉴别：毒素测定，动物试验；控制：销毁中毒食品	加强农药和有毒化学品的保管、使用，做到专人保管、专库存放、专车运输、专用容器盛装，严禁与食品混放；选用高效、低毒低残留的品种，减少对环境的污染；使用农药后的蔬菜和瓜果要待安全间隔期满后，方能食用；从市场上购回来的蔬菜要用清水短时间浸泡并反复冲洗。水果宜洗净后削皮食用

3. 有毒植物引起的食物中毒

这是由于吃了某些有毒植物或因加工不当而未除去有毒成分的某些植物而引起的食物中毒。这类中毒多发生在农村、丘陵、城郊等容易获得的地方，并与季节、有毒植物分布和饮食习惯等有关,多是散在性的偶然发生,中毒死亡率较高。

4.有毒动物引起的食物中毒

这是由于吃了某些有毒动物或动物的有毒脏器而引起的食物中毒。这类中毒多发生在沿江、沿海的地方,并与季节、有毒动物分布、生长成熟与否、饮食习惯等有关,偶然性较大,潜伏期较短,中毒死亡率较高。

5.化学性食物中毒

这是由于误食被有毒有害化学物大量污染或混入有毒有害化学物质的食物,或被毒死动物变为有毒的食物而引起的食物中毒。引起这类中毒的毒物多为剧毒的化学物质,在体内溶解度大,容易被消化道吸收,如氰化物、有机磷农药等在口腔和食道即被吸收。这类中毒的偶然性较大,潜伏期较短,中毒死亡率也比较高。

任务二　细菌性食物中毒

细菌性食物中毒指因食入含有细菌或细菌毒素的食品引起的急性或亚急性疾病。细菌性食物中毒在食物中毒中最为多见。

一、细菌性食物中毒

(一)细菌性食物中毒的概念

1.细菌性食物中毒的定义

细菌性食物中毒(bacterial food poisoning)系指由于进食被细菌或其细菌毒素所污染的食物而引起的急性中毒性疾病。其中前者亦称感染性食物中毒,病原体有沙门氏菌、副溶血性弧菌(嗜盐菌)、大肠杆菌、变形杆菌等;后者则称毒素性食物中毒,由进食含有葡萄球菌、产气荚膜杆菌及肉毒杆菌等细菌毒素的食物所致。

2.细菌性食物中毒的判断

细菌性食物中毒的特征为:

①在集体用膳单位常呈暴发起病,发病者与食入同一污染食物有明显关系;

②潜伏期短,突然发病,临床表现以急性胃肠炎为主,肉毒中毒则以眼肌、咽肌瘫痪为主;

③病程较短,多数在 2~3 d 内自愈;

④多发生于夏秋季。

细菌性食物中毒不同于经口感染的肠道传染病。经口感染的肠道传染病的病原菌,如霍乱菌,痢疾杆菌,伤寒菌等致病性强,少数活菌侵入机体即可引起发病,引起食物中毒的病原菌致病性弱,一般同食物摄入数十万沙门氏菌才能发生食物中毒,而副溶血性弧菌,致病性大肠杆菌较沙门氏菌致病性更弱,食入数亿个才能引起食物中毒。细菌性食物中毒与经口传染病的区别见表8-2。

表 8-2　细菌性食物中毒与经口传染病的区别

细菌性食物中毒	经口传染病
大量活菌或其产生的毒素引起疾病	少量细菌引发疾病
大部分潜伏期短	潜伏期比较长
摄取细菌污染的食物而发病,无接触感染,病人不直接传染健康人	由于病原菌污染生活日用品,可发生接触感染,人与人之间传染
无隐形感染	有隐形感染

(二)细菌性食物中毒的原因

1.食物被细菌污染

即食品在生产、加工、贮存、运输及销售过程中受到细菌污染。污染的途径主要有:

(1)用具等污染各种工具、容器及包装材料等不符合卫生要求,带有各种微生物,从而造成食品的细菌污染。

(2)生、熟食品的交叉污染

①加工食品用的刀案、揩布、盛器、容器等生熟不分,如加工或盛放生食品后未彻底清洗消毒即用做加工或盛放直接入口的熟食品,致使工具、容器上的细菌污染直接入口的食品,引起中毒。

②生、熟食品混放或混装造成二者之间的交叉污染。

(3)人员卫生习惯差或本身带菌从业人员卫生习惯差,接触食品时不注意操作卫生,会使食品重新受到污染,引起食品的变质而引发食物中毒。如果从业人员本身是病原携带者,则危害性更大,它随时都有可能污染食品,引起消费者食物中毒或传染病的传播、流行。

从业人员带菌污染食品往往有多种情况:

①从业者患有某种传染病(呼吸道及消化道传染病等),通过自然腔道向体外排菌污染食品;

②从业者为健康带菌者;

③从业者患有各种皮肤病如皮肤渗出性、化脓性疾病及各种体癣等。

(4)食品生产及贮存环境不卫生使食品容易受苍蝇、老鼠、蟑螂等害虫叮爬和尘埃污染,从而造成食品的细菌污染。

2.食品贮存方式不当

水分是微生物生长繁殖的必要条件。一般含水量高的食品受细菌污染后易发生腐败变质。被细菌污染的食品,若在较高的温度下存放尤其放置时间过长则为细菌的大量繁殖及产毒创造了良好的条件。通常情况下,熟食被污染后,在室温下放置 3~4 h,有的细菌就繁殖到中毒量。食品保存不当主要有以下几种情况:

(1)生食品放置时间过长　在气温较高的季节,人们都注意妥善保存食品防止腐败变质,但在气温较低的季节,往往麻痹大意,应该冷藏贮存的未及时冷藏,在常温下放置较长时间,细菌大量生长繁殖,使食品变质;有的人把冰箱、冷库当作"保险箱",长期大量堆放食品。其实,冰箱、冷库虽温度较低,但只能抑制细菌的生长繁殖,并不能杀死细菌,如果过长时间保藏食品,食品仍可能变质。

(2)半成品放置时间过长　有些人为了方便,喜欢把鱼、肉等食品煮成半生半熟贮藏,食用前回烧时认为已是半成品,加热不充分。其实,半成品没有充分烧透,如不注意保藏,或放置时间较长,细菌就会迅速繁殖。若回锅时加热不充分,食用后易引起食物中毒。

(3)熟食品放置时间过长 熟食品如果放置时间过长,在切块、分盆等操作过程中,食品容易受到污染,致使细菌大量繁殖。食用前如不回锅烧透,就可能引起食物中毒。

3.食品在食用前未被彻底加热

被细菌污染的食品,食用前未经加热或加热时间短或加热温度不够,则不能将食品中的细菌全部杀灭及破坏毒素,导致食物中毒发生。

二、沙门氏菌食物中毒

沙门氏菌是食物中毒中最常见的致病菌,在我国占食物中毒的第一位。主要存在于家禽、家畜的活体内,肉类食品从畜禽的屠宰到烹调的各个环节中,都可受到污染。沙门氏菌食物中毒主要发生在5~10月份,各年龄组均可发病,但以老年、儿童、体弱者多见。被沙门氏菌污染的食物在食用前未加热或加热不彻底,在20~30℃条件下大量繁殖,食后引起食物中毒。

(一)沙门氏菌食物中毒的原因

蛋、家禽和肉类产品是沙门氏菌病的主要传播媒介,感染主要取决于沙门氏菌的血清型和食用者的身体状况,受威胁最大的是小孩、老年人及免疫缺陷个体。根据国际惯例,要求对易受沙门氏菌污染的食品进行分类管理,以使大多数食物不含沙门氏菌,从而有效预防沙门氏菌病。为此,人们在探索沙门氏菌检测方法的过程中,做出了不懈的努力。

沙门氏菌是美国食物中毒致死的主要原因。美国人对这种病菌一点都不陌生,每年全国大约报告40 000例沙门氏菌感染病例。但实际的感染人数可能要达20倍以上,因为许多轻型病人可能未确诊,据不完全统计,每年大约有1 000人死于急性沙门氏菌感染。但是,以前各州暴发的疫情几乎都与人们吃了染上沙门氏菌的肉类、蛋类、乳类有关,但迄今为止,很少听说吃蔬果大面积受沙门氏菌污染甚至在人群中引发大疫情的。

沙门氏菌主要污染肉类食品,鱼、禽、奶、蛋类食品也可受此菌污染。沙门氏菌食物中毒全年都可发生,吃了未煮透的病、死牲畜肉或在屠宰后其他环节污染的牲畜肉是引起沙门氏菌食物中毒的最主要原因。在国内,生鸡蛋里含有沙门氏菌其实并不奇怪,只不过国人喜欢将鸡蛋煮熟吃,这样就大大减少了感染的概率。

(二)沙门氏菌中毒的临床表现

沙门氏菌中毒的症状主要由急性肠胃炎为主,潜伏期一般为4~48 h,短期是数小时,长期是2~3 d,前期症状有恶心、头疼,全身乏力和发冷等,主要症状有呕吐、腹泻、腹痛,粪便以黄绿色水样便,有时带脓血和黏液,一般发热的温度在38~40℃,重病人出现打寒战、惊厥、抽搐和昏迷的症状。

病程为3~7 d,一般预后良好,但是老人、儿童和体弱者如不及时进行急救处理也可导致死亡,多数沙门氏菌病患者不需服药即可自愈,婴儿、老人及那些已患有某些疾病的患者应就医治疗,沙门氏菌携带者不可从事准备食物的工作,直到获得医生的许可。

(三)沙门氏菌中毒的预防措施

(1)不喝未经处理的水,(例如池塘、溪水、湖水、被污染的海水等),不喝未经巴氏法消毒的牛奶(即生牛奶)

（2）不吃生肉或未经加热煮熟的肉；不吃生鸡蛋，吃生鸡蛋大补的个别习惯是非常错误的。

（3）便后、换尿布后、接触宠物后，应仔细洗净双手，特别注意在准备食物或就餐前。

（4）生家禽肉，牛肉、猪肉均应视为可能受污染的食物，情况允许时，新鲜肉应该放在干净的塑料袋内，以免渗出血水污染别的食物。处理生肉后，未洗手前勿舔手指、接触其他食物或抽烟。

（5）每接触一种食物后，务必将砧板仔细洗净，以免污染其他食物。

（6）特别在使用微波炉煮肉食时，要使肉食内外达到一致的温度（通常是 74℃ 以上），可用温度计检查炉内食物的温度值。

三、葡萄球菌食物中毒

葡萄球菌食物中毒（staphylococcal food poisoning）是葡萄球菌肠毒素所引起的疾病，其特征为起病急骤，呕吐剧烈伴失水及虚脱。

（一）葡萄球菌食物中毒的原因

葡萄球菌广泛分布于空气、饲料、饮水、地面及物体表面。人及畜禽的皮肤、黏膜、肠道、呼吸道及乳腺中也有寄生。葡萄球菌性食物中毒是由于进食被葡萄球菌及其所产生的肠毒素所污染的食物而引起的一种急性疾病。金黄葡萄球菌可经一般烹调方法消灭，但它产生的毒素则较为耐热，并能存在于已煮熟的食物内，引致食物中毒。

引起葡萄球菌性食物中毒的常见食品主要有淀粉类（如剩饭、粥、米面等）、牛乳及乳制品、鱼肉、蛋类等，被污染的食物在室温 20～22℃ 搁置 5 h 以上时，病菌大量繁殖并产生肠毒素，此毒素耐热力很强，经加热煮沸 30 min，仍可保持其毒力而致病。该病以夏秋二季为多，各年龄组均可发病。

人和动物的鼻腔、咽喉、皮肤、肠道带菌率比较高，是造成该菌污染食品的重要来源。食品加工者的手不清洁也能成为常见的污染来源。适宜葡萄球菌繁殖和产生肠毒素的食品主要是动物性食品和含淀粉的食品。我国以乳及乳制品、蛋及蛋制品、各类肉制品最常见，其次为含有乳制品的冷冻食品和含有淀粉的食品。肠毒素是葡萄球菌引起食物中毒的致病因子。当摄入中毒剂量的肠毒素，就会作用于胃肠黏膜引起充血、水肿、糜烂等变化。

（二）葡萄球菌中毒的临床表现

本病病程短暂，其胃肠道功能的变化是肠毒素对胃肠黏膜直接作用的结果，与葡萄球菌本身无关。

从动物实验表明，静脉注射极少剂量肠毒素可致动物呕吐、腹泻、发热、低血压、心率加快、肺水肿等综合征。口服肠毒素 2 h 后，即出现急性胃肠炎症状，4～6 h 达高峰。其机制有人认为肠毒素是通过迷走神经和脊髓传入至呕吐中枢所致。但大多数认为主要是肠毒素作用于肠壁上皮细胞，并与其受体结合，激活肠上皮细胞膜上的腺苷酸环化酶，使胞质中的腺苷三磷酸（ATP）脱去两个磷酸，转化为环腺苷酸（cAMP）。cAMP 量增加，促进胞质内蛋白质磷酸化过程，引起一系列酶促反应，抑制肠上皮细胞对钠、水的吸收，促进肠液与氯离子分泌，致消化道大量液体蓄积而引起吐、泻症状。

由于本病很少致死，重症死亡尸检和动物实验观察可见胃和小肠黏膜充血、水肿，黏膜糜烂、出血、坏死，肠腔内充满气体和液体。部分病例尚见结肠炎症和出血；肝、肾、肺等内脏瘀血中毒性病变。

根据进食可疑食物,同食者有发病史,结合潜伏期短,胃肠道症状持续时间短暂,无发热,恢复快等特征可做出初步诊断。如从患者呕吐物或粪便中分离出大量产毒的葡萄球菌或食物标本上证实含有大量能产生肠毒素的葡萄球菌,即可确诊。

(三)葡萄球菌中毒的预防措施

(1)尽量缩短处理食物的时间。食物要妥善处理,贮存及彻底煮熟,并不应在室温下存放过久。

(2)非即时食用的食物应贮存在4℃或以下或60℃以上。

(3)吃剩的食物最好弃掉,如需保留,应放于冰柜内。

(4)患有呼吸道感染的员工,不应处理食物。

(5)处理食物的员工应接受培训,以提高个人卫生水平。

(6)刀伤及含脓的伤口须贴上防水胶布,以免病菌沾污食物。

(7)处理食物前应先用清水和肥皂洗净双手,同时避免用手直接接触已烹调好的食物。

(8)切勿对着食物咳嗽或打喷嚏,亦不应在厨房内吸烟或进食。

(9)经常保持厨房及其周围环境清洁,并适当处理,清洗,消毒及贮存食具及其他设备。

四、肉毒梭菌食物中毒

肉毒梭菌是一种能引起运动神经末梢麻痹型神经中毒厌氧芽孢梭菌。肉毒梭菌主要存在于自然界的土壤及海洋沉淀物中,偶尔存在于动物粪便中。在厌氧条件下,该菌分泌极剧烈的毒素,主要通过消化道,引起食物中毒和婴儿肉毒病等疾病。

(一)肉毒梭菌食物中毒的原因

引起肉毒中毒的原因主要是食入含有肉毒毒素的食品,这些食品是在调制加工、运输贮存的过程中,污染了肉毒梭菌芽孢,在适宜条件下,发芽、增殖并产生毒素所造成的。

在国外,引起肉毒中毒的食品多为肉类及各种鱼、肉制品、火腿、腊肠,以及豆类、蔬菜和水果罐头。中毒食品种类往往与饮食习惯有关:如欧洲各国主要的中毒食品为火腿,腊肠和其他兽肉、禽肉等。美国主要是家庭制的水果罐头。而火腿、腊肠等畜禽加工食品仅占7.7%。在我国也有肉毒中毒的报道,因肉类食品及罐头食品引起中毒的较少,据新疆肉毒科研协作组的223起肉毒中毒的调查统计,臭豆腐、豆豉、面酱、红豆腐、烂土豆等植物性食品共204起,占91.48%;其余的19起(占8.52%)是动物性食品,包括熟羊肉、羊油、猪油、臭鸡蛋、臭鱼、咸鱼、腊肉、干牛肉、马肉等。

肉毒梭菌食物中毒是由肉毒梭菌产生的毒素即肉毒毒素(creatoxin)所引起。肉毒毒素是一种毒性很强的神经毒素,对人的致死量为10^{-9} mg/kg体重。

肉毒梭菌主要依靠其强烈的外毒素致病。肉毒毒素是已知最强烈的毒素,毒性比氰化钾强1万倍。小鼠经腹腔注入,LD_{50}为0.006 25 ng。纯化结晶的肉毒毒素1 mg能杀死2亿只小鼠,对人的致死剂量为0.1 μg,即1 kg结晶毒品足够使目前全世界人口致死(可毒死100亿人)。

(二)肉毒梭菌中毒的临床表现

在临床上表现以中枢神经系统中毒症状为主。潜伏期长短不一,短者2 h,长者可达数天,一般为 12～24 h。

中毒症状,早期为瞳孔放大、明显无力、虚弱、晕眩,继而出现视觉不清和雾视,愈来愈感到说话和吞噬困难,通常还可见到呼吸困难。体温一般正常,胃肠道症状不明显。病程一般为 2～3 d,也有长达 2～3 周之久的。

肉毒中毒死亡率较高,据报道可达 30%～50%。死亡主要是由于呼吸麻痹及心肌瘫痪。如早期使用型特异或多价抗血清治疗,死亡率可降至 10%～15%。

(三)肉毒梭菌中毒的预防措施

肉毒中毒的发生,一般有以下几种情况:即制作食品的原料中带有肉毒梭菌芽孢;在食品加工过程中,芽孢未被全部杀灭;在食品加工或贮存过程中,温度较高、缺氧适宜芽孢的繁殖和产毒;熟食品在食用前未经充分加热使毒素完全破坏。因此,为预防本病的发生可采取下列措施。

1.防止肉毒梭菌的污染

可能有肉毒梭菌污染的危险性食品,应充分洗净,尽量清除细菌。同时对食品制作,烹调、加工所用器具,器材,应洗净后灭菌。食品制造前应对食品原料进行清洁处理,除去泥土和粪便,用良质饮用水充分清洗。特别在肉毒中毒多发地区,土壤及动物粪便的带菌率较高,故要求更应严格。

2.污染该菌食品的灭菌

罐头、瓶装罐头、罐装食品,其中心温度需经 120℃,4 min 以上,进行彻底灭菌。罐头食品的生产,除建立严密合理的工艺规程和卫生制度防止污染外,并应严格执行灭菌的操作规程。罐头在贮藏过程发生胖听或破裂时,不能食用。制作发酵食品时,在进行发酵前,对粮谷豆类等原料应进行彻底蒸煮,以杀灭肉毒梭菌芽孢。

3.防止食品中肉毒梭菌生长繁殖

污染过肉毒梭菌芽孢的食品,应设法抑制其发芽增殖。对有肉毒梭菌增殖危险性的食品,应严格遵守低温保存和运输。对 100℃ 以下加热烹调的鱼肉火腿、腊肠、特殊包装的鱼糕等制品,亦应严格遵守在 10℃ 以下保存。油炸鱼糕,鱼肉山芋丸子等鱼肉泥制品,不是作为长期保存的食品,应尽早消费,对这类食品必须确保低温保存和运输。因为肉毒梭菌的水分活性值在 0.94 以下,pH 在 4.0 以下不能增殖,所以要对可以利用这种条件的食品尽量使用这种条件来控制其生长繁殖。加工后的肉、鱼类制品,应避免污染和在较高温度下堆放,或在乏氧条件下保存。盐腌或熏制肉类或鱼类时,原料应清洗新鲜;腌制前,必须充分冷却。加工后、食用前不再经加热处理的食品,更应认真防止污染和彻底冷却。

4.食品进食前的加热

食品中即使有肉毒梭菌毒素存在,进食前加热 80℃,20 min 以上或 100℃ 数分钟,也能使毒素无毒化。但是,肉毒梭菌食物中毒的原因食品,如芥末藕引起的 A 型菌肉毒中毒那样的食品,事先未能预测,所以将防止细菌增殖作为重点措施是必要的。

5.婴儿肉毒中毒的预防

除肉毒梭菌毒素型食物中毒而外,婴儿肉毒中毒病的发病正在引人注目,本中毒症多发生在生后 3 周至 8 个月的婴儿。主要是摄入了被肉毒梭菌芽孢污染的食物,在肠道内发芽、增殖,产生毒素而发病。迄今发生的病例在美国、南美洲、欧洲等地较多。日本于 1986 年 6 月在千叶县证实了一例由 A 型菌引起的病例。本中毒症的感染途径,在美国与婴儿食蜂蜜、饴糖及砂糖等有关,并从蜂蜜中检出了肉毒梭菌。

6.人类的肉毒中毒事件

虽然与不合理的食品制备,储藏及饮食习惯相关联,但归根结底取决于外环境的污染,有疫源地的存在,故消灭疫源地是解决肉毒中毒的根本措施。

五、副溶血性弧菌食物中毒

副溶血性弧菌(*Vibrio parahemolyticus*),进食含有该菌的食物可致食物中毒,也称嗜盐菌食物中毒,主要是海产品。临床上以急性起病、腹痛、呕吐、腹泻及水样便为主要症状。副溶血性弧菌是一种海洋细菌,主要来源于鱼、虾、蟹、贝类和海藻等海产品。

(一)副溶血性弧菌食物中毒的原因

海水是本菌的污染源,海产品、海盐、带菌者等都有可能成为传播本菌的途径,另外有肠道病史的居民、渔民带菌率偏高,也是传染源之一。

1.传染源

传染源为病人,集体发病时往往仅少数病情严重者住院,而多数未住院者可能成为传染源,但由于病人仅在疾病初期排菌较多,其后排菌迅速减少,故不至因病人散布病菌而造成广泛流行。

2.传播途径

本病经食物传播,主要的食物是海产品或盐腌渍品,常见者为蟹类、乌贼、海蜇、鱼、黄泥螺等,其次为蛋品、肉类或蔬菜。进食肉类或蔬菜而致病者,多因食物容器或砧板污染所引起。

3.易感者

男女老幼均可患病,但以青壮年为多,病后免疫力不强,可重复感染。本病多发生于夏秋沿海地区,常造成集体发病。近年来沿海地区发病有增多的趋势。

(二)副溶血性弧菌中毒的临床表现

副溶血性弧菌中毒是由于摄入带有大量活菌的食物所引起的,一般认为是由副溶血性弧菌产生的耐热性溶血毒素所致。它使人的肠黏膜溃烂,红细胞破碎溶解。此种毒素还可以和心肌细胞结合,使心肌细胞抵抗力下降,离子渗透性提高,抑制细胞搏动的自发兴奋能力,使心脏搏动停止而死亡,另外此种毒素还有其他一些作用。也有人认为副溶血性弧菌中毒是由于该菌产生的类似霍乱毒素的肠毒素所引起。还有人认为是包括毒素型和感染型在内的混合型食物中毒。

由副溶血性弧菌引起的食物中毒一般表现为急发病,潜伏期 2~24 h,一般为 10 h 发病。主要的症状为腹痛,有时腹痛在脐部附近剧烈。腹痛是本病的特点,多为阵发性绞痛,并有腹泻、恶心、呕吐、畏寒发热,大便似水样。便中混有黏液或脓血,部分病人有里急后重,重症患者因脱水,使皮肤干燥及血压下降造成休克。少数病人可出现意识不清、痉挛、面色苍白或发绀等现象,若抢救不及时,呈虚脱状态,可导致死亡。

(三)副溶血性弧菌中毒的预防措施

加工海产品的案板上副溶血弧菌的检出率为 87.9%。因此,对加工海产品的器具必须严格清洗、消毒。海产品一定要烧熟煮透,加工过程中生熟用具要分开。烹调和调制海产品拼盘时可加适量食醋。食品烧熟至食用的放置时间不要超过 4 h。

①海产品冷冻保藏前用淡水充分冲洗,接触过海产品的容器、器械、人员的手应及时消毒。严禁生熟混用。

②海产鱼贝类应冷藏,烹调后的鱼虾、熟肉应放在 10℃ 以下的低温处,尽可能短期存放。

③不吃生的或未彻底煮熟的海产品。在生吃海蜇等凉拌菜时要在食醋中浸泡 10 min。

④除做好卫生宣传,提高人们的卫生常识水平外,主要应做到防止污染、控制繁殖和杀灭病原菌三大环节,特别要加强对海产食品的卫生管理。该菌不耐高温,80℃ 经 1 min 即可杀灭;蒸煮蟹虾时,一般应在 100℃ 下持续加热 30 min,不能低温存放熟食品,食用前应回锅加热后再食用;该菌对酸敏感,故在吃海蜇等凉拌菜时,应将食材洗净切好后放入食醋中浸泡 10 min,以杀灭副溶血性弧菌;在稀释 1 倍的食醋中,经 1 min 即可死亡;稀释 20 倍食醋中,经 10 min 亦可杀死。因此做凉拌菜时,可先加食醋,几分钟后再加其他调味品;或将切好的原料先在开水中烫几分钟,也能达到杀灭该菌的目的,海产品用 40% 盐渍也可有效杀灭此菌。

六、致病性大肠杆菌食物中毒

肠埃希氏菌(E. coli)通常称为大肠杆菌,是 Escherich 在 1885 年发现的,在相当长的一段时间内,一直被当作正常肠道菌群的组成部分,认为是非致病菌。直到 20 世纪中叶,才认识到一些特殊血清型的大肠杆菌对人和动物有病原性,尤其对婴儿和幼畜(禽),常引起严重腹泻和败血症,它是一种普通的原核生物,根据不同的生物学特性将致病性大肠杆菌分为 5 类:致病性大肠杆菌(EPEC)、肠产毒性大肠杆菌(ETEC)、肠侵袭性大肠杆菌(EIEC)、肠出血性大肠杆菌(EHEC)、肠黏附性大肠杆菌(EAEC)。大肠杆菌属于细菌。

(一)致病性大肠杆菌食物中毒的原因

大肠埃希菌存在人和动物的肠道中,健康人肠道致病性大肠埃希菌带菌率为 2%～8%,高者达 44%;成人患结肠炎、婴儿患腹泻时,致病性大肠埃希菌带菌率可高达 29%～52%。大肠埃希菌随粪便排出而污染水源和土壤。受污染的水源、土壤及带菌者的手均可直接污染食物或通过食品容器再污染食物。各种食品被致病性大肠杆菌污染均可引起中毒。

1. 季节性

致病性大肠杆菌、肠产毒性大肠杆菌引起的食物中毒多见于夏秋季,偶见于冬季;肠侵袭性大肠杆菌引起的食物中毒可发生于每个季节,但以夏秋季发病率较高。

2. 年龄分布

致病性大肠杆菌腹泻主要是婴幼儿疾病,其感染住院儿童的平均年龄为 2 周至 8 个月。肠产毒性大肠杆菌是某些发展中国家婴幼儿腹泻的主要病原菌,也可引起成年人腹泻,又是引起旅游者腹泻的主要因素。肠出血性大肠杆菌可感染各年龄组人群,其中以婴幼儿和老人较易感染,并且可以引起死亡。

3. 地理分布

致病性大肠杆菌腹泻是全球性的,而在发达国家和地区的报道相对多一些。肠产毒性大肠杆菌腹泻主要发生于发展中国家和地区。肠出血性大肠杆菌多见于北美洲的一些地区。肠侵袭性大肠杆菌也是全球性疾病,但来自巴西的报道明显比其他国家多。

4. 中毒食品引起此类食物

中毒的食品常见于牛肉、蔬菜沙拉、凉拌菜、软乳酪、牛奶制品或生牛奶、汉堡包、鸡肉、水果、饮料等。

5.污染来源

存在于人和动物肠道中的大肠杆菌随粪便排出体外,污染土壤、水源与食物,污染的水和食物成为重要的传染源。大肠杆菌还可经过带菌者的手直接接触食品传播,或经过空气、灰尘附着于食品表面进行传播。当食品冷冻不当、烹调不充分或加工容器及设备不洁时,可造成生熟食品交叉污染。当进食生肉或加工的半熟嫩肉时,亦可引起食物中毒。

粪-口方式、人-人方式是致病性大肠杆菌的主要传播方式,而肠产毒性大肠杆菌主要是通过污染的食物和水传播,肠侵袭性大肠杆菌 EIEC 也可由粪-口、人-人方式传播,肠出血性大肠杆菌主要通过食品传播,人和人密切接触也可传播,最近有研究表明,牛、鸡、猪等家畜可能是肠出血性大肠杆菌的宿主。

(二)致病性大肠杆菌中毒的临床表现

致病性大肠杆菌引起的食物中毒主要有两种类型:肠道内感染和肠道外感染。

1.肠道内感染

引起肠道内感染的大肠杆菌可分为三组,即肠致病型大肠杆菌、肠毒素型大肠杆菌和肠侵袭型大肠杆菌。

(1)肠致病型大肠杆菌 不产生肠毒素,病因不详。主要引起婴儿腹泻,成人多为带菌者,表明人在幼年时接触细菌后已获得免疫。细菌定位于十二指肠、空肠和回肠上端,不损害组织。

(2)肠毒素型大肠杆菌 儿童和旅游者腹泻中最常见病菌。其特点是能产生肠毒素。肠毒素有不耐热(LT,65℃、30 min 破坏)、耐热(ST,100℃、10~20 min 不灭活)两种。有些菌株仅产生一种,有些产生两种。细菌定位于小肠,不损害上皮细胞。

(3)肠侵袭型大肠杆菌 不产生肠毒素,但能侵袭大肠壁的上皮细胞,破坏基底膜细胞,引发炎症或溃疡,引起类似痢疾的症状。

2.肠道外感染

引起肠道外感染的菌株多有 K 抗原,具有抗吞噬和补体的杀菌作用,有较强的侵袭力。是引起泌尿道感染最常见细菌,也可引起新生儿脑炎、败血症、手术后伤口感染和机体不同部位的脓肿。而正常儿童粪便中得到的菌株具有 K 抗原者就很少。

(三)致病性大肠杆菌中毒的预防措施

防止动物性食品被人类带菌者、带菌动物、污水、食品加工工具及容器污染,防止生熟食品交叉污染,防止食品的熟后污染,熟食品应置低温保存。

(1)保持地方及厨房器皿清洁,并把垃圾妥为弃置。

(2)保持双手清洁,经常修剪指甲。

(3)进食或处理食物前,应用肥皂及清水洗净双手,如厕或更换尿片后亦应洗手。

(4)食水应采用自来水,并最好煮沸后才饮用。

(5)应从可靠的地方购买新鲜食物,不要光顾无牌小贩。

(6)避免进食高危食物,例如未经低温消毒法处理的牛奶,以及未熟透的汉堡扒、碎牛肉和其他肉类食品。

(7)烹调食物时,应穿清洁、可洗涤的围裙,并戴上帽子。

(8)食物应彻底清洗。

(9)易腐坏食物应用盖盖好,存放于雪柜中。

(10)生的食物及熟食,尤其是牛肉及牛的内脏,应分开处理和存放(雪柜上层存放熟食,下层存放生的食物),避免交叉污染。

(11)冰柜应定期清洁和融雪,温度应保持于 4℃ 或以下。

(12)若食物的所有部分均加热至 75℃,便可消灭大肠杆菌;因此,碎牛肉及汉堡扒应彻底煮至 75℃,2~3 min,直至煮熟的肉完全转为褐色,而肉汁亦变得清澈。

(13)不要徒手处理熟食;如有需要,应戴上手套。

(14)食物煮熟后应尽快食用。

(15)如有需要保留吃剩的熟食,应该加以冷藏,并尽快食用。食用前应彻底加热。变质的食物应该弃掉。

(16)体质弱、衰老、出差、旅游等应激状态下,可以补食乳酸菌,预防大肠杆菌的发病。

七、蜡状芽孢杆菌食物中毒

蜡样芽孢杆菌(学名:*Bacillus cereus*),又称仙人掌杆菌,是一种地方性,土壤生活的,革兰氏阳性,β溶血性的杆状细菌,它会引起食物中毒。蜡样芽孢杆菌是需氧型,与其他芽孢杆菌相同,它会产生防御性的内芽孢。

(一)蜡状芽孢杆菌食物中毒的原因

蜡状芽孢杆菌在自然界分布比较广泛。蜡状芽孢杆菌在米饭中极易繁殖,曾成为美国流行的一种"中国饭馆综合征"。

在土壤、灰尘、腐草、空气中都有此菌存在。肉类制品、奶类制品、蔬菜和水果的带菌率为20%~70%。引起中毒的食品种类繁多,包括乳及乳制品、肉类制品、蔬菜、马铃薯、甜点心、调味汁、凉拌菜、米粉、米饭等。在我国引起中毒的食品以米饭、米粉最为常见。引起蜡状芽孢杆菌食物中毒的食品,大多数无腐败变质现象,除米饭有时微黏、入口不爽或稍带异味外,大多数食品感官正常。此可能与该菌主要分解糖类的特性有关。

食品在加工、运输、保藏和销售过程中,往往由于不注意卫生操作,通过灰尘和泥土造成该菌的污染。苍蝇、昆虫、鼠类、不洁的用具和容器也可传播该菌。

蜡状芽孢杆菌食物中毒是由于食物中带有大量活菌和该菌产生的肠毒素引起的。食物中的活菌越多,产生的肠毒素越多。活菌还能促进中毒的发生。

因此,蜡状芽孢杆菌食物中毒除毒素作用外,细菌菌体也起一定的作用。该菌食物中毒与食品中活菌的数量、菌株的型别和毒力、食品的摄入量、个体差异等有关。引发呕吐型的细菌数量可能比引发腹泻型的数量要多。若剩饭、剩菜等储存在较高温度下的时间较长,会使污染食品中的蜡状芽孢杆菌繁殖、产毒,或食品未经加热使芽孢在适宜条件下发芽繁殖而引起食物中毒。

食品中蜡状芽孢杆菌的来源,主要为外界所污染,由于食品在加工、运输、保藏及销售过程中的不卫生情况,而使该菌在食品上大量污染传播。

蜡状芽孢杆菌食物中毒有明显的季节性,通常以夏秋季(6、10月)最高。

引起中毒的食品常于食用前由于保存温度不当,放置时间较长,给污染于食品中的蜡状芽孢杆菌细胞,或食品经加热而残存的芽孢以生长繁殖的条件,因而导致中毒。中毒的发病率较高,一般为 60%~100%。中毒的发生与性别和年龄无关。潜伏期的长短与中毒症状有关。

以呕吐症状为主的中毒,其潜伏期较短,通常在进食后 5 h 内发病。以腹泻症状为主的中毒,潜伏期较长,通常在 8 h 以后发病。

本菌的污染源主要为泥土和灰尘,通过昆虫、不洁的用具和不卫生的食品从业人员造成该菌的传播。食品原料中有蜡状芽孢杆菌存在可能是个潜在的危险。

此菌引起的食物中毒,可以在集团中大规模爆发,也可有家庭暴发或散在发生,这点与葡萄球菌引起的食物中毒相似。

(二)蜡状芽孢杆菌中毒的临床表现

蜡状芽孢杆菌食物中毒在临床上可分为呕吐型和腹泻型两类。

呕吐型的潜伏期为 0.5～5 h,中毒症状以恶心、呕吐为主;腹泻型的潜伏期为 8～16 h,以腹痛、腹泻最为多见。在呕吐型中,头昏、四肢无力、口干、寒战、结膜充血和腹泻等症状亦有发生。

在腹泻型中,恶心、呕吐、胃痉挛和发热等症状间或发生。蜡状芽孢杆菌食物中毒的病程较短,腹泻型为 16～36 h,呕吐型为 8～10 h,两型常不超过 24 h,愈后均良好,无死亡。

(三)蜡状芽孢杆菌中毒的预防措施

借助加热不易消灭蜡状芽孢杆菌的孢子,它能经受大多数蒸煮过程而存活下来。孢子不能繁殖,但如果食物慢慢地冷却,或在供应前保持温热(温度在 15～50℃之间)一段时间,孢子就会发育生长,产生营养菌,并在这种温度下迅速繁殖。

蜡状芽孢杆菌在自然界分布很广,在土壤、空气、灰尘、动物、植物及各种食品中都有,是食品中的常见菌。该菌产生的耐热型肠毒素可在米饭中形成,不耐热的肠毒素可在包括米饭在内的各种食品中产生。引起蜡状芽孢杆菌食物中毒的食品大多数无腐败现象,除米饭有时感觉发黏,入口稍带异味外,大多数食品的感官性状正常。土壤、灰尘中的蜡状芽孢杆菌,可由鼠类、苍蝇和不洁的烹调工具、容器传播。为防止食品受其污染,主要预防措施是食堂及食品企业要严格执行食品卫生操作规范(GMP),做好防鼠、防苍蝇以及防尘等各项卫生工作。米饭、肉类、奶类等食品在低温下短时间存放,剩饭及其他熟食在食用前一定要彻底加热处理。

(1)将煮过的食物很快冷却并迅速冷冻。

(2)如果食物需要再加热时,必须迅速而彻底地加热,并尽快供应出去。米饭或肉制品绝不能多次加热。

任务三　非细菌性食物中毒

非细菌性食物中毒指细菌性食物中毒以外的其他因素引起的食物中毒。可能引起非细菌性食物中毒的物质种类很多,主要包括化学农药,工业“三废”中的有害物质、甲醇、亚硝胺类、有毒动植物、毒菌及其毒素等。

非细菌性食物中毒的发病率较低,且多分散发生,其发生季节往往与有毒的动植物生长收获季节相一致,且有明显的地区性(如河豚中毒多发生在沿海一带);中毒后起病快,病情较重。

其流行病学特点与细菌性食物中毒相比,发病起数多、人数少、潜伏期及病程短、死亡率高。

一、有毒动物食物中毒

有毒动物食物中毒(food poisoning from poisonous animal),是指食用含毒性成分的动物或动物脏器引起的食物中毒,有些动物含有某种天然有毒成分(如河鲀中毒);有些动物因储存不当而形成有毒物质,如某些鱼因储存不当而组胺过高;有些动物的肉无毒,但非食用部分(如猪的甲状腺)加工时未除去也可引起中毒,过量摄取含大量维生素 A 的肝脏也可引起中毒。有些可食动物在特殊情况下带毒,如贝类中毒等。

(一)河鲀中毒

1. 河鲀简介

很多人将河鲀与河豚混为一谈,这里首先予以区分。现代动物分类学已经有了明确界定,河鲀与河豚实际上是不同纲的两类水生动物。河鲀属鱼纲,是鲀形目鲀科鱼类的统称,分布在近海及河流入海地段;有些种类的脏器和血液有剧毒(称"河鲀毒素")。而河豚则是哺乳纲淡水豚科动物的统称,有白鳍豚等;它们主要生活在江河中,腹内脏器无毒。

中国是全世界河鲀产量最多的国家,现初步查明的 54 种中,中国有 35 种,大部分为东方鲀属,分布在东海、黄海、渤海等水域。年产量约在$(3\sim4)\times10^4$ t,占世界河鲀总产量的 70% 左右。随着几种主要东方鲀品种的人工繁殖与苗种培育的成功,加速推进了中国河鲀人工养殖的发展。此外,河鲀毒素纯品的国际市场价每克可达 21 万美元,具有极高商业价值。

河鲀营养丰富,味道鲜美,有长江第一鲜之称。河鲀的食用在中国、日本等亚洲国家有着悠久的历史,并逐渐形成特有的河鲀饮食文化。日本还将河鲀宴视作国宴,招待贵宾。然而,即使对河鲀烹调人员进行专业培训,饭店得到卫生部门许可及实施特许经营,如加工处理不当,还会引起食物中毒及致残致死事故,严重威胁人们的生命安全。中国古书曾记载"河豚(指河鲀)出于江海,有大毒能杀人。"一方面又告诉人们"凡烹调者腹之子目之精脊之血必尽弃之","凡洗宜极尽煮宜极熟治之,不中度不熟则毒于人。"

2. 含毒部位及有毒成分

我国河鲀中毒多由豹纹东方鲀所引起。东方鲀和弓斑东方鲀内脏含毒素的量,因部位及季节的不同而有差异。河鲀的卵巢和肝脏最毒,其次为肾脏、血液、眼睛、鳃和皮肤,虽然新鲜洗净的肌肉可视为无毒,但如鱼死亡一段时间,内脏毒素溶入体液中能逐渐渗入肌肉内,仍不可忽视。每年以春季(2～5 月)为卵巢发育期,毒性较强。6～7 月产卵后,卵巢退化,毒性减弱。肝脏以春季产卵期毒性最强。所以春季更要严防河鲀中毒。

河鲀毒素是鲀鱼类及其他生物体内含有的一种生物碱。其分子式为 $C_{11}H_{17}O_8N_3$,相对分子质量为 319。该毒素经腹腔注射对小鼠的 LD_{50} 为 8 $\mu g/kg$。曾一度被认为是自然界中毒性最强的非蛋白类毒素。河鲀毒素的化学性质稳定,一般烹调手段难以破坏。中毒后也缺乏有效的解救措施。

河鲀毒素是氨基全氢喹唑啉型化合物,是自然界中所发现的毒性最大的神经毒素之一,可高选择性和高亲和性地阻断神经兴奋膜上钠离子通道。河鲀毒素是小分子量、非蛋白质的神经性毒素,其毒性比剧毒的氰化钠还要高 1 250 多倍,0.5 mg 即可致人于死命。

河鲀毒素对热稳定,盐腌或日晒均不能使其破坏,只有在高温加热 30 min 以上或在碱性条件下才能被分解。220℃加热 20～60 min 可使毒素全部破坏。河鲀毒素中毒潜伏期很短,短至 10~30 min,长至 3~6 h 发病,发病急,如果抢救不及时,中毒后最快的 10 min 内死亡,最迟 4~6 h 死亡。

3.河鲀食物中毒的临床表现

河鲀中毒是所有食用有毒鱼类中毒中最严重的,其特点为发病迅速且症状剧烈。轻微中毒仅在指、唇和舌尖发生麻木感觉,不久即恢复正常;中毒稍重则上吐下泻,腹痛,手足发麻,眼睑欲闭,视野不明,耳听力减弱,个别陷入精神错乱状态;严重者在摄食后 10~45 min(有些人在 0.5~3 h)内即发生不适,脸色苍白,眩晕,随之感觉神经麻痹,出现口唇、舌端感觉异常和运动失调。通常为针刺样,感觉起于手指和脚趾,继之波及全身,并发展为严重麻木感,不知疼痛。另外如大量流涎、大汗、头痛,体温和血压下降,脉搏快而微弱等症状,也在早期相继出现。部分病例可较早地发生恶心、呕吐、腹泻、上腹部不适等胃肠症状。严重者出现运动神经麻痹,病人不能行动,四肢瘫痪,共济失调,言语不清;随后发生呼吸系统症状,临床表现为呼吸困难、浅表、频数;发展到后期为眼球固定,瞳孔缩小或扩散,角膜反射消失,心电图检查有不同程度的传导阻滞现象,最后终因呼吸循环衰竭死亡。多数病例在死亡前神志还清醒。日本学者统计其死亡率高达 61.5%。死亡通常发生在发病后 4~6 h 以内,最快者食后 1.5 h 即能死亡,最迟者不超过 8 h,很少延至 1 d 以上。由于河鲀毒素在体内解毒排泄较快,若超过 8 h 未死亡者,一般可望恢复,但愈后常会留下关节痛等症状。

4.河鲀食物中毒的预防

①预防河鲀中毒,首先要认识到河鲀有毒,并能识别其形状,以防误食中毒。

②预防中毒的最有效方法是管理部门严查,禁止零售河鲀,如果发现,将河鲀集中妥善处理。

③为了预防意外发生,人们还是不要抱着侥幸心理,为了贪一时的口味享受而去吃河鲀。

④河鲀在烹饪的时候如果可以长时间的蒸煮也可以使毒性失效。

(二)高组胺鱼类中毒

高组胺鱼类中毒是由于食用含有一定数量组胺的某些鱼类而引起的过敏性食物中毒。引起此种过敏性食物中毒的鱼类主要是海产鱼中的青皮红肉鱼。

1.有毒成分及中毒机理

青皮红肉鱼类引起过敏性食物中毒主要是因为此类鱼含有较高量的组氨酸。当鱼体不新鲜或腐败时,污染于鱼体的细菌如组胺无色杆菌,产生脱羧酶,使组氨酸脱羧生成组胺。中毒机理是为组胺引起毛细血管扩张和支气管收缩,导致一系列的临床症状。

2.中毒原因

因食用不新鲜或腐败的青皮红肉鱼而引起中毒。腌制咸鱼时,如原料不新鲜或腌得不透,含组胺较多,食后也可引起中毒。

3.中毒症状和急救治疗

组胺中毒的特点是发病快、症状轻、恢复快。潜伏期一般为 0.5~1 h,短者只有 5 min,长者 4 h,表现为脸红、头晕、心跳加快、脉快、胸闷和呼吸促迫、血压下降,个别患者出现哮喘。治疗首先催吐、导泻以排出体内毒物;抗组胺药能使中毒症状迅速消失,可口服苯海拉明,或静脉注射 10%葡萄糖酸钙,同时口服维生素 C。

(三)麻痹性贝毒中毒

麻痹性贝毒素(paralytic shellfish poisoning,PSP)来源于赤潮中的有毒藻类。赤潮一般分为有毒赤潮和无毒赤潮,已知中国沿岸海域中能引起赤潮的生物有260余种,其中能产生赤潮毒素的就有78种,与有毒赤潮相关的赤潮藻毒素(贝毒素)主要有麻痹性贝毒(PSP)、腹泻性贝毒(DSP)、神经性贝毒(NSP)、记忆丧失性贝毒(ASP)和雪卡毒素(Ciguatera)五大类。其中,PSP被公认为对公众健康危害最严重。有毒赤潮发生时,贝类大量摄食有毒藻,其藻毒素在贝类体内累积,当毒素含量超过人类食用安全标准时,人类食用此类贝类产品往往就会发生中毒的危险。染毒贝类不能通过外观与味道的新鲜程度来加以分辨,而且冷冻和加热不能使其完全失活。

麻痹性贝类毒素是很强的毒素之一,其毒性与河豚毒素相当。在1999年之前,中国已有24人死于麻痹性贝毒中毒。中国政府规定上市贝类麻痹性贝毒必须低于4 Mu/g(Mu为毒力单位,1 Mu是指使18～22 g的小白鼠在15 min内死亡的毒力)。虾夷扇贝各组织器官PSP的毒性高低依次是:消化腺＞裙边＞腮＞性腺＞贝柱。PSP毒素的毒性很强,摄入1 mg就可致人死亡。对动物神经系统和心血管系统有高度特异性,使人中毒的范围在600～5 000 Mu之间,致死剂量为3 000～30000 Mu。它由20多种结构不同的甲藻产生的毒素组成,这些甲藻既可在热带水域又可在温带水域生长。

PSP毒素中毒的最初症状为唇、口和舌感觉异常和麻木,这是由于口腔黏膜局部吸收了PSP毒素。继而这些感觉波及靠近脸和脖子的部分,指尖和脚趾常有针刺般痛的感觉,并伴有轻微的头痛和头晕。

有时在早期阶段出现恶心和呕吐。中毒稍微严重,出现胳膊和腿麻痹,随意运动障碍,经常有眩晕感。中毒严重时,则会出现呼吸困难,咽喉紧张;随着肌肉麻痹不断扩展加重,最终导致死亡。中毒致死的突出特点是患者临终前意识始终清晰。危险期为12～14 h,度过此期者,可望恢复。

(四)泥螺中毒

泥螺属于软体动物门、阿地螺科的海产动物。最常见的泥螺又名吐铁、麦螺、梅螺,分布于我国沿海一带,以东海为最多。体长方形,长40 mm,宽15 mm,软体部分不能完全缩入壳内。身体分为两部分,前部分为头盘,很发达,占体长的1/2,其后端略分两叶遮蔽了一部分贝壳;后部分为内脏囊。足肥大,占腹面前方的3/4,侧足较发达,遮蔽了贝壳的一部分。眼退化埋于皮下。软体部分为灰黄或红黄色,略透明。贝壳外露,卵圆形,脆弱,幼体壳表为白色,成体为黄色。壳口大,上窄下宽。泥螺生活于浅海的泥滩上。它的食性杂,能吞食泥沙、藻类及少数无脊椎动物的卵等。

泥螺的体内含有某些对日光敏感的物质,人大量进食泥螺后,经过阳光照射,就可以出现日光性皮炎的症状。俗称螺蛳疮、大头风、吐铁风等。泥螺中毒发病情况与食入泥螺量和受阳光照射以及个体敏感性有关。有些人食用一定量的泥螺,当泥螺的对日光敏感物质在人体内达到一定数量后,又受到阳光的作用,就会发病。机体敏感者发病率高。

泥螺中毒多在每年5～7月间发生,潜伏期为1～14 d,大多数在3 d内发病。病变发生在被日光照射的暴露部位,如面部、颈部、耳及手部等,患处出现浮肿、潮红、疼痛、发痒、麻木感。如继续暴晒,可出现水泡、血泡。由于因奇痒搔抓后,常可造成化脓性感染。少数病人可出现低烧、头痛、食欲不振、乏力等症状。

预防的方法:

①正常人切忌大量使用泥螺。

②食用时一定选择新鲜并且经彻底烹饪的泥螺。

③过敏体质的人不可食用泥螺。

(五)动物有毒组织中毒

1.鱼肝中毒

鲅鱼、鲨鱼、虹鱼、旗鱼、鲟鳇鱼、鳕鱼、硬鳞脂鱼等的肝脏内含有大量高级不饱和脂肪酸组成的油脂。这些油脂易与外界异物结合形成鱼油毒素，当人们食用含有鱼油毒素的鱼肝即可引起中毒。

近年来，有些国家开展对不饱和脂肪酸与人体健康关系的研究，已证明不饱和脂肪酸的毒化和危害。鱼肝中毒多发生在食后 1～6 h，中毒者出现头晕、头痛、脸部和四肢浮肿、恶心、呕吐、乏力。不同鱼类鱼肝中毒都有其特有症状，如鲅鱼鱼肝中毒可有口渴，唇干、腕、踝以下整片皮肤剥脱以及其他部位的鳞状皮屑脱落，重症的脱发、脱眉。旗鱼鱼肝中毒时，有胸闷、剧烈呕吐、体温上升等症状。鲨鱼、虹鱼鱼肝中毒常有体温升高，食欲消失症状。

2.动物甲状腺中毒

甲状腺位于动物喉部下方气管两侧，能分泌甲状腺激素。甲状腺素耐高温，加热至 600℃才开始破坏，因而一般烹调不能破坏。

临床症状按食入量多少有较大差别，主要表现为眩晕、头痛、心悸、胸闷、烦躁、气急、恶心、呕吐、腹痛、腹泻。乏力、出汗、大片脱发。有的出现皮肤出血性丘疹、发痒、水泡。食入大量甲状腺的出现高热、心动过速、出汗脱水。孕妇可发生流产，婴儿亦可通过母乳中所含甲状腺素而出现中毒。

饭店购进肉类，尤其是颈部肉和气管、肺脏时，应仔细检查，发现未剔除的甲状腺应立即剔除。屠宰牲畜时应教育屠工当场剔除甲状腺。

3.动物肾上腺中毒

动物的肾上腺位于两侧肾前端的腹壁脂肪(俗称板油)中，能分泌多种脂溶性激素。肾上腺激素浓度过高时可成为毒物，人食后 0.5 h 内即发病。

主要症状是头晕、恶心、心窝部疼痛。心动过速、手、舌发麻，有的出现脸色苍白，瞳孔散大，恶寒等。

饭店购进整片动物食材时，应注意剔除未摘除的肾上腺，以防中毒。

4.鱼胆中毒

鱼胆中毒指食用鱼胆而引起的一种急性中毒。青、草、白鲢、鲈、鲤鱼胆中含胆汁毒素，能损害人体肝、肾，使其变性坏死；也可损伤脑细胞和心肌，造成神经系统和心血管系统的病变。民间有以生吞鲤鱼胆来治疗眼疾、高血压等病的做法，常因用量，服法不当而发生中毒。不论生吞、熟食或用酒送服，超过 2.5 g，就可中毒，甚至死亡。

5.鱼卵中毒

人食用了青海湖裸鲤、石斑鱼、鳇鱼、云南光唇鱼、鲶鱼等鱼类的鱼卵而发生中毒。毒性物质是鱼卵毒素。

潜伏期短，恶心、呕吐、腹痛、腹泻为主，有的口干、冷汗、眩晕、脉快、心律不齐、胸闷，严重者痉挛、抽搐，病情发展迅速，中毒死亡率高。

预防的措施是不食用有毒鱼卵。加工腌制鱼类制品时均应去除鱼卵。

二、有毒植物食物中毒

食用含有天然有毒成分的植物（如毒麦、木薯）或因储存不当而形成有毒物质的植物（如发芽马铃薯）而引起的中毒。

植物性食物中毒主要有 3 种：

①将天然含有有毒成分的植物或其加工制品当作食品，如桐油、大麻油等引起的食物中毒；

②在食品的加工过程中，将未能破坏或除去有毒成分的植物当作食品食用，如鲜黄花菜、木薯、苦杏仁等；

③在一定条件下某些植物性食品可产生大量有毒成分，此时食用这些植物食品时即会发生食物中毒。如食用发芽马铃薯、苦瓠子等造成中毒。

常见的有毒植物食物中毒见表 8-3、表 8-4 和表 8-5。

表 8-3　常见第一类植物性食物中毒（将天然含毒品或其制品当成食品）

名称	有毒成分	中毒表现	急救处理	预防措施
毒蕈（毒蘑菇）中毒	毒肽、毒伞肽、毒蝇碱、光盖伞素、鹿花毒素等	毒蕈中毒的不同临床表现取决于毒蕈所含毒素类型，但是恶心、呕吐、腹痛、腹泻等急性胃肠炎样表现，是各种毒蕈中毒的共有临床表现，出现于误食毒蕈后数分钟至数小时	对于神经精神型蘑菇中毒，阿托品有较好疗效；对于其他临床类型的蘑菇中毒尚无特效解毒剂，早就医能保证早期治疗，改善预后	依据经验去采摘蘑菇，结果并不可靠，一旦发生误采，后果往往是致命的
有毒蜂蜜中毒	因作为蜜源的有毒植物而异，多为生物碱	潜伏期 1~2 d。口干、唇舌发麻、恶心、呕吐、乏力、头晕、头痛、发热、腹痛、肾区疼痛、肝大等	一般急救措施。呕吐较多者输液，保肝、肾，对症治疗	注意蜜源中有毒植物，加强蜂蜜检验。毒蜜不得进入市场
桐油中毒	桐酸、异桐酸	食后 1 h 即可出现剧烈呕吐、腹泻，尿中还可出现蛋白质及红细胞	洗胃，给胃粘膜保护剂，对症及输液	桐油中毒主要因误服货物容器污染，所以桐油要单独存放，容器要严格分开
苍耳子中毒	可能是苍耳子苷、生物碱或毒蛋白	潜伏期 4 h 至 5 d，呕吐，吐出物可为咖啡色，甚至吐血、便血。个别病人可出现黄疸、嗜睡、休克；尿少、无尿，尿中出现蛋白质；严重者可因呼吸麻痹而亡	早期催吐、导泻。保肝、肾，针对呼吸及循环衰竭进行急救。输液，对症治疗	宣传教育，不要误食苍耳嫩芽、苍耳子及苍耳油
毒麦（又称苦麦、黑麦、小尾巴麦）	可能是毒麦碱	潜伏期 20 min 至 4 h，轻者头晕、眼花、恶心、呕吐、腹泻、无力、视力模糊等。重者嗜睡、昏迷、抽搐、痉挛。可因中枢神经麻痹而亡	早期催吐、洗胃、导泻、对症治疗，轻者二、三天痊愈	入仓前检出毒麦。毒麦较轻，可用比重法分离。中国规定毒麦不得超过 0.1%

续表 8-3

名称	有毒成分	中毒表现	急救处理	预防措施
棉籽油中毒	棉酚	分烧热型及低钾型二类。前者表现为皮肤烧灼、无汗、头昏恶心等。后者表现为肢体无力、麻木、心悸、肢体软瘫等。若不及时治疗可死亡。本症尚有一特点即影响生殖功能	低钾型要及时给钾、对症治疗	粗制棉籽油不能食用，需加碱精炼，去除棉酚后方可食用。选育无棉酚良种。
大麻籽（又称小麻子）油	四氢大麻酚、大麻二酚、大麻酚	潜伏期 0.5～2 h，头晕、口干、恶心、走路不稳、兴奋、抑郁等	急救处理、对症治疗	不食用大麻油
蓖麻子中毒	蓖麻碱，蓖麻毒素	潜伏期一天左右，恶心、呕吐、血性腹泻，重者黄疸、蛋白尿、抽搐、昏迷、甚至死亡	洗胃、催吐、保肝、肾，对症治疗	教育儿童不食用蓖麻子，蓖麻子及蓖麻油妥善保管
山大茴（红茴香、大茴香、红毒茴）	未明	潜伏期 2～8 h。恶心、呕吐、抽搐，重者角弓反张、惊厥、昏迷、可呼吸麻痹而死亡	洗胃、对症治疗	了解山大茴与八角茴（俗称大料）的区别，不吃山大茴

各种新鲜的蔬果纷纷上市。但由此增加了食物中毒的频率。每天吃的食物中植物性食品占很大比例，某些蔬菜、野菜、果仁、种子本身含有毒素，吃了含有毒素的植物或者这些植物加工成的食品可能会引起中毒，严重者还会造成死亡。对于含有毒素的蔬果应小心食用才会预防植物性食物中毒的发生。

造成植物性食物中毒的原因有两个方面，一是不认识有毒的植物或这些植物的加工品，不知道它们含有毒素，把不能吃的东西当食物吃了；二是烹调加工方法不正确，没有把毒素去掉。植物中的有毒物质多种多样，毒性强弱差别较大，中毒后的表现轻重不一，除急性胃肠道症状外，一些神经系统症状较为常见，抢救不及时可引起死亡。植物性食物中毒多数没有特效疗法，对一些能引起死亡的严重中毒，尽早排除毒物对救治非常关键。植物性食物中毒多在一家一户或一个人、几个人中发生，有时在集体食堂、餐馆、饭店也发生。

植物性食物中毒主要有以下几个特征：

(1)误食有毒植物或有毒种子，或烹调加工方法不当，没有把有毒物质去掉而引起。

(2)有毒物质多种多样，毒性强弱、中毒临床表现也不同。

(3)季节性和地区性较明显，与有毒植物的分布、采摘、饮食习惯等有关。

(4)散在性发生，偶然性大。

(5)潜伏期较短，大多在数十分钟至十多小时。少数也有超过 1 d 的。

表 8-4　常见第二类植物性食物中毒(食物加工时未能破坏或除去有毒成分)

名称	有毒成分	中毒表现	急救处理	预防措施
果仁和木薯中毒	氰苷释放出的氢氰酸	苦杏仁中毒潜伏期多为 1～2 h,木薯多为 6～9 h。开始感口中苦涩、流涎、头晕、恶心、心跳、无力,重症者胸闷、呼吸困难。严重者昏迷,最后因呼吸麻痹或心跳停止而亡	催吐、洗胃,解毒药为亚硝酸异戊酯、亚硝酸钠,并用硫代硫酸钠。重症者给氧,用细胞色素 C 及其他对症治疗	宣传不食苦杏仁、桃仁、李仁、枇杷仁。苦杏仁治病须按药方。使用木薯要去毒。木薯尽量工业用(如制淀粉、酒精等)
生豆浆中毒	可疑病因为皂素、血细胞凝集素、抗胰蛋白酶等	潜伏期较短,恶心、呕吐、腹泻、腹胀;有的还有头晕、无力	多数当天可恢复。对症治疗	煮豆浆时要煮透,煮沸后继续加热数分钟
鲜黄花菜中毒	秋水仙碱	潜伏期 0.5～4 h。恶心、呕吐、腹痛、腹泻、头昏、头痛、口渴等	急救处理,对症治疗	最好食用干黄花菜。食用鲜菜时先用开水烫,再充分烹调
白果(银杏)中毒	银杏酸、银杏酚	潜伏期 1～12 h。恶心、呕吐、腹泻、腹痛、头痛、惊叫、抽搐,重者意识丧失乃至死亡	洗胃、灌肠、对症治疗	不生吃白果,吃时加水煮透,弃水食用
四季豆中毒	可能皂素、血细胞凝聚素	潜伏期数 10 min 至 5 h。恶心、呕吐、腹痛、腹泻、头晕、头痛、胸闷、出冷汗、心慌、多不发热	催吐、洗胃、导泻、对症治疗	烹调时要炒熟煮透,至无生豆味时,毒素多已被破坏
山黧豆中毒	可能是 β-N-(γ-L-谷氨基)氨基丙腈,γ-高精氨酸,β-N-草酰-L-α,β-二氨基丙酸等	典型症状是神经系统表现,肌肉衰弱,下肢瘫痪,不发热。下肢瘫痪为不可逆性	无特殊解毒方法,对症治疗	不食用山黧豆货山黧豆制淀粉或饲料。或用热水长时间浸泡,去水后再加热少量食用

表 8-5　常见第三类植物性食物中毒(食物在某些条件下产生大量毒素)

名称	有毒成分	中毒表现	急救处理	预防措施
发芽马铃薯中毒	龙葵碱或称茄碱龙葵素	潜伏期多为 2～4 h,口腔烧灼及刺激感、恶心、呕吐、腹泻、腹痛等。重症者可有瞳孔散大、抽搐、呼吸困难、意识丧失、呼吸麻痹或心力衰竭乃至死亡	催吐、洗胃(可用高锰酸钾、鞣酸或碳酸氢钠溶液)补液,对症治疗	防止马铃薯发芽,可低温储存,用辐照防止发芽。发芽较多不宜使用,发芽少时,去芽及芽眼周围充分烹调
酸败油中毒	油酸败氧化产生的酮、醛等	潜伏期数分钟至二三小时。恶心、呕吐、腹泻、腹痛、无力等	对症治疗	储存油时防止氧化,不食用酸败油脂
苦瓠子中毒	未最后确定,可能为苦瓠苷	潜伏期 10 min 至 2 h。头昏、恶心、呕吐、腹痛、腹泻	洗胃、对症治疗	瓠子发苦时,丢弃不食

三、霉变食品食物中毒

真菌广泛分布于生活环境中，种类极多，长久以来人们就利用真菌酿造食品，工业、农业、饮食、卫生等部门也利用真菌进行生产、加工，或治疗疾病，造福于人类。但是也有很多种真菌对动、植物和人类危害极大，不仅寄生可以致病，而且食入可致中毒。

由于食入霉变食品引起的中毒叫作真菌性食物中毒，也叫霉变食品中毒，近年来这方面的报道渐多，有些是急性中毒，死亡率极高；有些是慢性中毒，可发生癌变。目前已引起全世界的广泛重视。

(一)霉变食品中毒的原因

主要是谷物、油料或植物储存过程中生霉，未经适当处理即作食料，或是已做好的食物放久发霉变质误食引起，也有的是在制作发酵食品时被有毒真菌污染或误用有毒真菌株。发霉的花生、玉米、大米、小麦、大豆、小米、植物秧秸和黑斑白薯是引起真菌性食物中毒的常见食料，常见的真菌有：曲霉菌如黄曲霉菌、棒曲霉菌、米曲霉菌、赭曲霉菌；青霉菌如毒青霉菌、桔青霉菌、岛青霉菌、纯绿青霉菌；镰刀霉菌如半裸镰刀霉菌、霉菌；黑斑病菌如黑色葡萄穗状霉菌等。真菌中毒是因真菌毒素引起，由于大多数真菌毒素通常不被高温破坏，所以真菌污染的食物虽经高温蒸煮食后仍可中毒。

(二)霉变食品中毒的临床症状

目前对真菌中毒还处于研究阶段，了解很不够，已知一种真菌可有几种毒素，而不同种真菌又可有相同毒素，所以真菌性食物中毒时往往出现相似的症状。

一般来说，急性真菌性食物中毒潜伏期短，先有胃肠道症状，如上腹不适、恶心、呕吐、腹胀、腹痛、厌食、偶有腹泻等(镰刀霉菌中毒较突出)。以后依各种真菌毒素的不同作用，发生肝、肾、神经、血液等系统的损害，出现相应症状，如肝脏肿大、压痛，肝功异常，出现黄疸(常见于黄曲霉菌及岛青霉菌中毒)，蛋白尿，血尿，甚至尿少、尿闭等(纯绿青霉菌中毒易发生)。

有些真菌(如黑色葡萄穗状霉菌、岛青霉菌)毒素引起中性粒细胞减少或缺乏血小板减少发生出血。有些真菌(如棒曲霉菌、米曲霉菌)中毒易发生神经系症状，而有头晕、头痛、迟钝、躁动运动失调甚至惊厥昏迷麻痹等。患者多死于肝、肾功能衰竭或中枢神经麻痹病，死率可高达 40%～70%。慢性真菌性食物中毒除引起肝、肾功能及血液细胞损害外，还可以引起癌症。

真菌性食物中毒可引起造血系统、肝、肾、周围血管等病变和症状。严重者可造成周围循环衰竭或呼吸衰竭而死亡。

(三)霉变食品食物中毒的预防与控制

霉变食品食物中毒的预防与控制主要是指预防和控制霉菌造成的危害，应从以下两个环节加以控制。

1.清除污染源，防止霉菌生长与产毒

在自然条件下，想要完全杜绝霉菌污染是不可能的，关键要防止和减少霉菌污染。对谷物粮食等植物性产品，只有在储藏过程中采取适当的措施，才能控制霉菌的生长和产毒。这些措施包括以下几种。

(1)降低水分和湿度　农产品收割后迅速干燥至安全水分。控制水分和湿度，保持食品和储藏场所干燥，做好食品储藏所的防渗、常晾晒、风干、烘干或加吸湿剂、密封。

（2）低温防霉　将食品储藏温度控制在霉菌生长产毒的温度以下。

（3）使用防霉化学药剂　防霉化学药剂有熏蒸剂，如溴甲烷、二氯乙烷、环氧乙烷等，其中环氧乙烷熏蒸用于粮食防霉效果好。

（4）气调防霉　运用封闭式气调技术，控制气体成分，降低氧浓度，以防止霉菌生长和产毒。例如，用聚氯乙烯薄膜袋储藏粮食，使氧浓度降低，9个月内基本能抑制霉菌生长，将花生或谷物置于含 CO_2 的塑料袋内，密封后，花生至少能保鲜 8 个月。

2.加强监督检验工作

（1）加强污染的检测，严格执行食品卫生标准，禁止出售和进口真菌毒素超过含量标准的粮食和饲料。

（2）对将进入市场的食品应加强监督检验，凡超过国家食品卫生限量标准的一律不得投放市场，以保障人体健康。

四、化学性食物中毒

化学性食物中毒是指食入被化学性毒物污染的食品而引起的食物中毒。化学性食物中毒主要包括亚硝酸盐、化学农药、金属毒物、假酒、鼠药及化学添加剂等引起的中毒。该类食物中毒不受季节性、地区性影响，但发病率和致死率高。

目前，化学性食物中毒事件较为突出，且致死率最高。根据 2004—2008 年食物中毒文献资料，化学性食物中毒事件共报道 191 起，中毒 3 029 人，死亡 49 人，分别占同期食物中毒报道总数的 25.03%、11.50% 和 47.5%。化学性食物中毒是食物中毒死亡人数最多的中毒种类，且病死率最高，达 1.62%。

（一）亚硝酸盐食物中毒

1.中毒原因

亚硝酸盐中毒一般是因食入含有大量亚硝酸盐或硝酸盐的蔬菜，或误将亚硝酸盐当作食盐食用而引起的急性食物中毒。

中毒原因主要有：

①蔬菜储存过久或发生腐烂，或煮熟的蔬菜放置太久，蔬菜中硝酸盐被还原菌转化成亚硝酸盐。

②腌制蔬菜时间较短，当加盐量少于 12%、气温高于 20℃ 时，7～15 d 亚硝酸盐含量达到高峰易引起中毒，20 d 消失。

③肉制品过量加入作为发色剂的硝酸盐或亚硝酸盐。

④用苦井水（硝酸盐含量高）煮粥或食物并放置过久。

⑤亚硝酸盐误当食盐食用。

⑥体内生成：对于胃肠功能紊乱者，肠道硝酸盐还原菌增多，过量摄入含硝酸盐多的蔬菜时，被还原为亚硝酸盐。

2.中毒表现

亚硝酸盐进入人体血液，可使血液中血红素的 Fe^{2+} 氧化成 Fe^{3+}，发生以高铁血红蛋白症为主的急性中毒。血红蛋白失去结合氧的能力，从而使组织缺氧出现青紫症状。中毒轻者表现为口唇、舌尖、指尖青紫等缺氧症状，重者眼结膜、面部及全身皮肤青紫。自觉症状有头晕、头痛、无力、心率快等。

3.预防亚硝酸盐中毒的措施

①加强亚硝酸盐的保管,避免误作食盐或面碱食用,同时加强集体食堂的安全管理,防止坏人投毒。

②应妥善储存蔬菜,保持蔬菜的新鲜,切勿过久存放蔬菜,不吃腐烂的蔬菜。

③苦井水勿用于煮粥和做菜。

④饭菜要现做现吃,不吃存放过久的熟菜。

⑤现腌的菜,最好马上就吃,不能存放较久;若腌菜时间长,要腌透,腌20 d以上再吃。

⑥搞好厨房卫生,特别是锅和容器必须洗刷干净,不饮用过夜的温锅水,也不用过夜的温锅水做饭。

(二)砷化物食物中毒

砷的化合物多数为剧毒。常见的为三氧化二砷,俗称砒霜。纯品为无臭、无味的白色粉末或块状化合物。

1.中毒原因

①误把砒霜当成食碱、食盐或淀粉,或误食含砷农药拌的种粮。

②滥用含砷杀虫剂喷洒果树及蔬菜,造成蔬菜、水果残留量过高,喷药后不洗手而进食。

③盛放过砷化物的容器用来盛装食品造成污染。

④食品工业用原料或添加剂中含砷量过高。

2.中毒表现

砷化物中毒能直接腐蚀消化道,使细胞酶蛋白失去活性,造成中枢神经发生功能紊乱,并能引起实质性脏器的损害。潜伏期为数分钟至数小时。开始口腔有金属味,口咽部及食道有灼烧感。继有恶心、呕吐和腹痛、腹泻。可出现严重脱水和电解质失衡、体温下降、血压下降,甚至休克。重症患者,可出现神经系统症状,有剧烈头痛、烦躁不安、惊厥、昏迷等。当肾脏损害时,可出现尿闭、蛋白尿、血尿、尿中毒,还可造成肝脏、心肌损害,砷化物中毒还可严重地引起皮肤黏膜的损伤。

3.预防措施

①严格保管农药,实行专人专管、领用登记,砷化物农药包装上应有明显的"有害"标志。

②使用含砷农药拌种的容器、用具必须专用并作明显标记;砷中毒的家畜禽,应深埋销毁,严禁食用。

③含砷农药用于水果、蔬菜时,应遵守安全间隔期。

④食品工业所用的化学物质如添加剂、碱等,含砷量不得超过国家标准。

(三)农药食物中毒

农药污染食品引起的危害是全世界共同面临的一个食品安全问题。有机磷农药大多为油状液体,是我国目前应用最广泛的杀虫剂。可分为高毒性、中等毒性及低毒性三类,如甲胺磷、甲基对硫磷、敌敌畏、敌百虫、乐果等。甲胺磷是一种剧毒有机磷农药,农业主管部门曾三令五申禁止将其用于蔬菜和水果杀虫,但少数菜农违反规定,以致用甲胺磷喷洒蔬菜致使残留量过高引起的中毒事件较多。

1.中毒原因

中毒的主要原因是污染食物引起:

①用装过农药的空瓶装酱油、酒、食用油等。

②农药与食品混放污染。

③国家禁用于蔬菜、水果的高毒农药在蔬菜、水果成熟期喷洒残留等,这是我国目前最主要的农药中毒问题。

2. 中毒表现

有机磷农药进入人体后与体内胆碱酯酶迅速结合,使胆碱酯酶活性受到抑制,结果使大量乙酰胆碱在体内蓄积,导致以乙酰胆碱为传导介质的胆碱能使神经处于过度兴奋状态,从而出现中毒症状。一般急性中毒多在 12 h 内发病,若是吸入、口服高浓度或剧毒的有机磷农药,可在几分钟至十几分钟内出现症状以致死亡。有机磷类农药中毒早期或轻症可出现头痛、恶心、呕吐、多汗、视物模糊、乏力等;病情较重者瞳孔缩小、肌肉震颤、意识恍惚、行路蹒跚、心动过缓等;重症病例常有心动过速、血压升高或下降、昏迷、四肢瘫痪、呼吸困难等,可因呼吸麻痹或伴循环衰竭而死亡。

3. 预防措施

①要广泛宣传安全使用农药知识及对人体的毒害作用。

②要专人专管,不能与食品混放。

③严禁用装农药的容器装食品。

④要严格执行国家农药安全使用标准。

⑤喷洒农药及收获蔬菜、水果等食品,须遵守安全间隔期。

⑥蔬菜、水果食用前要洗净,用清水浸泡后再烹制或食用。

(四) 毒鼠强食物中毒

1. 中毒原因

毒鼠强又名没鼠命、四二四、三步倒、闻到死,化学名四亚甲基二砜四氨,轻质粉末,熔点 $250\sim254℃$。在水中溶解度约 0.25 mg/mL,微溶于丙酮,不溶于甲醇和乙醇。在稀的酸和碱中稳定(浓度至 0.1 mol/L)。在 $255\sim260℃$ 分解,但在持续沸水溶液中加热分解,放出氮、硫的氧化物烟雾,可经消化道及呼吸道吸收,不易经完整的皮肤吸收。本品对中枢神经系统,尤其是脑干有兴奋作用,主要引起抽搐。本品对 γ-氨基丁酸有拮抗作用,主要是由于阻断 γ-氨基丁酸受体所致,此作用为可逆性的。

2. 中毒表现

目前多数中毒案例为口服中毒。轻度中毒表现头痛、头晕、乏力、恶心、呕吐、口唇麻木、酒醉感。重度中毒表现突然晕倒、癫痫样大发作,发作时全身抽搐、口吐白沫、小便失禁、意识丧失。

3. 预防措施

近几年发生恶性毒鼠强中毒事件,南京、广东、四川相继发生中毒事件,其中南京死亡 42 人。毒鼠强属高毒急性毒性类毒鼠药。国家明令禁止使用急性毒性药物作为毒鼠剂,现没有正规厂家生产与登记。市场上销售的毒鼠强多属于假冒厂名、滥设商品名出售的劣品,危害很大,应严格加强生产、销售管理。

任务四　食物中毒的调查处理

一、食物中毒调查处理的关键技术

(一)流行病学调查

首先成立食物中毒调查小组,确定首席调查员。由食物中毒首席调查员全面负责调查处理工作。行政领导负责后勤和人、财、物调度的保障。调查组对现场初步调查获得的资料进行迅速评估,提出工作病例定义。评估包括:核实信息的准确性,获得有资质实验室出具的检测报告,确定病例并获得病例的相关信息,收集合适的临床标本和食品标本。

调查病例,记录详尽的人口学资料和职业;临床学资料,包括发病日期、病程和严重程度;到医疗机构就诊情况(包括用药的效果);实验室检测资料;与其他病人接触史;饮食史;调查者对病因的想法;相同或类似疾病者中潜在的共同暴露情况;暴露于可疑食品的日期。

使用卫生部颁布的《食物中毒个案调查表》或 WHO 推荐的《食源性疾病暴发调查样表》记录调查获得的信息。

为减少《食物中毒个案调查表》中摄入食品询问和填写的工作量,提高暴露人群摄入食品名称、数量填写的准确性,对于共同就餐人数多、食品种类较多的情况,应该使用根据食谱打印的《摄入食品调查登记表》采集暴露人群摄食信息。必要时,也应调查生产、加工和处理可疑食品的企业。在第一阶段结束后,需要做出决定是否继续调查。当暴发已经控制,可以停止调查。在中毒物来源和途径不明时,应该继续调查。

1.将获得的资料作描述流行病学调查

建立病例定义,确定病例并从病人处获得信息,分析资料的时间、地点和人群分布特征,确定高危人群,对导致疾病的暴露或媒介提出假设,将假设与已经确定的事实进行比较。时间分布,用病例数作为 y 轴,发病日期作为 x 轴,绘制流行曲线。

流行曲线可以揭示流行类型,暴露的时间长短以及疾病的潜伏期。地区分布,地点的确定提供了暴发的地理范围信息,可显示集聚性或提供有关病因重要线索的类型。地理信息最好用图来表示。常用的是标点地图和地区分布图。人群分布,描述暴发人群特征的目的是确定病例的共同特征,寻找病原学线索。年龄、性别和职业等都是许多特征中的一部分,可用来描述病例群体。如果出现单一的特异性特征,往往可显示高危人群或者特异性暴露。

2.必要的情况下,进行分析流行病学调查分析

流行病学往往用于比较健康人群和病人的特征,以确定特殊暴露与研究疾病之间的关系。在暴发调查中常用的两种分析研究是队列研究和病例对照研究。回顾性队列研究,对规模小而确定的人群中的暴发是适用的。两个罹患率之比为相对危险度(RR),可用下列方法计算:

相对危险度(RR)= 食用食品 A 者的罹患率/未食用食品 A 者的罹患率

病例对照研究,用于不能确定或者调查还未确定的所有暴露者和非暴露者的队列。在病例对照研究中,对病例和健康人群(对照)中暴露的分布要进行相互比较。

常见的对照组包括:病例的邻居;来自同一医生诊治或同一医院但无所研究疾病的病人;

家庭成员或病人的朋友;涉及相关事件但无发病者;暴露期间在相关食品服务机构就餐但无发病者。对照的数量,在50例或者以上的暴发中,1:1病例对照就足够。但在规模较小的暴发中,往往采用1:2、1:3或1:4病例对照。

(二)环境与食品调查

环境调查,又称为食品卫生调查或现场卫生学调查。在食物中毒暴发期间环境调查的特殊目的包括:确定食品污染的来源、方式和程度;评估病原体存活方式的可能性,杀灭病原体或减少数量;评估在食品处理、加工和储存期间病原体生长的可能性;确定和实施正确的干预措施。

环境调查应力图阐明可疑食品制备时(如在暴发前)的真实情况,而不是仅仅调查现状。对于暴发相关的或可能相关的每种食品应进行全面调查。在调查中可能有用的记录内容包括:菜单、食谱和产品配方;加工的记录;购买和盘存的记录;运送记录和其他可疑食品来源相关的文件;危害分析和关键控制点(HACCP)计划及记录;控制活动的记录;流程图、楼宇平面图;投诉记录;清洁记录;食品检验室检测结果;以前的监督记录;个人记录(包括工人的上班时间和旷工情况)。

对食品生产经营单位的调查,应调查管理者,在可疑食品处理和制作中起作用的任何员工。评估员工的记录,确定在某段时间是否因生病而不在岗。评估总体工作和卫生,对可疑食品经过的程序进行特殊评估,采集食品和环境标本,对食品工人的健康和卫生进行评估,包括标本检测,水源系统和供水的评估,用合适的仪器测定温度、pH和水活性。

对可疑食品的调查,调查可疑食品处理和制备情况,包括来源、成分、处理某种食品的人员、所用的方法和器具、污染的潜在来源、食品暴露的时间和温度条件等。

可疑食品应详细描述:所用的所有原料和成分(菜单、食谱、食品配方);成分的来源;物理和化学特性;回收食品、重新加工食品或剩余食品的处理使用情况;食用计划(家庭食用、聚会食用、立即食用、脆弱人群)。

观察可疑食品的加工程序,必须对程序进行全程观察,重点是真实的处理和工作实践,包括清洁方法、程序、食品处理者的个人卫生和其他相关信息。对可疑食品的加温情况(包括温度和时间)尽可能记录完整,包括食品储存、运输、制备、烹调、热处理、保温、冷却或再加热。

询问食品处理者:食物中毒暴发期间每个员工的职责,有无任何异常的工作情况,送达时间是否准时,所有设施运转是否正常,是否有人生病未上班,人员是否短缺,正在制备的食品质量是否异常。

绘制操作流程图,流程图应反映暴发时的真实情况:可疑食品的操作工艺流程图、操作者姓名、所用器具、检测结果。进行暴发危害分析,在哪个阶段可能会被病原体污染?已存在的病原体可在哪个阶段生长?杀灭病原体的方法能使其存活?

食品和环境采样:采集制备可疑食品的配料,来自可疑餐次的剩余食品,菜单上与流行病学相关的食品,与可疑食品相关的食品,环境中有利于微生物存活和繁殖的食品。如果怀疑包装食品与食物中毒暴发有关,则采集未启封的最好是同一批号的食品包装,有助于确定食品在制备地点收到前是否被污染。

环境样品可以从工作面、器具的食品接触面、容器和其他表面如冰箱、门把手等采集样品。环境样品也包括工作人员的临床样品(如粪便标本、血液标本或鼻拭子标本)以及食品加工所用的水。食品追溯:如果食品调查不能确定制备场所的污染来源(如食品操作者感染或交叉污染),应注意食品配料到达之前就存在污染的可能性。

(三)实验室检测

实验室在食物中毒暴发调查中的作用包括:确保采集合适的临床标本;对临床标本进行合适的实验室检测;与其他调查小组成员一起工作,确定和鉴定暴发相关的病原体。

微生物检测:对于任何疑似食物中毒暴发,应尽早与微生物学家联系。微生物学家应是爆发调查控制队伍的成员。

聚合酶链反应(PCR)技术在快速鉴定病原体方面的应用日益增多。脉冲场凝胶电泳(PFGE)可提供细菌分离物的 DNA 指纹图。如果临床和食品标本的 PFGE 图谱相同,则调查人员有更多证据支持可疑食品与暴发有关。

化学检测:在急性化学性暴露时,大多数毒素或其代谢产物易从所获得的标本(如血)中消失,因此,迅速采集和运送标本至关重要。

二、食物中毒调查处理程序与方法

(一)调查前的准备

见图 8-1。

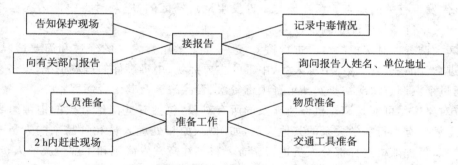

图 8-1　食物中毒调查前的准备示意图

(1)接到食物中毒报告、举报或投诉时值班人员应进行详细登记,内容包括:时间、姓名、单位、联系电话(最好 2 个以上),可疑肇事单位的名称、地址,可疑食物,感染或中毒发生地,发病时间,发病人数,症状体征,就诊单位等,并作复述以核对记录。同时根据报告者提供的信息,向第三方进行事件核实。随后值班人员按规定通知有关人员,报告有关部门,并作具体记录。

(2)告知报告人或投诉人保护好现场,留存病人粪便和呕吐物及可疑中毒食物以备取样送检。

(3)立即成立突发事件应急队伍,携带事先准备好的物资或设备奔赴现场。

尽早告知实验室人员突发事件的类型、食物样品和临床标本的大概数量及抵达实验室的时间,咨询有关收集、保存和运输样品和标本的方法。实验室人员也可到现场参与采样。

(二)食物中毒的现场调查

1.病人的救治处理

中毒发生后,应立即采取下列措施救治病人并保全中毒线索(图 8-2):停止食用可疑中毒食品;尽量在用药前采集病人血液、尿液、物标本,以备送检。协助医疗机构积极救治病人。开展对症治疗和特殊治疗。

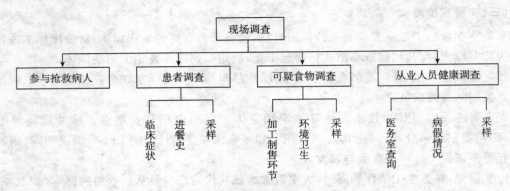

图 8-2　食物中毒现场调查示意图

2.流行病学调查

到达现场,首先应了解事态基本情况,根据要调查的内容进行必要的人员分组和分工,各方面调查应尽可能同时进行。

(1)场所调查　场所包括食物中毒发生地、患者治疗所在地、中毒食品流入地和其他与食物中毒事件发生有关的地点。所在地与事件发生地跨辖区的,应及时将中毒情况通报有关辖区,请求相关单位参与或配合调查。

(2)病人调查　对接报的情况进行核实,进一步了解中毒发生的经过和简要情况,包括进食时间、进食食品、进食人数、中毒人数、中毒的主要症状、中毒事件的进展情况、已经采取的措施等。通过个案调查情况初步判断可疑中毒餐次、食品来源及其中毒病因。

调查对象应尽可能是调查事件所涉及的所有对象,包括有共同饮食史的中毒患者和非患者;与中毒发生有流行病学关系的其他人员,如厨师、原料处理人员和食品采购人员等。如发病人数较多,可先随机选择部分人员进行调查。特别注意首发病例和了解情况的人员。

调查患者发病经过,尤其是首发病例。重点观察与询问患者的自觉症状、精神状态、发病时间、可疑餐次的进餐时间、可疑中毒食品及食用量、呕吐物和排泄物的性状、临床表现及实验室检验结果、病程及救治情况等,记录在《食物中毒事故个案调查登记表》上。

只要有可能,应利用医院病历核实发病症状和体征。在与医院联系时,应先了解有关病历的法律法规,以便能够合法地索取病历资料。

根据事件发生的特点和个案调查资料初步判断中毒病因,围绕可疑中毒食品调查。基本情况如饮用水、食品原料的来源、可疑中毒食品的工艺配方、食品生产至食用前的整个加工过程和现场环境,尤其应注意分装、储存的条件、时间及使用的工具和用具、接触可疑中毒食品从业人员的健康状况(有无健康证、近期病史等)、培训情况及卫生习惯、其他与可疑中毒食品有关的生产经营环节等情况。

沿着生产流程,对可疑食品加工制作过程进行现场勘察,重点检查食品原料的来源、成分、质量、使用方法、保质期、包装完好程度、贮存环境等;检查配料、加工、包装、运输、储存等生产过程是否存在直接或间接的污染环节;检查加工方法是否能够杀灭或消除可能的致病因素;检查食品的贮存条件是否符合卫生要求;检查生产车间的消毒隔离和其他卫生管理制度;查阅生产过程中的相关记录等。

选择最了解事件情况的有关人员(包括患者),请他们回忆可疑食物的生产加工过程是否存在工艺或方法改变情况,是否发现原料、辅料、水或食品在制作中出现过变色、变质、异味或其他异常情况,是否发现原料和食品受到过污染,是否发现生产过程中的压力、温度出现异常,仪器设备、工具、环境的消毒过程是否按规定进行等。

必要时通过观察其实际加工制作的情况或食品加工时间及温度的实际测定结果,对可疑食品加工制作环节进行危害分析。

3.样品采集及实验室检测

现场样本的采集:根据已经得到的中毒事件流行病学特点和临床症状,初步确定应进行现场或实验室检验的项目,有针对性地采集现场样品,以便能够尽快找到中毒因素。

(1)采集样品种类　可疑食品的剩余部分、半成品和原料;生产设备上的残留物;食品加工工具、用具及食品容器、餐饮具、抹布、操作人员双手等接触食品物品的涂抹样;中毒患者的大便、血液、尿液、呕吐物或洗胃水等;从业人员粪便、肛拭子、咽拭子、疮疖脓液等;其他与食物中毒有关的可疑样品。

(2)采样注意事项　应根据患者出现的临床症状和检验目的选择样品种类。可疑食品的剩余部分、半成品和原料为必须采集的样品;患者的呕吐物要尽量采集;对腹泻患者要注意采集粪便;对发热患者注意采集血液样品;对可疑化学性食物中毒应采集血液和尿液;无剩余可疑食物时,应采集生产设备上的残留物,食品加工工具、用具、炊具及食品容器、餐饮具、抹布、操作人员双手等接触食品物品的涂抹样等。

(3)常见食物中毒样品采集量,见表 8-6。

表 8-6　常见食物中毒样品采集量表

样品名称	采集数量
固体食品	200~500 g(取不同部位)
流体及半流体食品	200 g(充分搅拌后取)
呕吐物	50~200 g(每人)
粪便	50~100 g(每人)
尿液	100~200 mL(每人)
血液	5~10 mL(每人)
工具容器洗涤水	100~200 mL(每件)
尸体标本	10~20 g(每种脏器)

(4)样品的现场检测　对化学性中毒食品,有条件时尽可能用快速检验方法在现场进行定性检验,以协助诊断,为抢救病人提供依据。

(5)样品运送与交接　不能进行现场检测的样品应及时送回实验室检测,并注意以下事项:

①样品必须贴上标签,填写名称或编号、时间、地点、数量、现场条件、采样人等,做到严密封闭包装,置冰箱内保存,温度通常控制在 4℃ 左右,并应在 4 h 内送至实验室,若没有条件,在样品采集和运送途中应用冰壶冷藏。

②如发现容器可能影响检验结果时,应在检验报告上注明。

③送检材料必须注明材料件数、重量、采样的条件(容器是否灭菌、有无封印)、样品名称、采样时间、送检时间。

④为使检验室明确样品的送检目的,应注明送检理由、食物中毒情况以及食物中毒可疑原因等。

⑤检验室接到样品必须签字,注明接到时间,并应立即进行检验。

(6)样品实验室检测

①根据中毒患者临床特点和流行病学资料分析结果,尽快推断可疑致病因素范围,确定检验项目。

②按照国家标准或行业标准及时对采集的样品进行检验。

③检出致病菌或毒素的,应对致病菌及毒素进行分型,并按规定进行鉴定并长期保存菌株。

④必要时,对可疑中毒食品样品进行动物毒性实验,在现场应急情况下可采用简易动物毒性试验。

⑤加强与其他实验室的联系和合作,当遇到困难时及时请求帮助和支持。

(三)根据现场调查获得的资料,进行流行病学分析

1.分析患者特征性的临床表现

根据已得到的进食了中毒食品或可疑中毒食品患者的资料,统计分析发病的潜伏期,计算各种临床症状与体征的发生频率,确定中毒患者特征性的临床表现,以此作为确定病例的主要依据之一。

2.分析中毒事件的流行病学特点

(1)将病例发病时间制作成频数分布图或频数分布表,分析病例发病时间的分布特点,用于确定可能的致病因素。

(2)按照病人的性别、年龄、职业等因素分组,分析其分布特点,用于进行诊断和鉴别诊断。

(3)将病例发病场所或地点制作成区域分布图,分析病例发病地区分布特点及其联系,用于确定发病的波及范围。

3.分析事件可能的发生原因

根据现场卫生学调查资料、中毒患者的临床表现及实验室检测结果以及流行病学分析结果,分析和确定食物中毒的致病因素、中毒食品及其来源、中毒原因、中毒时间、地点和影响范围等,以指导救治患者和进一步开展调查及中毒控制工作。

(四)食物中毒现场处理

卫生行政部门接到食品安全事故的报告后,应当立即会同有关农业行政、质量监督、工商行政管理、食品药品监督管理部门进行调查处理,并采取下列措施,防止或者减轻社会危害(图8-3):

①封存可能导致食品安全事故的食品及其原料,并立即进行检验;

②对确认属于被污染的食品及其原料,责令食品生产经营者依照本法第五十三条的规定予以召回、停止经营并销毁;

③封存被污染的食品用工具及用具,并责令其进行清洗消毒;

④根据调查情况和实验室诊断确定是否属于食物中毒,如果是食物中毒,给予行政处罚。

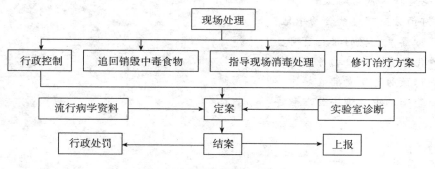

图 8-3　食物中毒现场处理图

本 章 小 结

食物中毒指摄入了含有生物性、化学性有毒有害物质的食品或把有毒有害物质当作食品食用后引起的非传染性急性、亚急性疾病。

食物中毒一般按致病的物质可分为细菌性食物中毒、霉变食品食物中毒、有毒植物引起的食物中毒、有毒动物引起的食物中毒、化学性食物中毒五类。

细菌性食物中毒系指由于进食被细菌或其细菌毒素所污染的食物而引起的急性中毒性疾病。细菌性食物中毒以沙门氏菌属、变形杆菌属和葡萄球菌肠毒素食物中毒较为常见，其次为副溶血性弧菌、蜡样芽孢杆菌、致病性大肠杆菌、肉毒梭菌毒素食物中毒。

有毒动物食物中毒主要有河鲀毒素中毒、泥螺中毒、高组胺鱼类中毒、麻痹性贝毒中毒、动物有毒组织中毒等。

植物性食物中毒主要有将天然含有有毒成分的植物或其加工制品当作食品、将未能破坏或除去有毒成分的植物当作食品食用、一定条件下某些植物性食品可产生大量有毒成分等三种情况。

由食入霉变食品引起的中毒叫作真菌性食物中毒，也叫霉变食品中毒。

化学性食物中毒事件较为突出，且致死率最高。以亚硝酸盐、有机磷农药、毒鼠强中毒为主。

食物中毒的调查处理须进行调查前准备、现场调查、流行病学分析、食物中毒现场处理等方面的工作。

复习思考题

1. 请简述食物中毒的定义和特点？
2. 什么是细菌性食物中毒？主要分为哪些类型？
3. 沙门氏菌食物中毒的特点是什么？
4. 请简述葡萄球菌食物中毒的预防措施。
5. 食物中肉毒梭菌的来源及食物中毒的原因是什么？
6. 试分析为什么副溶血性弧菌食物中毒多发于夏季的沿海地区。
7. 请简述致病性大肠杆菌食物中毒在临床上有哪几种表现？

8. 河鲀食物中毒后临床表现可以分为哪几个阶段。

9. 如何预防亚硝酸盐食物中毒？

10. 预防毒蕈中毒的措施有哪些？

11. 砷化物食物中毒的原因是什么？

12. 如何预防霉变食品食物中毒？

13. 简述食物中毒调查处理程序。

第二部分　综合实验实训项目

综合实验实训一　膳食调查

【知识要求】
● 了解膳食调查的目的和意义；
● 掌握膳食调查的主要内容和方法；
● 掌握膳食调查表格的制作。

【技能要求】
● 学会调查在调查期间每人每天所吃的食物品种、数量；
● 会辨别烹调加工方法对维生素保存的影响；
● 学会分析饮食制度、餐次分配是否合理；
● 会询问过去膳食情况、饮食习惯等，以及调查对象生理状况，是否有慢性病影响。

一、实验实训项目名称

膳食调查。

二、实验实训项目目标

1.学生能运用所学食品营养与卫生的相关知识，在教师指导下组织实验实训和完成实验实训方案。

2.学生能利用收集到的资料，分析膳食调查的相关能力要求并能在后面学习中有重点的学习。

3.使学生学会对资料、数据进行测定、分析与处理，从而得到切合实际的结论。

三、实验实训项目中的具体任务

1.在进行膳食调查前，学生或学生小组收集相关资料，并能进行初步分析膳食调查的具体工作任务。

2.教师对学生的分析结果进行评价。

3.学生在完成实验实训项目任务时，要求以具体的膳食调查地点进行膳食调查的各工作任务为基础材料，完成各个工作任务。

4.教师对学生的项目完成情况进行评价。

四、教师的知识和能力要求

1.教师介绍相关知识要点和本次实验实训的背景和相关要素。
2.给每个学生或学生组确定实验实训的项目后，教师应提出具体的要求与方法。

五、学生的知识和能力准备

1.学生根据本次实验实训要求，事先了解相关知识，在课堂理论和公共营养师培训后能有初步的感受,分析所需要的各类工作能力。

2.学生将项目实验实训结果以检验报告单的形式上交,接受教师和同学的提问。最后再进行完善并上交结题作业。

六、实验实训仪器与设备

膳食调查应当具有膳食调查相关表格(表实 1-1)。

表实 1-1　膳食调查表

姓名:		性别:		年龄:
职业:		身高:		体重:
是否有任何病史:				
身体健康状况:				
联系方式:				
餐别		食物名称		食物原料及用量
早餐				
午餐				
晚餐				
零食与水果				

七、实施步骤与技术要点

(一)教师介绍相关知识要点和本次实验实训的背景和相关要素

根据具体情况可采用记录法、称重法、询问法、膳食史法及熟食采样分析法等方法。营养工作者必须选择一个能正确反映个体或人群当时食物摄入量的方法,必要时可并用两种方法。

调查日数一般为5～7 d,其中不包括节日。若居民有星期日吃得较好的习惯则应包括星期日在内的 7 d 调查。

1.记录法

指记录被调查单位各种食物消耗量,为期 1 个月,并仔细统计每日吃饭人数,以求出平均每人每天各种食物消耗量。

2.称量法

将伙食单位(或个人)每日每餐各种食物食部消耗的数量都另以称量记录。一般烹调以前的生重、烹调后的熟重和剩余的熟食量需称量记录并求出生熟比例,然后将一天各餐结果相加取得一日的各食物消耗量。各种食物须经分类综合,然后求得每人每日食物的平均消耗量。该法以 3～6 d 为宜。

$$实际消耗量＝结存量＋购进总量－废弃总量－剩余总量$$

3.询问法

主要用于家庭和个人。调查前应填写被调查对象的年龄、性别、职业、饮食习惯等。主要询问膳食主要组成和质量,每日进餐次数,时间、食物种类、数量、主食、副食、水果及点心等。

无论哪一种方法都应力求数据真实准确。注意标明餐次、食物的品种、数量等。

(二)要求学生根据本次实验实训要求分析在实际情况下如何进行膳食调查

包括实验实训项目、实验实训方法、具体的仪器与设备、具体的实验实训步骤、人员和时间的安排、实验实训结果报告等。

(三)教师进行点评,提出思考问题,引导学生掌握基本的膳食调查能力

1.请根据自己的调查对象灵活采用不同的调查方法进行调查。

2.对数据进行整理,自行设计表格。

八、考核或评价标准

通过项目实施过程中的表现和最后形成的项目实施报告来综合评定成绩(图实 1-1)。

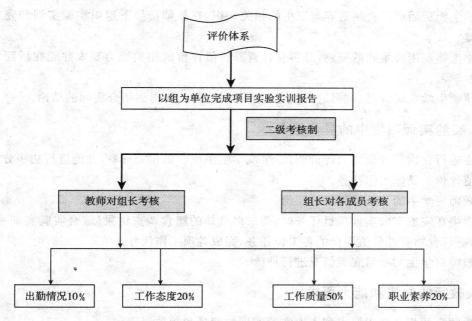

图实 1-1　项目实验实训报告评价表

综合实验实训二　食物营养价值的评价

【知识要求】

● 了解平时常见食物的营养价值；

● 掌握进行生命活动所需要的能量、蛋白质、碳水化合物、维生素等营养物质的主要来源；

● 为食谱评价和食谱的制定奠定基础。

【技能要求】

● 能根据调查结果,计算各类食物的摄入量；

● 会从各类食物的摄入量出发计算每种食物中营养素的含量；

● 学会查询食物营养成分表；

● 会将不同种类食物中各种营养素的含量分类相加,得到摄入的各类食物中各种营养素的总含量。

一、实验实训项目名称

食物营养价值的评价。

二、实验实训项目目标

1. 学生能运用所学食品营养与卫生的相关知识,在教师指导下组织实验实训和完成实验实训方案。

2. 学生能利用收集到的资料,分析食物营养价值评价的相关能力要求并能在后面学习中有重点的学习。

3. 使学生学会对资料、数据进行测定、分析与处理,从而得到切合实际的结论。

三、实验实训项目中的具体任务

1. 在进行食物营养价值的评价前,学生或学生小组收集相关资料,并能进行初步分析食物营养价值评价的具体工作任务。

2. 教师对学生的分析结果进行评价。

3. 学生在完成实验实训项目任务时,要求以具体的膳食调查结果(综合实验实训一)为基础材料,进行食物营养价值评价的各工作任务,完成各项工作任务。

4. 教师对学生的项目完成情况进行评价。

四、教师的知识和能力要求

1. 教师介绍相关知识要点和本次实验实训的背景和相关要素。

2. 给每个学生或学生组确定实验实训的项目后,教师应提出具体的要求与方法。

五、学生的知识和能力准备

1.学生根据本次实验实训要求,事先了解相关知识,在课堂理论和公共营养师培训后能有初步的感受,分析所需要的各类工作能力。

2.学生将项目实验实训结果以检验报告单的形式上交,接受教师和同学的提问。最后再进行完善并上交结题作业。

六、实验实训仪器与设备

食物营养价值的评价应当具有膳食调查营养评价相关表格(表实 2-1)。

七、实施步骤与技术要点

(一)教师介绍相关知识要点和本次实验实训的背景和相关要素

1.分别比较牛奶与豆浆、绿豆、大米与面粉、苹果与橘子、瘦猪肉与猪肝等食物营养价值的异同,分析其营养缺陷,提出改进食物营养缺陷的建议。

2.评价黄豆、大米、草鱼、牛奶、苹果、猪肝的营养价值,并根据各种食物的营养特点提出居民合理膳食选择食物的建议。

3.查食物营养成分表。在表实 2-1 中分别列出上述 100 g 各食物中能量与各种营养素的含量。

结合食物营养成分表,将膳食调查表所涉及的所有食物的营养价值计算并填入表实 2-1 中。

$$X = A \times I/100 \text{ g} \times EP$$

式中:X 为食物中某营养素的含量;I 为实际吃的食物量;A 为食物成分表中每 100 g 可食部中该种营养素的含量;EP 为食物成分表中可食部比例。

(二)要求学生根据本次要求分析在实际情况下如何进行食物营养价值的评价

包括实验实训项目、实验实训方法、具体的仪器与设备、具体的实验实训步骤、人员和时间的安排、实验实训结果报告等。

表实 2-1　膳食调查营养评价表

食物名称	可食部/%	能量/kJ	水分/g	蛋白质/g	脂肪/g	膳食纤维/g	碳水化合物/g	胡萝卜素/μg	维生素A(以视黄醇当量计)/μg	维生素B$_1$/mg	维生素C/mg	维生素B$_2$/mg	钙/mg	铁/mg	锌/mg	磷/mg	硒/mg

(三)教师进行点评,提出思考问题,引导学生掌握基本的膳食营养价值评价的能力

1.分析牛奶与豆浆、绿豆与黄豆、大米与面粉、苹果与橘子、瘦猪肉与猪肝等食物营养价值的比较结果、营养缺陷及改进建议。

2.分析各种食物中营养素的含量,并将各类营养素相加,得出被调查人摄入的各种营养素的总含量。

八、考核或评价标准

通过项目实施过程中的表现和最后形成的项目实施报告来综合评定成绩。

综合实验实训三　食谱的评价

【知识要求】
● 了解人们的健康状况;
● 了解膳食中平均每日摄取的营养是否符合我国制定的营养素参考摄入量标准;
● 掌握膳食评价的一般步骤和方法;
● 掌握人类营养、食物营养及卫生的基础知识。

【技能要求】
● 学会调查在调查期间每人每天所吃的食物品种、数量;
● 会辨别烹调加工方法对维生素保存的影响;
● 学会分析饮食制度、餐次分配是否合理;
● 会询问过去膳食情况、饮食习惯等,以及调查对象生理状况,是否有慢性病影响。

一、实验实训项目名称

食谱的评价。

二、实验实训项目目标

1.学生能运用所学食品营养与卫生的相关知识,在教师指导下组织实验实训和完成实验实训方案。

2.学生能利用收集到的资料,分析食谱评价的相关能力要求并能在后面学习中有重点的学习。

3.使学生学会对资料、数据进行测定、分析与处理,从而得到切合实际的结论。

三、实验实训项目中的具体任务

1.在进行食谱评价前,学生或学生小组收集相关资料,并能进行初步分析食谱评价的具体工作任务。

2.教师对学生的分析结果进行评价。

3.学生在完成实验实训项目任务时,要求以具体的膳食调查结果进行食谱评价的各工作任务为基础材料,完成各项工作任务。

4.教师对学生的项目完成情况进行评价。

四、教师的知识和能力要求

1.教师介绍相关知识要点和本次实验实训的背景和相关要素。

2.给每个学生或学生组确定实验实训的项目后,教师应提出具体的要求与方法。

五、学生的知识和能力准备

1.学生根据本次实验实训要求,事先了解相关知识,在课堂理论和公共营养师培训后能有初步的感受,分析所需要的各类工作能力。

2.学生将项目实验实训结果以检验报告单的形式上交,接受教师和同学的提问。最后再进行完善并上交结题作业。

六、实验实训仪器与设备

食谱评价应当具有膳食调查及食谱评价的相关表格、《中国居民膳食营养素参考摄入量(DRIs)》、中国居民膳食宝塔(2007)、《中国食物成分表 2002》。

七、实施步骤与技术要点

(一)教师介绍相关知识要点和本次实验实训的背景和相关要素

结合不同被调查者的性别、年龄、体力活动水平,根据以上计算出的营养素摄入量与中国居民膳食营养素参考摄入量(RNI 或 AI)进行比较,分析个体膳食摄入的食物中含有的营养素是否达到了中国居民膳食营养素参考摄入量的要求。

1.食谱评价方法

(1)查食物成分表,计算膳食中各类食物的营养素含量完成表实 3-1、表实 3-2,对比中国居民膳食宝塔的推荐摄入量,分析食谱的合理性。

(2)计算出每餐供给各种营养素量和热量,完成表实 3-3、表实 3-4,并分析食谱早中晚三餐分配的合理性。

(3)查找食物成分表对应数值,计算各种营养素的摄入量和能量,完成表实 3-5、表实 3-6,分析各种营养素摄入是否达标以及能量供给比例是否合理。

2.食谱评价举例

一名女大学生身高 160 cm,体重 50 kg,身体健康,其一日食谱如下。

早餐:牛奶(1 瓶 250 g),葱花卷(含面粉 125 g、青菜 50 g);

午餐:大米饭(生米量 175 g),鸡蛋炒菠菜(含一个鸡蛋 80 g、菠菜 100 g),肉丝炒豆芽(瘦肉丝 75 g、豆芽 150 g);

晚餐:肉丝青菜面条(含肉丝 25 g、青菜 50 g、挂面 125 g),番茄烩豆腐(番茄 150 g、豆腐 100 g)。

全天烹调用油控制在 20 g 即可。

请按如下步骤对该食谱进行评价。

（1）计算

①查食物成分表，计算膳食中各食品的营养素含量。

②计算出每天共计各营养素量和热量。

③将计算结果填入相关表格中。

（2）分析

①求供给量标准。可参见附录《中国居民膳食营养素参考摄入量（DRIs）》。

②计算摄入量占供给量标准百分比，将计算结果汇入相关表格中。

（二）要求学生根据本次要求分析在实际情况下如何进行食谱的评价

包括实验实训项目、实验实训方法、具体的仪器与设备、具体的实验实训步骤、人员和时间的安排、实验实训结果报告等。

表实 3-1　摄入量占供给量标准的比例

项目	热量/kcal	蛋白质/g	脂肪/g	碳水化合物/g	钙/mg	铁/mg	视黄醇当量/μg	硫胺素/mg	核黄素/mg	磷/mg	维生素C/mg
摄取量											
平均供给量标准											
摄取量占供给标准量的比例/%											

表实 3-2　各类食物的摄入量　　　　　　　　　　　　　g

食物类别	谷类薯类	蔬菜	水果	肉、禽	蛋类	鱼虾	豆类及豆制品坚果	奶类及奶制品	油脂
摄入量									
宝塔推荐质量	250～400	300～500	200～400	50～75	25～50	50～100	30～50	300	25～30

表实 3-3　三餐热量分配

项目	早餐	中餐	晚餐
每餐摄入热量/kcal			
占全日热量的比例/kcal			
建议/%	30	40	30

表实 3-4　热量来源

项目	蛋白质	脂肪	糖	共计
摄入量/g				
占全日热量的比例/%				
建议/%	10～15	20～30	55～65	

表实 3-5 蛋白质来源

项目	动物性蛋白质	豆类蛋白质	谷类蛋白质	其他	共计
重量/g					
占总蛋白质的比例/%					
建议/%	2/3				

表实 3-6 钙磷比例

项目	钙	磷
质量/mg		
比例		

（三）教师点评，提出思考问题，引导学生掌握基本的食谱评价的能力

查询食物成分表、中国居民膳食宝塔以及中国居民膳食营养素参考摄入量，完成对应的表格，并把各项分析结果与标准对比进行营养供应上的评价，提出改进意见。

八、考核或评价标准

通过项目实施过程中的表现和最后形成的项目实施报告来综合评定成绩。

综合实验实训四　普通人群营养食谱的设计

【知识要求】
● 了解人们的健康状况；
● 了解膳食中平均每日摄取的营养是否符合我国制定的营养素参考摄入量标准；
● 掌握营养配餐的重要性。

【技能要求】
● 能把"膳食营养素参考摄入量"（DRIs）和膳食指南的原则与要求具体化并落实到膳食的一日三餐；
● 学会按人体的生理需要设计适宜的热能和各种营养素；
● 学会合理设计一日食谱。

一、实验实训项目名称

普通人群营养食谱的设计。

二、实验实训项目目标

1. 学生能运用所学食品营养与卫生的相关知识，在教师指导下组织实验实训和完成实验实训方案。

2. 学生能利用收集到的资料，分析普通人群营养食谱设计的相关能力要求并能在后面学

习中有重点的学习。

3.使学生学会对资料、数据进行测定、分析与处理,从而得到切合实际的结论。

三、实验实训项目中的具体任务

1.在进行普通人群营养食谱设计前,学生或学生小组收集相关资料,并能进行初步分析普通人群营养食谱设计的具体工作任务。

2.教师对学生的分析结果进行评价。

3.学生在完成实验实训项目任务时,要求以具体的人群基本信息调查结果进行营养食谱设计的各工作任务为基础材料,完成各项工作任务。

4.教师对学生的项目完成情况进行评价。

四、教师的知识和能力要求

1.教师介绍相关知识要点和本次实验实训的背景和相关要素。

2.给每个学生或学生组确定实验实训的项目后,教师应提出具体的要求与方法。

五、学生的知识和能力准备

1.学生根据本次实验实训要求,事先了解相关知识,在课堂理论和公共营养师培训后能初步的感受,分析所需要的各类工作能力。

2.学生将项目实验实训结果以检验报告单的形式上交,接受教师和同学的提问。最后再进行完善并上交结题作业。

六、实验实训仪器与设备

一般人群营养食谱的设计应当具有《中国居民膳食营养素参考摄入量(DRIs)》、中国居民膳食宝塔(2007)、《中国食物成分表2002》。

七、实施步骤与技术要点

(一)教师介绍相关知识要点和本次实验实训的背景和相关要素

食谱编制及营养配餐是根据人体对各种营养素的需要,结合当地食物的品种、生产供应情况、经济条件和个人饮食习惯等合理选择各类食物,编制符合营养原则与要求的食谱,然后按编制的食谱进行配餐。用有限的经济开支来取得最佳的营养效果,节约食物资源,提高人民生活质量。

1.食谱编制原则

总原则:满足平衡膳食及合理营养要求,并同时满足膳食多样化的原则和尽可能照顾进餐者的饮食习惯和经济能力。

(1)满足营养素及热能的供给量 根据用膳者年龄、性别、劳动强度、生理状况和营养素摄入量标准,计算各种食物用量,使平均每天的热能及营养素摄入能满足人体需要。

(2)各种营养素之间比例适当 除了全面达到热能和各种营养素的需求量外,还要考虑到各种营养素之间适宜比例和平衡,充分利用不同食物中的各种营养素之间的互补作用,使其发挥最佳协同作用。

（3）食物多样化　"中国居民膳食指南"中将食物分为谷类、豆类、蔬菜、水果、肉类、乳类、蛋类、水产品、油脂类等9类。每天应从每类食物中选用1~3种适量食物，组成平衡膳食。对同一类食物可更换不同品种和烹调方法。尽量做到主食粗细搭配，粮豆混杂，有米有面，副食荤素兼备，有菜有汤，还应注意菜肴的色、香、味、形。

（4）食物安全无害　选用新鲜和卫生的食物。

（5）减少营养素损失　尽量多选择营养素损失较少的烹调和加工方法。

（6）其他因素　考虑用膳者饮食习惯、进餐环境、用膳目的和经济能力，结合季节、食物供应情况、食堂或家庭的设备条件和炊事人员的技术等因素，编制切实可行的食谱及配餐。

2.食谱编制方法

（1）营养成分计算法：计算实例：为一位20岁的男大学生食谱编制。

①查出热能供给量：从"膳食营养素参考摄入量"中找出20岁体力劳动成年男性热能供给量为2 400 kcal（10.03 MJ）。

②计算蛋白质、脂肪、糖类供应量：以蛋白质供热比为12%，脂肪供热比为25%，糖类供热比为63%计。

蛋白质＝2 400×12%÷4＝72（g）

脂肪＝2 400×25%÷9≈67（g）

糖类＝2 400×63%÷43＝78（g）

③计算主食用量：主食以粮谷类为主，一般每100 g米、面等主食产热350 kcal左右，故可根据所需的糖类量大致计算出主食量为：2 400×63%÷3.5＝432（g）。可暂定为400 g。膳食中糖类除大米、面粉外还有别的来源，如薯类、豆类及其他杂粮等，故主食为400~500 g。

④计算副食用量：先确定每日牛奶、鸡蛋、肉类等主要副食的用量，牛奶250 mL，鸡蛋1~2个（每个50 g），肉类（或鱼类）100 g左右，豆类、豆制品或坚果类50 g左右，用每日蛋白质、脂肪和能量的推荐摄入量（RNI）减去主食及以上几种主要副食提供的相应数量，即可得到其他食物提供的蛋白质、脂肪和能量。通过查阅食物成分表中蔬菜、水果、蛋类、油脂的营养素和能量含量，可粗略计算其他食物的适宜用量。

⑤以下按步骤③、④计算出来的副食为基础，粗配一日食谱，见表实4-1。

表实4-1　20岁男大学生一日食谱

餐次	饭菜名称	食物名称	质量/g	蛋白质/g	脂肪/g	糖类/g	热能/kcal
早餐	馒头	小麦标准粉	100	11.2	1.5	71.5	344.0
	牛奶	纯鲜牛奶	250	7.5	8.0	8.5	135.0
	白糖	白糖	10	—	—	9.9	39.6
	鸡蛋	鸡蛋	50	5.6	4.9	0.6	68.6
	水果	苹果	100	0.2	0.2	9.3	39.5
	小计		510	24.5	14.6	99.8	626.7

续表 4-1

餐次	饭菜名称	食物名称	质量/g	蛋白质/g	脂肪/g	糖类/g	热能/kcal
中餐	米饭	大米	150	11.1	1.2	115.8	519.0
	青椒肉丝	青椒	100	0.8	0.2	3.3	18.0
		猪肉	50	6.6	18.5	1.2	197.5
		色拉油	5	—	5.0		44.9
	番茄蛋花汤	番茄	100	0.9	0.2	3.4	18.4
		鸡蛋	50	5.6	4.9	0.6	68.6
		色拉油	5	—	5.0		44.9
	水果	梨	150	0.5	0.1	8.2	36.0
	小计		610	25.5	35.1	132.5	947.3
晚餐	米饭	大米	150	11.1	1.2	115.8	519.0
	青笋炒鸡丁	莴笋	100	0.6	0.1	1.4	8.7
		鸡肉	50	9.7	4.7	0.7	84.0
		色拉油	5	—	5.0		44.9
	白菜豆腐汤	小白菜	100	1.2	0.2	1.3	12.2
		豆腐	50	2.5	1.0		25.0
	零食	酸奶	250	6.3	6.8	23.3	180.0
	小计		705	31.4	19.0	144.0	873.8
	合计		1 825	81.4	68.7	376.3	2 447.8

⑥调整食谱：根据粗配食谱中各种食物及其用量，通过查阅食物成分表，计算该食谱所提供的各种营养素的量，并与食用者的营养素推荐摄入量进行比较，如果某种或某些营养素的量与推荐量偏离（不足或超过）较大，则应进行调整，直至基本符合要求。

经计算，该食谱可提供热能 2447.8 kcal，蛋白质 81.4 g（其中优质蛋白质占 40% 以上），脂肪 68.7 g，糖类 376.3 g，视黄醇 760.7，维生素 B_1 1.3 mg，维生素 B_2 1.6 mg，尼克酸 15.8 mg，维生素 C 111.8 mg，维生素 E 15.5 mg，铁 20.4 mg，锌 13.0 mg，钙 806.8 mg。除维生素 C、维生素 E 和铁的供应量较高外，热能和其他营养素基本满足推荐摄入量要求。

一般而言，三餐供能比为 3：4：3 较为适宜，该食谱三餐热能比为 2.6：3.9：3.5 基本符合要求。

⑦编排一周食谱：一日食谱确定后，可根据使用者饮食习惯、食物供应情况等因素在同类食物中更换品种和烹调方法，编排一周食谱后，由营养调配员进行配餐。

(二)要求学生根据本次要求分析在实际情况下如何进行普通人群营养食谱的设计

包括实验实训项目、实验实训方法、具体的仪器与设备、具体的实验实训步骤、人员和时间的安排、实验实训结果报告等。

（三）教师点评，提出思考问题，引导学生掌握基本的普通人群食谱设计的能力

八、考核或评价标准

通过项目实施过程中的表现和最后形成的项目实施报告来综合评定成绩。

综合实验实训五　营养配餐

【知识要求】
● 了解营养配餐的重要性；
● 了解膳食中平均每日摄取的营养是否符合我国制定的营养素参考摄入量标准；
● 掌握膳食计算的一般步骤和方法。

【技能要求】
● 学会将各类人群的膳食营养素参考摄入量具体落实到用膳者的每日膳食中；
● 能按需要摄入足够的能量和各种营养素；
● 防止营养素或能量的过高摄入。

一、实验实训项目名称

营养配餐。

二、实验实训项目目标

1. 学生能运用所学食品营养与卫生的相关知识，在教师指导下组织实验实训和完成实验实训方案。

2. 学生能利用收集到的资料，分析食谱评价的相关能力要求并能在后面学习中有重点的学习。

3. 使学生学会对资料、数据进行测定、分析与处理，从而得到切合实际的结论。

三、实验实训项目中的具体任务

1. 在进行营养配餐前，学生或学生小组收集相关资料，并能进行初步分析营养配餐的具体工作任务。

2. 教师对学生的分析结果进行评价。

3. 学生在完成实验实训项目任务时，要求以具体的膳食对象调查结果进行营养配餐的各工作任务为基础材料，完成各项工作任务。

4. 教师对学生的项目完成情况进行评价。

四、教师的知识和能力要求

1. 教师介绍相关知识要点和本次实验实训的背景和相关要素。

2.给每个学生或学生组确定实验实训的项目后,教师应提出具体的要求与方法。

五、学生的知识和能力准备

1.学生根据本次实验实训要求,事先了解相关知识,在课堂理论和公共营养师培训后能有初步的感受,分析所需要的各类工作能力。

2.学生将项目实验实训结果以检验报告单的形式上交,接受教师和同学的提问。最后再进行完善并上交结题作业。

六、实验实训仪器与设备

营养配餐应当具有《中国居民膳食营养素参考摄入量(DRIs)》、中国居民膳食宝塔(2007)、《中国食物成分表 2002》。

七、实施步骤与技术要点

(一)教师介绍相关知识要点和本次实验实训的背景和相关要素

食谱就是把一日各餐主副食品种类、数量、烹调方法制成表格,根据期限不同,有一日食谱、一周食谱之分。

1.制定食谱的目的

(1)使每日膳食中的热量、营养素的分配能保证满足食用者的需要。

(2)帮助食堂管理人员、炊事员和家庭主妇有计划地供给用膳者的膳食。

食谱的编制是根据各种生理情况与劳动情况下,居民每日膳食中供给的各种营养素的数量,按膳食调配的原则为基础,以达到合理膳食的一种措施。

2.制定食谱的原则

(1)要使膳食中含有满足用膳者生理需要的热能和各种营养素。

(2)充分考虑到影响膳食选择的各种因素,根据当时当地生产供应情况,按食物的比例和食物营养的互补原理,尽可能包括多种食物。

(3)考虑食堂和厨房的设施条件以及炊事人员的技术水平。

(4)膳食的感官性状及每餐数量应满足用餐者的食欲、饱腹感及饮食习惯。

(5)根据用餐者劳动或生活的特点,安排合理的进餐制度。

3.制定食谱的步骤

(1)了解用餐者的劳动类别及年龄、性别等生理状况,并计算出平均热能及营养素需要量。

(2)根据热能需要量,按三大营养素,供能比例关系,求出三大营养素的需要量。

(3)根据三大营养素的需要量,推算出主食、豆类食品和鱼、肉、禽、蛋等食品的需要量。

(4)根据维生素 C、维生素 A(胡萝卜素)、纤维素的需要量,估计蔬菜和水果的需要量。

(5)根据用餐者的经济状况,当地食物种类,食物的色、香、味、多样化等特点和上述计算结果以及一日三餐的分配比例,配制成一日食谱。

(6)一日食谱初步确定后,计算该食谱的营养成分,并与用餐者的营养供给量标准进行比较,如果大致相符,则不予更动,否则就需要增减、更换食物种类。

4.制定食谱举例

以计算法为例详细介绍制定食谱的方法。

(1)确定用餐对象全日能量供给量。用膳者一日三餐的能量供给量可参照膳食营养素参考摄入量(DRIs)中能量的推荐摄入量(RNI),根据用餐对象的劳动强度、年龄、性别等确定。例如:办公室男性职员按轻体力劳动计,其能量供给量为 10.03 MJ(2 400 kcal)。集体就餐对象的能量供给量标准可以就餐人群的基本情况或平均数值为依据,包括人员的平均年龄、平均体重以及 80%以上就餐人员的活动强度。如就餐人员的 80%以上为中等体力活动的男性,则每日所需能量供给量标准为 11.29 MJ(2 700 kcal)。

在编制食谱前应清楚就餐者的人数、性别、年龄、机体条件、劳动强度、工作性质以及饮食习惯等。

(2)计算宏量营养素全日应提供的能量,一般蛋白质占总能量的 10%~15%,脂肪占 20%~30%,碳水化合物占 55%~65%,据此可求得三种能量营养素的一日能量供给量。

如已知每人每日能量需要量为 11.29 MJ(2 700 kacl),若三种产能营养素占总能量的比例数值分别为蛋白质占 15%,脂肪占 25%、碳水化合物占 60%,则三种能量营养素各应提供的能量如下:

蛋白质 11.29 MJ(2 700 kcal)×15% = 1.693 5 MJ(405 kcal)

脂肪 11.29 MJ(2 700 kcal)×25% = 2.8225MJ(675 kcal)

碳水化合物 11.29 MJ(2 700 kcal)×60% = 6.774 MJ(1 620 kcal)

(3)计算三种能量营养素每日需要量。需将三种产能营养素折算为需要量,即具体的质量。食物中产能营养素产生能量的多少按如下关系换算:即 1 g 碳水化合物产生能量为 16.7 kJ(4.0 kcal),1 g 脂肪产生能量为 37.6 kJ(9.0 kcal),1 g 蛋白质产生能量为 16.7 kJ(4.0 kcal)。根据三大产能营养素的能量供给量以及能量折算系数,可求出全日蛋白质、脂肪、碳水化合物的需要量。

如根据上一步的计算结果,可算出三种能量营养素需要量如下:

蛋白质 1.693 5 MJ÷16.7 kJ/g = 101 g(405 kcal÷4 kcal/g = 101 g)

脂肪 2.822 5 MJ÷37.6 kJ/g = 75 g(675 kcal÷9 kcal/g = 75 g)

碳水化合物 6.774 MJ÷16.7 kJ/g = 406 g(1 620 kcal÷4 kcal/g = 405 g)

(4)计算三种能量营养素每餐需要量。一般三餐能量的适宜分配比例为:早餐占 30%,午餐占 40%,晚餐占 30%。

如根据上一步的计算结果,按照三餐供能比例,其早、午、晚三餐各需要摄入的三种能量营养素数量如下。

早餐:蛋白质 101 g×30% = 30 g

脂肪 75 g×30% = 23 g

碳水化合物 406 g×30% = 122 g

午餐:蛋白质 101 g×40% = 40 g

脂肪 75 g×40% = 30 g

碳水化合物 406 g× 40% = 162 g

晚餐:蛋白质 101 g×30% = 30 g

脂肪 75 g×30% = 23 g

碳水化合物 406 g×30% = 122 g

(5)主副食品和数量的确定 已知三种能量营养素的需要量,根据食物成分表,可以确定主食和副食的品种和数量。

①主食品种、数量的确定。由于粮谷类是碳水化合物的主要来源,因此主食的品种、数量主要根据不同种类主食原料中碳水化合物的含量确定。

北方习惯以面食为主,南方则以大米居多。根据上一步的计算,早餐中应含有碳水化合物122 g,若以小米粥和馒头为主食,并分别提供20%和80%的碳水化合物。查食物成分表得知,每100 g小米粥含碳水化合物8.4 g,每100 g馒头含碳水化合物44.2 g,则:

所需小米粥质量 = 122 g×20%÷(8.4/100) = 290 g

所需馒头质量 = 122 g×80%÷(44.2/100) = 220 g

②副食品种、数量的确定。计算主食中含有的蛋白质质量。用应摄入的蛋白质质量减去主食中蛋白质质量,即为副食应提供的蛋白质质量。设定副食中蛋白质的2/3由动物性食物供给,1/3由豆制品供给,据此可求出各自的蛋白质供给量。查表并计算各类动物性食物及豆制品的供给量。

仍以上一步计算结果为例,已知该用餐者午餐应含蛋白质40 g、碳水化合物162 g。假设以馒头(富强粉)、米饭(大米)为主食,并分别提供50%的碳水化合物,由食物成分表得知,每100 g馒头和米饭含碳水化合物分别为44.2 g和25.9 g,按上一步的方法,可算得馒头和米饭所需质量分别为184 g和313 g。

由食物成分表得知,100 g馒头(富强粉)含蛋白质6.2 g,100 g米饭含蛋白质2.6 g,则:

主食中蛋白质含量 = 184 g×(6.2/100)+313 g×(2.6/100) = 20 g

副食中蛋白质含量 = 40 g-20 g = 20 g

设定副食中蛋白质的2/3应由动物性食物供给,1/3应由豆制品供给,因此:

动物性食物应含蛋白质质量 = 20 g×66.7% = 13 g

豆制品应含蛋白质质量 = 20 g×33.3% = 7 g

若选择的动物性食物和豆制品分别为猪肉(脊背)和豆腐干(熏),由食物成分表可知,每100 g猪肉(脊背)中蛋白质含量为20.2 g,每100 g豆腐干(熏)的蛋白质含量为15.8 g,则:

猪肉(脊背)质量 = 13 g÷(20.2/100) = 64 g

豆腐干(熏)质量 = 7 g÷(18.5/100) = 44 g

③选择蔬菜的品种和数量。蔬菜的品种和数量可根据不同季节市场的蔬菜供应情况,以及考虑与动物性食物和豆制品配菜的需要来确定。

④确定纯能量食物的量。油脂的摄入应以植物油为主,有一定量动物脂肪摄入。因此以植物油作为纯能量食物的来源。由食物成分表可知每日摄入不同种类食物提供的脂肪含量,将需要的脂肪总含量减去食物提供的脂肪量即为每日植物油供应量。

(6)食谱的评价与调整。根据以上步骤设计出营养食谱后,还应该对食谱进行评价。应参照食物成分表初步核算该食谱提供的能量和各种营养素的含量,与DRIs进行比较,相差在10%上下,可认为合乎要求,否则要培养或更换食品的种类或数量。

5.食谱评价

下面是评价食谱是否科学、合理的过程。

首先按类别将食物归类排序,并列出每种食物的数量。从食物成分表中查出每100 g食物所含营养素的量,算出每种食物所含营养素的量,计算公式为:

食物中某些营养素含量 = 食物量(g)×可食部分比例×100 g食物中营养素含量/100

将所用食物中的各种营养素分别累计相加,计算出一日食谱中三种能量营养素及其他营养素的量。将计算结果与中国营养学会制订的《中国居民膳食中营养素参考摄入量》(附录)中同年龄、同性别人群的水平比较,进行评价。根据蛋白质、脂肪、碳水化合物的能量折算系数,分别计算出蛋白质、脂肪、碳水化合物三种营养素提供的能量及占总能量的比例。计算出动物性及豆类蛋白质占总蛋白质的比例。计算三餐提供能量的比例。

(二)要求学生根据本次实验实训要求分析在实际情况下如何进行营养配餐

包括实验实训项目、实验实训方法、具体的仪器与设备、具体的实验实训步骤、人员和时间的安排、实验实训结果报告等。

(三)教师进行点评,提出思考问题,引导学生掌握基本的食谱设计的能力

1. 一纺织孕妇,26 岁,体重 55 kg,回族,江苏人,经济收入中等。

2. 一退休工人,男 63 岁,体重 80 kg,身高 1.72 m,汉族,北京人,经济收入中等偏上。

3. 一女大学生,身高 158 cm,体重 52 kg。

4. 一糖尿病病人,50 岁,身高 168 cm,体重 56 kg,从事办公室工作,按照食物交换份法为其配制一日食谱。

八、考核或评价标准

通过项目实施过程中的表现和最后形成的项目实施报告来综合评定成绩。

综合实验实训六　食物中毒调查

【知识要求】
● 了解食物中毒现场调查处理工作的内容和方法;
● 加深对食物中毒的理解和认识;
● 培养学生多渠道收集信息的能力。

【技能要求】
● 熟悉各种食物中毒的临床症状及特点;
● 学生能够利用各种途径、方法查找发生的食物中毒事件;
● 学生能够按照以下的调查思路和方法进行调查。

一、实验实训项目名称

食物中毒调查。

二、实验实训项目目标

1. 学生能运用所学食品营养与卫生的相关知识,在教师指导下组织实验实训和完成实验实训方案。

2. 学生能利用收集到的资料,分析食物营养价值评价的相关能力要求并能在后面学习中有重点的学习。

3.使学生学会对资料、数据进行测定、分析与处理,从而得到切合实际的结论。

三、实验实训项目中的具体任务

1.在进行食物中毒调查前,学生或学生小组收集相关资料,并能进行初步分析食物中毒调查的具体工作任务。

2.教师对学生的分析结果进行评价。

3.学生在完成实验实训项目任务时,要求以具体的中毒调查结果为基础材料,进行食物中毒调查的各工作任务,完成各项工作任务。

4.教师对学生的项目完成情况进行评价。

四、教师的知识和能力要求

1.教师介绍相关知识要点和本次实验实训的背景和相关要素。

2.给每个学生或学生组确定实验实训的项目后,教师应提出具体的要求与方法。

五、学生的知识和能力准备

1.学生根据本次实验实训要求,事先了解相关知识,在课堂理论和公共营养师培训后能有初步的感受,分析所需要的各类工作能力。

2.学生将项目实验实训结果以检验报告单的形式上交,接受教师和同学的提问。最后再进行完善并上交结题作业。

六、实验实训仪器与设备

食物中毒调查所需要的主要设备:调查表格。

七、实施步骤与技术要点

(一)教师介绍相关知识要点和本次实验实训的背景和相关要素

1.调查目的

(1)确定食物中毒事实,调查中毒病人,确定中毒人数及主要临床症状;

(2)确定中毒食品,至少确定餐次或几种食品;

(3)查明食物中毒发生的原因,并提出今后预防该食物中毒的措施。

2.调查内容

(1)可疑及中毒病人的发病人数、时间、地点、症状及体征、诊断、抢救治疗情况;

(2)可疑及中毒病人发病前 48 h 内的进餐食谱,以及特殊情况下 72 h 内的可疑进餐食谱和同餐人员的发病情况;

(3)可疑中毒食物的生产经营场所、生产经营过程的卫生状况;

(4)从业人员的健康状况。

3.调查步骤和方法

(1)准备工作人员分组,明确组内各个成员的职责;携带设计好的调查表和相关的工具书。

（2）现场调查

①初步调查。到达现场后,首先了解食物中毒发生的简要情况,包括中毒发生时间、进食与中毒人数、可疑中毒食物及其进食时间、场所、中毒症状、发病经过,已采取的急救治疗措施及其效果。

②中毒食品和原因调查。调查患者发病前 48 h 内所进食的食品种类、卫生质量、来源、购买场所和时间、产运贮销、烹调加工和食用过程及其卫生状况。

综合以上情况经过全面分析,即可将可疑食物逐渐集中于某一餐的几种甚至一种食物上。为了判定可能是哪种类型的食物中毒,还需进一步调查潜伏期长短、临床症状等,进行综合分析即可初步确定是否为食物中毒,是哪种类型的食物中毒。

通过对中毒原因的调查,可提出控制本次食物中毒必须立即采取的措施和日后的预防措施。

（二）要求学生根据本次实验实训要求分析在实际情况下如何进行食物中毒调查

包括实验实训项目、实验实训方法、具体的仪器与设备、具体的实验实训步骤、人员和时间的安排、实验实训结果报告等。

（三）教师点评,提出思考问题,引导学生掌握基本食物中毒调查的能力

1.对资料进行整理分析,书写调查报告。内容包括以下几点:

（1）食物中毒发生的概况;

（2）中毒事故的原因分析;

（3）处理措施和建议。

2.在日常生活中发生食物中毒的原因主要是什么? 应如何预防和避免? 若发生后应如何处理?

3.在食物中毒现场调查过程中需注意哪些问题?

八、考核或评价标准

通过项目实施过程中的表现和最后形成的项目实施报告来综合评定成绩。

综合实验实训七 人体小肠组织结构的观察

【知识要求】

● 了解人体消化吸收的主要场所;

● 掌握小肠吸收的原理;

● 为食物营养价值评定奠定基础。

【技能要求】

● 会观察小肠的组织结构;

● 能根据学习内容,画出人体小肠在普通显微镜下的结构示意图;

● 能总结人体小肠结构与功能的关系。

一、实验实训项目名称

人体小肠组织结构的观察。

二、实验实训项目目标

1.学生能运用所学食品营养与卫生的相关知识,在教师指导下组织实验实训和完成实验实训方案。

2.学生能利用收集到的资料,分析观察人体小肠组织结构的相关能力要求,并能在后面学习中有重点的学习。

3.使学生学会对资料、数据进行测定、分析与处理,从而得到切合实际的结论。

三、实验实训项目中的具体任务

1.在进行人体小肠组织结构观察前,学生或学生小组收集相关资料,并能进行初步分析,观察人体小肠组织结构的具体工作任务。

2.教师对学生的分析结果进行评价。

3.学生在完成实验实训项目任务时,要求以具体的人体小肠组织结构观察知识点为基础材料,进行人体小肠组织结构观察的各工作任务,完成各项工作任务。

4.教师对学生的项目完成情况进行评价。

四、教师的知识和能力要求

1.教师介绍相关知识要点和本次实验实训的背景和相关要素。

2.给每个学生或学生组确定实验实训的项目后,教师应提出具体的要求与方法。

五、学生的知识和能力准备

1.学生根据本次实验实训要求,事先了解相关知识,在课堂理论和公共营养师培训后能有初步的感受,分析所需要的各类工作能力。

2.学生将项目实验实训结果以检验报告单的形式上交,接受教师和同学的提问。最后再进行完善并上交结题作业。

六、实验实训仪器与设备

人体小肠组织结构观察所需要的主要设备及材料:显微镜、小肠组织切片。

七、实施步骤与技术要点

(一)教师介绍相关知识要点和本次实验实训的背景和相关要素

1.人体是小肠消化、吸收营养最重要的场所,这与小肠的组织以及食物在该部位停留的时间等因素有关。

2.人体的小肠长约 5～6 m,它的黏膜具有环状褶皱,并拥有大量指状突起的绒毛,因而使吸收面增大 30 倍,达 10 m² ;食物在小肠内已被消化,适于吸收;食物在小肠内停留的时间也相当长。这些都是对于小肠吸收非常有利的条件。

3.绒毛是小肠黏膜的微小突出结构。绒毛的表面是形成小肠黏膜面的基本部分。人类绒毛的长度约为 0.5～1.5 mm。每一条绒毛的外面是一层柱状上皮细胞。在普通显微镜下,柱状细胞顶端有明显的纵纹。近年来用电子显微镜观察,纵纹乃是柱状细胞顶端细胞膜的突起,称为微绒毛。人体的肠绒毛上,每一柱状上皮细胞可有 1 700 条微绒毛。因此,由于微绒毛的存在,又使小肠的吸收表面比上面所估计的数值增大 20 倍以上,即总共使吸收面积增大 600 倍以上。

通过观察,进一步理解小肠的结构与功能的关系。

(二)要求学生根据本次实验实训要求分析在实际情况下如何进行人体小肠组织结构的观察

包括实验实训项目、实验实训方法、具体的仪器与设备、具体的实验实训步骤、人员和时间的安排、实验实训结果报告等。

(三)教师对实验实训项目进行点评,提出思考问题,引导学生掌握基本的人体小肠组织结构观察的能力

1.人体小肠结构与消化功能间的关系。

2.为何人体消化系统有如此大的吸收功能?

3.为什么小肠是人体最大的消化器官?

八、考核或评价标准

通过项目实施过程中的表现和最后形成的项目实施报告来综合评定成绩。

综合实验实训八 毛细血管脆性实验(束臂实验)

【知识要求】

● 了解毛细血管束臂实验的意义;

● 掌握进行毛细血管束臂实验的具体方法;

● 为食物营养缺乏的评定奠定基础。

【技能要求】

● 能根据实验结果,判断临床症状;

● 学会运用毛细血管壁完整性与否,判断毛细血管壁的结构及血小板数量。

一、实验实训项目名称

毛细血管脆性实验(束臂实验)。

二、实验实训项目目标

1.学生能运用所学食品营养与卫生的相关知识,在教师指导下组织实验实训和完成实验实训方案。

2.学生能利用收集到的资料,分析毛细血管脆性实验的相关能力要求并能在后面学习中有重点的学习。

3.使学生学会对资料、数据进行测定、分析与处理,从而得到切合实际的结论。

三、实验实训项目中的具体任务

1.在进行毛细血管脆性实验前,学生或学生小组收集相关资料,并能进行初步分析毛细血管脆性实验的具体工作任务。

2.教师对学生的分析结果进行评价。

3.学生在完成实验实训项目任务时,要求以具体的毛细血管脆性实验为基础材料,进行毛细血管脆性实验的各工作任务,完成各项工作任务。

4.教师对学生的项目完成情况进行评价。

四、教师的知识和能力要求

1.教师介绍相关知识要点和本次实验实训的背景和相关要素。

2.给每个学生或学生组确定实验实训的项目后,教师应提出具体的要求与方法。

五、学生的知识和能力准备

1.学生根据本次实验实训要求,事先了解相关知识,在课堂理论和公共营养师培训后能有初步的感受,分析所需要的各类工作能力。

2.学生将项目实验实训结果以检验报告单的形式上交,接受教师和同学的提问。最后再进行完善并上交结题作业。

六、实验实训仪器与设备

毛细血管脆性实验所需要的主要设备与材料:血压计、墨水笔。

七、实施步骤与技术要点

(一)教师介绍相关知识要点和本次实验实训的背景和相关要素

1.实验原理

毛细血管壁的完整性,有赖于毛细血管壁的结构以及血小板数量的正常。当上述因素有缺陷,或有维生素 C 缺乏,或血管收到微生物、化学或物理因素的损害时。毛细血管壁的完整性受到破坏可使其脆性或通透性增加。本实验是用物理的方法,通过血压给毛细血管以负荷,观察出血点的多少,以反映毛细血管的功能。

2.实验步骤

(1)在前臂屈侧面肘弯下 4 cm 处,划一直径 5 cm 的圆圈,仔细观察圆圈内皮肤有无出血点。如发现出血点,则以墨水笔标出。

(2)用血压计袖带束于该侧上臂,先测定血压,然后使血压保持在收缩压和舒张压(一般不超过 90 mmHg 柱),持续 8 min,然后解除压力。

(3)待皮肤颜色回复正常(约 2 min)后,计数圆圈内皮肤出血点的数目(要减去原有的出血点数)。

3. 正常值

出血点在 10 个以下。

4. 临床意义

出血点达正常值以上时称为毛细血管脆性增加(即束臂实验阳性),可以有以下症状:

(1)特发性或症状性血小板减少症。

(2)过敏性紫癜。

(3)维生素 C 缺乏症。

(4)感染、中毒等因素对毛细血管壁的损伤,如败血症、亚急性细菌性心内膜炎、尿毒症等。

(二)要求学生根据本次实验实训要求分析在实际情况下如何进行毛细血管脆性实验

包括实验实训项目、实验实训方法、具体的仪器与设备、具体的实验实训步骤、人员和时间的安排、实验实训结果报告等。

(三)教师点评,提出思考问题,引导学生掌握基本的毛细血管脆性实验

1. 毛细血管脆性实验与营养素缺乏症状之间的关系。

2. 理论结合实际,思考本次实验的营养学意义及临床意义。

八、考核或评价标准

通过项目实施过程中的表现和最后形成的项目实施报告来综合评定成绩。

综合实验实训九 蛋白质功效比值(PER)实验设计讨论

【知识要求】

● 了解平时常见食物蛋白质的营养价值;

● 掌握蛋白质功效比实验方法;

● 为食物营养评价奠定基础。

【技能要求】

● 能根据调查结果,计算蛋白质功效比值;

● 会根据实验结果计算食物 PER;

● 理解实验的意义及应用。

一、实验实训项目名称

蛋白质功效比值(PER)实验设计讨论。

二、实验实训项目目标

1. 学生能运用所学食品营养与卫生的相关知识,在教师指导下组织实验实训和完成实验实训方案。

2.学生能利用收集到的资料,分析蛋白质功效比值(PER)实验的相关能力要求并能在后面学习中有重点的学习。

3.使学生学会对资料、数据进行测定、分析与处理,从而得到切合实际的结论。

三、实验实训项目中的具体任务

1.在进行蛋白质功效比值(PER)实验设计前,学生或学生小组收集相关资料,并能进行初步分析蛋白质功效比值(PER)实验设计的具体工作任务。

2.教师对学生的分析结果进行评价。

3.学生在完成实验实训项目任务时,要求以具体的蛋白质功效比值(PER)知识点为基础材料,进行蛋白质功效比值(PER)实验设计的各工作任务,完成各项工作任务。

4.教师对学生的项目完成情况进行评价。

四、教师的知识和能力要求

1.教师介绍相关知识要点和本次实验实训的背景和相关要素。

2.给每个学生或学生组确定实验实训的项目后,教师应提出具体的要求与方法。

五、学生的知识和能力准备

1.学生根据本次实验实训要求,事先了解相关知识,在课堂理论和公共营养师培训后能有初步的感受,分析所需要的各类工作能力。

2.学生将项目实验实训结果以检验报告单的形式上交,接受教师和同学的提问。最后再进行完善并上交结题作业。

六、实验实训仪器与设备

蛋白质功效比值(PER)实验设计所需要的材料:动物饲养笼、雄性大鼠。

七、实施步骤与技术要点

(一)教师介绍相关知识要点和本次实验实训的背景和相关要素

1.实验意义与应用

蛋白质功效比值是美国公职农业化学家协会推荐的食物蛋白质营养效应的官方标准方法之一,国际上广泛应用。其定义为在严格规定的条件下,动物每摄取待测蛋白 1 g 所增加的体重(g)。本法方便、具体,动物虽然摄取的蛋白质克数与体重增加之间并不成线性关系,但仍不失为评价蛋白质质量的较好方法。

2.实验动物

要求用同一来源、同一品系、年龄相近、刚断奶(生后 21~28 d)的雄性大鼠。每组不少于 10 只,应选用体重个体差异不大于 10 g、组间差不大于 5 g、在实验室适应 3~7 d 的健康动物。

3.动物分组与饲养

每一种待测样品设一组,外加一个参考酪蛋白组。动物笼饲养,自由进食及饮水,每日记录饲养摄取量,定期(最多 4 d)称重(至 0.1 g),实验期 28 d。

4.动物饲料配方

PER 实验用合成饲料。饲料中各成分物质含量为:蛋白质(N×6.25)10%、脂质 8%、混合无机盐 5%、混合维生素 1%、纤维素 1%,用玉米淀粉或蔗糖加至 100 g。所用待测样品中各种成分均需事先测定,并根据测得结果,按下面数量加入:

样品量　　$X=1.6×100/$样品 N(%);

植物油　　$(8-X)×$样品乙醚浸出物(%)/100;

混合无机盐　$(5-X)×$样品灰分(%)/100;

混合维生素　1%;

纤维素　　$(1-X)×$样品粗纤维(%)/100;

水分　　　$(5-X)×$样品水分(%)/100。

最后加玉米淀粉或蔗糖至 100 g,充分混匀即可。

实验组蛋白来源为待测样品,而对照组(参考酪蛋白组)的蛋白质则要来自参考酪蛋白。

参考酪蛋白　　国外用 ANRC(商品名称)酪蛋白,此物已经标化,其 PER=2.50。如无 ANRC 酪蛋白,也可用经过标化的酪蛋白作为参考酪蛋白。

混合盐(USP)　　称氯化钠(NaCl)139.3 g,取其一部分置乳钵中,加入碘化钾(KI)0.79 g,研磨,过 60 目筛,放入棕色瓶中。将余下的氯化钠加入下列成分研磨:磷酸二氢钾(KH_2PO_4)389.0 g,碳酸钙($CaCO_3$)381.4 g,硫酸镁($MgSO_4$,无水),硫酸亚铁($FeSO_4 \cdot 7H_2O$)27.0 g,硫酸锰($MnSO_4 \cdot H_2O$)4.01 g,硫酸铜($CuSO_4 \cdot 5 H_2O$)0.447 g,硫酸锌($ZnSO_4 \cdot 7H_2O$)0.54 g,氯化钴($CoCl \cdot 6H_2O$)0.023 g,研匀后过 60 目筛,与已制备的氯化钠-碘化钾(NaCl-KI)混合,棕色瓶储存备用。

混合维生素　　维生素 A(稳定干燥)2 000 IU,维生素 D(稳定干燥)200 IU,维生素 E(稳定干燥)10 IU,维生素 K 0.5 mg,胆碱 200 mg,对氨基甲酸 10 mg,肌醇 10 mg,烟酸 4 mg,维生素 B_2 0.8 mg,维生素 B_1 0.5 mg,泛酸钙 4 mg,维生素 B_6 0.5 mg,叶酸 0.2 mg,生物素 0.04 mg,维生素 B_{12} 0.003 mg,加葡萄糖或淀粉至 1 000 mg。

5.实验结果处理及 PER 值计算

由每只动物 28 d 摄入蛋白质的克数及同一时期体重增加克数,求出各实验组直观 PER 的组均值:

(1)直观 PER=体重增加克数/蛋白质摄入克数。

(2)相对 PER%=直观 PER×100/本实验参考酪蛋白 PER。

(3)矫正 PER=直观 PER×2.5/本实验参考酪蛋白 PER。

(二)要求学生根据本次实验实训要求分析在实际情况下如何进行蛋白质功效比值(PER)实验设计

包括实验实训项目、实验实训方法、具体的仪器与设备、具体的实验实训步骤、人员和时间的安排、实验实训结果报告等。

请就以下实验结果,分别计算出脱脂大豆粉、浓缩大豆蛋白和分离大豆蛋白的直观 PER、相对 PER 及矫正 PER,填入表实 9-1。

表实 9-1　PER 实验结果

实验材料	动物增重/g	蛋白质摄入量/g	直观 PER	相对 PER	矫正 PER
脱脂大豆粉蛋白	52.3	30.4			
浓缩大豆蛋白	62.3	31.2			
分离大豆蛋白	56.4	42.1			
参考酪蛋白	80.9	31.1			

(三)教师点评,提出思考问题,引导学生具备基本的蛋白质功效比值实验设计的能力

1.蛋白质功效比值(PER)实验设计的现实意义。

2.根据实验结果处理,分析各实验组直观 PER 的组均值。

八、考核或评价标准

通过项目实施过程中的表现和最后形成的项目实施报告来综合评定成绩。

综合实验实训十　血糖生成指数和血糖负荷计算

【知识要求】

● 了解食物碳水化合物的分类和质量;

● 掌握食物血糖生成指数的应用和评价方法;

● 为食物营养价值评价奠定基础。

【技能要求】

● 能根据实验操作方法,计算各类食物的 GL 值;

● 理解实验的目的和意义;

● 学会查询食物营养成分表。

一、实验实训项目名称

血糖生成指数和血糖负荷计算。

二、实验实训项目目标

1.学生能运用所学食品营养与卫生的相关知识,在教师指导下组织实验实训和完成实验实训方案。

2.学生能利用收集到的资料,分析血糖生成指数和血糖负荷计算的相关能力要求并能在后面学习中有重点的学习。

3.使学生学会对资料、数据进行测定、分析与处理,从而得到切合实际的结论。

三、实验实训项目中的具体任务

1. 在进行血糖生成指数和血糖负荷计算前,学生或学生小组收集相关资料,并能进行初步分析血糖生成指数和血糖负荷计算的具体工作任务。

2. 教师对学生的分析结果进行评价。

3. 学生在完成实验实训项目任务时,要求以具体的血糖生成指数和血糖负荷计算知识点为基础材料,进行血糖生成指数和血糖负荷计算的各工作任务,完成各项工作任务。

4. 教师对学生的项目完成情况进行评价。

四、教师的知识和能力要求

1. 教师介绍相关知识要点和本次实验实训的背景和相关要素。

2. 给每个学生或学生组确定实验实训的项目后,教师应提出具体的要求与方法。

五、学生的知识和能力准备

1. 学生根据本次实验实训要求,事先了解相关知识,在课堂理论和公共营养师培训后能有初步的感受,分析所需要的各类工作能力。

2. 学生将项目实验实训结果以检验报告单的形式上交,接受教师和同学的提问。最后再进行完善并上交结题作业。

六、实验实训仪器与设备

血糖生成指数和血糖负荷计算所需要的材料:计算器、记录纸、食物成分表、血糖生成指数表。

七、实施步骤与技术要点

(一)教师介绍相关知识要点和本次实验实训的背景和相关要素

1. 实验基本原理

GI 反映了人体在食用一定数量(50 g)的食物以后血糖的变化特征。

GL(血糖负荷)则是体现了碳水化合物数量对血糖的影响,其计算公式如下:

$$GL = GI \times 摄入食物的实际可用碳水化合物含量(g)/100。$$

不同食物 GI 值高低的分类见表实 10-1。

表实 10-1 不同食物 GI 值分类

项目	高	中	低
GI	>70	55～70	<55
GL	>20	11～19	<10

2.操作步骤

(1)查阅食物碳水化合物含量和质量比,完成下表。

食物/原料	可利用碳水化合物含量 A/(g/100 g)	重量 B	$C=A\times B/100$	占一餐碳水化合物质量比 D/%
一杯牛奶	3.4	200 mL	6.8	10.2
半个馒头	47.0	50 g	23.5	35.2
一碗面条	24.3	150 g	36.5	54.6
总计		$\sum C=66.8$		

(2)混合膳食 GI 的计算,完成下表。

食物	食物 GI	占一餐碳水化合物质量比 D/%	对一餐总 GI 贡献
一杯牛奶	27.6	10.2	2.8
半个馒头	88	35.2	31.0
一碗面条	37	54.6	20.2
总计		54	

(3)食物 GL 计算

GL=GI×摄入食物的实际可用碳水化合物含量(g)=54%×66.8=36.1。

(二)要求学生根据本次实验实训要求分析在实际情况下如何进行血糖生成指数和血糖负荷计算

包括实验实训项目、实验实训方法、具体的仪器与设备、具体的实验实训步骤、人员和时间的安排、实验实训结果报告等。

(三)教师点评,提出思考问题,使学生具备基本的血糖生成指数和血糖负荷计算的能力

1.综合 GI 与 GL 对混合膳食总 GL 进行评价,并结合它们的应用及意义,根据不同人群及不同情况下进行选择食物的建议。

2.根据计算结果,上面例子膳食 GI 为 34,属低 GI 膳食,适合糖尿病人食用,但 GL 为 36.1>20,属高 GL 膳食,不易多吃。

八、考核或评价标准

通过项目实施过程中的表现和最后形成的项目实施报告来综合评定成绩。

综合实验实训十一　暗适应功能检查

【知识要求】

● 了解视觉光感与营养素之间的关系;

● 掌握暗适应功能检查的方法;

● 为人体营养素缺乏判断奠定基础。

【技能要求】

● 能根据实验操作方法,判断暗适应功能的强弱;

● 理解实验的目的和意义。

一、实验实训项目名称

暗适应功能检查。

二、实验实训项目目标

1.学生能运用所学食品营养与卫生的相关知识,在教师指导下组织实验实训和完成实验实训方案。

2.学生能利用收集到的资料,分析暗适应功能检查的相关能力要求并能在后面学习中有重点的学习。

3.使学生学会对资料、数据进行测定、分析与处理,从而得到切合实际的结论。

三、实验实训项目中的具体任务

1.在进行暗适应功能检查前,学生或学生小组收集相关资料,并能进行初步分析暗适应功能检查的具体工作任务。

2.教师对学生的分析结果进行评价。

3.学生在完成实验实训项目任务时,要求以具体的暗适应功能检查知识点为基础材料,进行暗适应功能检查的各工作任务,完成各个工作任务。

4.教师对学生的项目完成情况进行评价。

四、教师的知识和能力要求

1.教师介绍相关知识要点和本次实验实训的背景和相关要素。

2.给每个学生或学生组确定实验实训的项目后,教师应提出具体的要求与方法。

五、学生的知识和能力准备

1.学生根据本次实验实训要求,事先了解相关知识,在课堂理论和公共营养师培训后能有初步的感受,分析所需要的各类工作能力。

2.学生将项目实验实训结果以检验报告单的形式上交,接受教师和同学的提问。最后再进行完善并上交结题作业。

六、实验实训仪器与设备

暗适应功能检查所需要的材料:夜光表、白布、电灯、暗室。

七、实施步骤与技术要点

(一)教师介绍相关知识要点和本次实验实训的背景和相关要素

1.实验基本原理

从强光下进入暗处,起初一无所见,以后随着光敏感度的增进,慢慢能看清暗处周围的物体,这一过程称为暗适应。暗适应过程也就是视紫红质复原过程。如果缺乏维生素 A,则暗适应的时间延长。

2.方法与正常值

利用夜光表上的荧光时数作为在暗室里检查的指标。将夜光表放在铺有白布的桌面上,用 75 W 的电灯投照桌面,检查及被检查者并肩而立,同时朝桌面白布注视 5 min(这一过程称为明适应),然后关掉电灯,继续注视桌面方向,直至感到表面的时数刻度开始发光为止。如果检查及被检查者在同一时间同一距离发现光亮则该病人的光觉大体上正常,但检查者的光觉必须正常。这就是最简单、最粗略的检查方法。

(二)要求学生根据本次实验实训要求分析在实际情况下如何进行暗适应功能检查

包括实验实训项目、实验实训方法、具体的仪器与设备、具体的实验实训步骤、人员和时间的安排、实验实训结果报告等。

(三)教师点评,提出思考问题,引导学生掌握暗适应功能检查方法

1.进行暗适应功能检查的实验意义。

2.人视觉能感受光源的原理。

八、考核或评价标准

通过项目实施过程中的表现和最后形成的项目实施报告来综合评定成绩。

综合实验实训十二　　食物中膳食纤维含量的测定(粗纤维)

【知识要求】

●了解食物中膳食纤维的含量对食品营养价值的影响;

● 掌握测定食物中膳食纤维含量的方法;

● 为食物中营养素的检验奠定基础。

【技能要求】

● 能根据实验操作方法,完成食物中膳食纤维含量的测定;

● 理解实验的目的和意义。

一、实验实训项目名称

食物中膳食纤维含量的测定。

二、实验实训项目目标

1.学生能运用所学食品营养与卫生的相关知识,在教师指导下组织实验实训和完成实验实训方案。

2.学生能利用收集到的资料,分析食物中膳食纤维含量测定的相关能力要求并能在后面学习中有重点的学习。

3.使学生学会对资料、数据进行测定、分析与处理,从而得到切合实际的结论。

三、实验实训项目中的具体任务

1.在进行食物中膳食纤维含量的测定前,学生或学生小组收集相关资料,并能进行初步分析食物中膳食纤维含量测定的具体工作任务。

2.教师对学生的分析结果进行评价。

3.学生在完成实验实训项目任务时,要求以具体的食物中膳食纤维含量的测定知识点为基础材料,进行食物中膳食纤维含量的测定的各工作任务,完成各项工作任务。

4.教师对学生的项目完成情况进行评价。

四、教师的知识和能力要求

1.教师介绍相关知识要点和本次实验实训的背景和相关要素。

2.给每个学生或学生组确定实验实训的项目后,教师应提出具体的要求与方法。

五、学生的知识和能力准备

1.学生根据本次实验实训要求,事先了解相关知识,在课堂理论和公共营养师培训后能有初步的感受,分析所需要的各类工作能力。

2.学生将项目实验实训结果以检验报告单的形式上交,接受教师和同学的提问。最后再进行完善并上交结题作业。

六、实验实训仪器与设备

食物中膳食纤维含量的测定所需要的仪器与设备:研钵、锥形瓶、电炉、坩埚、干燥箱。

七、实施步骤与技术要点

(一)教师介绍相关知识要点和本次实验实训的背景和相关要素

1.实验原理

在硫酸的作用下,样品中的糖、淀粉、果胶质和半纤维素水解除去后,再用碱处理除去蛋白质和脂肪酸,遗留的残渣为粗纤维。如其中含有不溶于酸、碱的杂质,可灰化后除去。

2.试剂

(1)硫酸溶液 $\varphi(H_2SO_4)=1.25\%$;

(2)氢氧化钾溶液(12.5 g/L);

(3)氢氧化钠溶液(50 g/L);

(4)石棉:石棉用 50 g/L 的氢氧化钠溶液浸泡,在水浴上回流 8 h 以上,再用热水充分洗涤。然后用盐酸(1:4)在沸水浴上回流 8 h 以上,再用热水充分洗涤,干燥。在 600~700℃中灼烧后,加水使成混悬物,储存于玻塞瓶中。

3.操作方法

(1)称取 20.0~30.0 g 捣碎样品(或 5.0 g 干样品),移入 500 mL 锥形瓶中,加入 200 mL 煮沸的 1.25% 硫酸溶液,加热使微沸,保持体积恒定,维持 30 min,每隔 5 min 摇动锥形瓶一次,充分混合瓶内的物质。

(2)取下锥形瓶,立即用亚麻布过滤,用沸水洗至洗液不呈酸性。

(3)再用 200 mL 煮沸的 12.5 g/L 氢氧化钾溶液,将亚麻布上的残留物洗入原锥形瓶内,加热微沸 30 min 后,取下锥形瓶,立即用亚麻布过滤,以沸水洗涤 2~3 次后,移入已干燥称重的 G2 垂融坩埚(或同型号的垂融漏斗)中抽滤,用热水充分洗涤后,抽干,再依次用乙醇和乙醚洗涤一次。将坩埚和内容物在 105℃烘箱中烘干后称量,重复烘干,直至恒量。

如样品中含较多的不溶性杂质,则可将样品移入石棉坩埚,烘干称量后,再移入 550℃高温炉中灰化,使含碳的物质全部灰化,置于干燥器内,冷却至室温,称量,所损失的量即为粗纤维的量。

4.结果与计算

$$X=\frac{G}{m}\times100$$

式中:X 为样品中含粗纤维的量,g/100 g;G 为残余物的质量(或经高温炉损失的质量),g;m 为样品的质量,g。

说明:

(1)样品应尽量磨碎,以使消化完全。

(2)消化时,溶液体积保持恒定,过少要加水,否则酸度太大,使纤维素消化或炭化。

(二)要求学生根据本次实验实训要求分析在实际情况下如何进行食物中膳食纤维含量的测定

包括实验实训项目、实验实训方法、具体的仪器与设备、具体的实验实训步骤、人员和时间的安排、实验实训结果报告等。

（三）教师点评，提出思考问题，使学生掌握食物中膳食纤维含量的测定方法

1.进行食物中膳食纤维含量测定的实验意义。

2.进行食物中膳食纤维含量测定的具体方法与步骤。

八、考核或评价标准

通过项目实施过程中的表现和最后形成的项目实施报告来综合评定成绩。

综合实验实训十三　　食物中蛋白质含量的测定

【知识要求】

● 了解食物中蛋白质的含量与食品营养价值间的关系；

● 掌握测定食物中蛋白质含量的方法；

● 为食物中营养素的检验奠定基础。

【技能要求】

● 能根据实验操作方法，完成食物中蛋白质含量的测定；

● 掌握微量凯氏法测定蛋白质总氮量的原理及操作技术；

● 理解实验的目的和意义。

一、实验实训项目名称

食物中蛋白质含量的测定。

二、实验实训项目目标

1.学生能运用所学食品营养与卫生的相关知识，在教师指导下组织实验实训和完成实验实训方案。

2.学生能利用收集到的资料，分析食物中蛋白质含量测定的相关能力要求并能在后面学习中有重点的学习。

3.使学生学会对资料、数据进行测定、分析与处理，从而得到切合实际的结论。

三、实验实训项目中的具体任务

1.在进行食物中蛋白质含量的测定前，学生或学生小组收集相关资料，并能进行初步分析食物中蛋白质含量测定的具体工作任务。

2.教师对学生的分析结果进行评价。

3.学生在完成实验实训项目任务时，要求以具体的食物中蛋白质含量的测定知识点为基础材料，进行食物中蛋白质含量的测定的各工作任务，完成各项工作任务。

4.教师对学生的项目完成情况进行评价。

四、教师的知识和能力要求

1. 教师介绍相关知识要点和本次实验实训的背景和相关要素。

2. 给每个学生或学生组确定实验实训的项目后,教师应提出具体的要求与方法。

五、学生的知识和能力准备

1. 学生根据本次实验实训要求,事先了解相关知识,在课堂理论和公共营养师培训后能有初步的感受,分析所需要的各类工作能力。

2. 学生将项目实验实训结果以检验报告单的形式上交,接受教师和同学的提问。最后再进行完善并上交结题作业。

六、实验实训仪器与设备

食物中蛋白质含量的测定所需要的仪器与设备:定氮蒸馏装置、移液管、分析天平、漏斗、容量瓶。

七、实施步骤与技术要点

(一)教师介绍相关知识要点和本次实验实训的背景和相关要素

1. 实验原理

蛋白质是含氮的有机化合物。食品经加硫酸消化使蛋白质分解,其中氮素与硫酸化合成硫酸铵。然后加碱蒸馏使氨游离,用硼酸液吸收后,再用盐酸或硫酸滴定,根据盐酸消耗量,再乘以一定的数值即为蛋白含量,其化学反应式如下。

(1) $2NH_2(CH_2)_2COOH + 13H_2SO_4 \rightarrow (NH_4)_2SO_4 + 6CO_2 + 12SO_2 + 16H_2O$

(2) $(NH_4)_2SO_4 + 2NaOH \rightarrow 2NH_3 \uparrow + 2H_2O + Na_2SO_4$

(3) $2NH_3 + 4H_3BO_3 \rightarrow (NH_4)_2B_4O_7 + 5H_2O$

(4) $(NH_4)_2B_4O_7 + H_2SO_4 + 5H_2O \rightarrow (NH_4)_2SO_4 + 4H_2BO_3$

2. 试剂

仪器:凯氏微量定氮仪一套;定氮瓶 100 mL 或 50 mL 一个;三角瓶 150 mL 3 个;量筒 50 mL、10 mL、100 mL;吸量管 10 mL 1 支;酸式滴定管 1 支;容量瓶 100 毫升 1 个;小漏斗 1 个。

试剂:硫酸钾;硫酸铜;浓硫酸;2%硼酸溶液;40%氢氧化钠溶液。

混合指示剂:1 份(1 g/L)甲基红乙醇溶液与 5 份(1 g/L)溴甲酚绿乙醇溶液,临用时混合。也可用 2 份(1 g/L)甲基红乙醇溶液与 1 份(1 g/L)次甲基蓝乙醇溶液,临用时混合。

3. 操作步骤

(1)样品处理:精密称取 0.20～2.00 g 固体样品或 2.00～5.00 g 半固体样品或吸取 10.00～25.00 mL 液体样品(约相当氮 30～40 mg),移入干燥洁净的 100 mL 或 500 mL 定氮瓶中,加入 0.2 g 硫酸铜,3 g 硫酸钾及 20 mL 浓硫酸,稍摇匀后于瓶口放一小漏斗,将瓶以45°角斜支于有小孔的石棉网上,小火加热,待内容物全部炭化,泡沫完全停止后,加强火力,并保持瓶内液体微沸,至液体呈蓝绿色澄清透明后,再继续加热 0.5 h。取下放冷,小心加 20 mL 水,放冷后,移入 100 mL 容量瓶中,并用少量水洗定氮瓶,洗液并入容量瓶中,再加水至刻度,混匀备用。取与处理样品相同量的硫酸铜、硫酸钾、硫酸铵同一方法做试剂空白试验。

(2)装好定氮装置,于水蒸气发生器内装水约 2/3 处加甲基红指示剂数滴及数毫升硫酸,以保持水呈酸性,加入数粒玻璃珠以防暴沸,用调压器控制,加热煮沸水蒸气发生瓶内的水。

(3)向接收瓶内加入 10 mL2％硼酸溶液及混合指示剂 1～2 滴,并使冷凝管的下端插入液面下,吸取 10.0 mL 样品消化液由小玻璃杯流入反应室,并以 10 mL 水洗涤小烧杯使流入反应室内,塞紧小玻璃杯的棒状玻璃塞。将 10 mL 40％氢氧化钠溶液倒入小玻璃杯,提起玻璃塞使其缓慢流入反应室,立即将玻璃盖塞紧,并加水于小玻璃杯以防漏气。夹紧螺旋夹,开始蒸馏,蒸气通入反应室使氨通过冷凝管而进入接收瓶内,蒸馏 5 min。移动接收瓶,使冷凝管下端离开液面,再蒸馏 1 min,然后用少量水冲洗冷凝管下端外部。取下接收瓶,以盐酸标准溶液滴定至灰色或蓝紫色为终点。

同时吸取 10.0 mL 试剂空白消化液按(3)操作。

4.结果与计算

$$X = \frac{(V_1 - V_2) \times M \times 0.014}{m \times (10/100)} \times F \times 100$$

式中:X 为牛奶中蛋白质的含量,g;V_1 为样品消耗盐酸标准液的体积,mL;V_2 为试剂空白消耗盐酸标准溶液的体积,mL;M 为盐酸标准溶液的摩尔浓度；0.014 为1 mol/L盐酸标准溶液 1 mL 相当于氮克数;m 为牛奶的体积,g(mL);F 为氮换算为蛋白质的系数。

5.注意事项

样品放入定氮瓶内时,不要黏附颈上,万一黏附可用少量水冲下,以免被检样消化不完全,结果偏低。

(二)要求学生根据本次实验实训要求分析在实际情况下如何进行食物中蛋白质含量的测定

包括实验实训项目、实验实训方法、具体的仪器与设备、具体的实验实训步骤、人员和时间的安排、实验实训结果报告等。

(三)教师点评,提出思考问题,引导学生掌握食物中蛋白质含量的测定方法

1.进行食物中蛋白质含量测定的实验意义。

2.进行食物中蛋白质含量测定的具体方法与步骤。

八、考核或评价标准

通过项目实施过程中的表现和最后形成的项目实施报告来综合评定成绩。

综合实验实训十四　不同果蔬中维生素 C 含量的测定

【知识要求】
● 了解食物中维生素 C 的含量与食品营养价值间的关系；
● 掌握测定食物中维生素 C 含量的方法；
● 为食物中营养素的检验奠定基础。

【技能要求】
● 能根据实验操作方法，完成食物中维生素 C 含量的测定；
● 掌握紫外分光光度法测食物中维生素 C 量的原理及操作技术；
● 理解实验的目的和意义。

一、实验实训项目名称

不同果蔬中维生素 C 含量的测定。

二、实验实训项目目标

1. 学生能运用所学食品营养与卫生的相关知识，在教师指导下组织实验实训和完成实验实训方案。

2. 学生能利用收集到的资料，分析果蔬中维生素 C 含量的测定的相关能力要求并能在后面学习中有重点的学习。

3. 使学生学会对资料、数据进行测定、分析与处理，从而得到切合实际的结论。

三、实验实训项目中的具体任务

1. 在进行果蔬中维生素 C 含量的测定前，学生或学生小组收集相关资料，并能进行初步分析果蔬中维生素 C 含量测定的具体工作任务。

2. 教师对学生的分析结果进行评价。

3. 学生在完成实验实训项目任务时，要求以具体的果蔬中维生素 C 含量的测定知识点为基础材料，进行果蔬中维生素 C 含量的测定的各工作任务，完成各个工作任务。

4. 教师对学生的项目完成情况进行评价。

四、教师的知识和能力要求

1. 教师介绍相关知识要点和本次实验实训的背景和相关要素。
2. 给每个学生或学生组确定实验实训的项目后，教师应提出具体的要求与方法。

五、学生的知识和能力准备

1. 学生根据本次实验实训要求，事先了解相关知识，在课堂理论和公共营养师培训后能有初步的感受,分析所需要的各类工作能力。

2.学生将项目实验实训结果以检验报告单的形式上交,接受教师和同学的提问。最后再进行完善并上交结题作业。

六、实验实训仪器与设备

果蔬中维生素 C 含量的测定所需要的仪器与设备:紫外分光光度计、不同果蔬材料、盐酸、NaOH。

七、实施步骤与技术要点

(一)教师介绍相关知识要点和本次实验实训的背景和相关要素

1.实验原理

紫外测定法是维生素 C 快速测定的方法,操作简单,不受其他还原性物质等成分的干扰。其原理是根据维生素 C 具有对紫外光产生吸收、对碱不稳定的特性,在 243 nm 处测定样品液与碱处理样品液两者吸光度值之差,并通过标准曲线,即可计算出维生素 C 的含量。

2.材料及试剂

(1)材料:辣椒。

(2)试剂:

①10% HCl:取 133 mL 浓盐酸,加水稀释至 500 mL;

②1% HCl:取 22 mL 浓盐酸,加水稀释至 100 mL;

③1 mol/L NaOH 溶液:称取 40 g 氢氧化钠,加蒸馏水,不断搅拌至溶解,然后定容至 1 000 mL。

(3)仪器:紫外分光光度计,分析天平,容量瓶(10 mL、25 mL),移液管(0.5 mL、1.0 mL),研钵。

3.操作步骤

(1)维生素 C 标准溶液的配制:在分析天平上准确称取抗坏血酸 10 mg,加 2 mL 10% HCl,再蒸馏水定容至 100 mL,混匀,即为 100 μg/mL 维生素 C 标准溶液。

(2)测定并制作标准曲线:取具塞刻度试管 8 支,依序加入 100 μg/mL 维生素 C 标准溶液 0.1、0.2、0.3、0.4、0.5、0.6、0.8、1.0 mL,分别补加蒸馏水至 10.0 mL,摇匀。以蒸馏水为空白,在 243 nm 处测定标准系列维生素 C 溶液的吸光度。以维生素 C 的量(μg)为横坐标,以对应的吸光度(A_{243})为纵坐标作标准曲线。

(3)样品中维生素 C 含量的测定

①样品的提取:将果蔬样品洗净、擦干、切碎、混匀。称取 5.00 g 混匀的样品于研钵中,加入 2~5 mL1% HCl,匀浆,转移到 25 mL 容量瓶中,稀释至刻度。若提取液澄清透明,则可直接取样测定,若有浑浊、沉淀现象,则需要离心(10 000 g,10 min),再测定。

②样品提取液的测定:取 0.1~0.2 mL 提取液,放入盛有 0.2~0.4 mL 10% HCl 的 10 mL容量瓶中,用蒸馏水稀释至刻度后摇匀。以蒸馏水为空白,在 243 nm 处测定吸光度。

③待测碱处理液的制备与测定:分别吸取 0.1~0.2 mL 提取液、2 mL 蒸馏水和 0.6~

0.8 mL 1 mol/L NaOH 溶液依次放入 10 mL 容量瓶中,混匀,15 min 后加入 0.6~0.8 mL 10%HCl,混匀,加蒸馏水定容至刻度。以蒸馏水为空白,在 243 nm 处测定吸光度。也可以碱处理待测液为空白,在 243 nm 处测定样品提取液的吸光度。

4.计算

(1)由待测液及碱处理待测液的 A_{243} 值之差,查标准曲线,计算样品中维生素 C 的含量;

(2)或者直接以碱处理待测液作空白测得的样品提取液的吸光度值查标准曲线,计算样品中维生素 C 的含量。

$$维生素 C 的含量(\mu g/g) = \frac{C \times V}{V_1 \times W}$$

式中:C 为由标准曲线查得的维生素 C 含量,μg；V 为样品提取液定容体积,mL；V_1 为测定时吸取样品提取液的体积,mL；W 为称取样品的质量,g。

(二)要求学生根据本次实验实训要求分析在实际情况下如何进行果蔬中维生素 C 含量的测定

包括实验实训项目、实验实训方法、具体的仪器与设备、具体的实验实训步骤、人员和时间的安排、实验实训结果报告等。

(三)教师点评,提出思考问题,引导学生掌握基本的果蔬中维生素 C 含量的测定方法

1.进行食物中蛋白质含量测定的实验意义。

2.进行食物中蛋白质含量测定的具体方法与步骤。

八、考核或评价标准

通过项目实施过程中的表现和最后形成的项目实施报告来综合评定成绩。

综合实验实训十五　牛奶酸度的测定

【知识要求】

● 了解牛奶新鲜度与酸度间关系;

● 掌握牛奶酸度测定的方法;

● 为食物中营养素的检验奠定基础。

【技能要求】

● 能根据实验操作方法,完成牛奶酸度的测定;

● 掌握滴定法测牛奶酸度的原理及操作技术;

● 理解实验的目的和意义。

一、实验实训项目名称

牛奶酸度的测定。

二、实验实训项目目标

1.学生能运用所学食品营养与卫生的相关知识,在教师指导下组织实验实训和完成实验实训方案。

2.学生能利用收集到的资料,分析牛奶酸度测定的相关能力要求并能在后面学习中有重点的学习。

3.使学生学会对资料、数据进行测定、分析与处理,从而得到切合实际的结论。

三、实验实训项目中的具体任务

1.在进行牛奶酸度的测定前,学生或学生小组收集相关资料,并能进行初步分析牛奶酸度测定的具体工作任务。

2.教师对学生的分析结果进行评价。

3.学生在完成实验实训项目任务时,要求以具体的牛奶酸度的测定知识点为基础材料,进行牛奶酸度测定的各工作任务,完成各项工作任务。

4.教师对学生的项目完成情况进行评价。

四、教师的知识和能力要求

1.教师介绍相关知识要点和本次实验实训的背景和相关要素。

2.给每个学生或学生组确定实验实训的项目后,教师应提出具体的要求与方法。

五、学生的知识和能力准备

1.学生根据本次实验实训要求,事先了解相关知识,在课堂理论和公共营养师培训后能有初步的感受,分析所需要的各类工作能力。

2.学生将项目实验实训结果以检验报告单的形式上交,接受教师和同学的提问。最后再进行完善并上交结题作业。

六、实验实训仪器与设备

牛奶酸度的测定所需要的主要仪器与设备:碱式滴定管、移液管。

七、实施步骤与技术要点

(一)教师介绍相关知识要点和本次实验实训的背景和相关要素

1.实验原理

牛乳的酸度一般是以中和 100 mL 牛乳所消耗的 0.1 mol/L 氢氧化钠的毫升数来表示,称为°T,此为滴定酸度,简称为酸度,也可以乳酸的百分含量为牛乳的酸度。

$$RCOOH + NaOH \longrightarrow RCOONa + H_2O$$

此中和反应用酚酞作指示剂,它在 pH 约 8.2 时,就确定了终点。无色的酚酞与碱作用时,生成酚酞盐,同时失去一分子水,引起醌型重排而呈现红色。

2.材料及试剂

(1)仪器：

①250 mL 锥形瓶。

②1 mL 刻度吸管。

③5 mL 微量滴定管。

④50 mL 烧杯。

⑤60 mL 滴瓶。

⑥10 mL 吸管。

(2)试剂：

①0.1 mol/L NaOH 标准溶液：用小烧杯在粗天平上称取固体氢氧化钠 4 g，加水 100 mL，氢氧化钠全部溶解，将溶液倒入另一清洁试剂瓶中，用蒸馏水稀释至 1 000 mL，以橡皮塞塞瓶口，充分摇匀。

将化学纯邻苯二甲酸氢钾于 120℃ 烘约 1 h 至恒重，冷却 25 min 称取 0.3～0.4 g(精确到 0.0001 g)，于 250 mL 锥形瓶中，加入 100 mL 水溶液，加三滴酚酞指示剂，用以上配好的氢氧化钠标准溶液滴定至微红色，30 s 不褪色为止。

按下式计算氢氧化钠标准溶液的浓度。

$$M = \frac{W}{V \times 0.204\ 2}$$

式中：M 为氢氧化钠标准溶液的摩尔浓度；V 为滴定时消耗氢氧化钠的毫升数；W 为邻苯二甲酸氢钾的克数；0.204 2 为与 1 mol/L NaOH 溶液 1 mL 相当的邻苯二甲酸氢钾的克数。

②0.5％酚酞乙醇溶液。

3.操作步骤

在 250 mL 三角瓶中注入 10 mL 牛乳，加 20 mL 蒸馏水，加 0.5％酚酞指示液 0.5 mL，小心混匀，用 0.1 mol/L 氢氧化钠标准溶液滴定，直至微红色在 1 min 内不消失为止。消耗 0.1 mol/L 氢氧化钠标准溶液的毫升数乘以 10，即得酸度。

$$T^\circ = V \times 10$$

(二)要求学生根据本次实验实训要求分析在实际情况下如何进行牛奶酸度的测定

包括实验实训项目、实验实训方法、具体的仪器与设备、具体的实验实训步骤、人员和时间的安排、实验实训结果报告等。

(三)教师点评，提出思考问题，引导学生掌握牛奶酸度的测定方法

(1)进行牛奶酸度的测定的实验意义。

(2)进行牛奶酸度测定的具体方法与步骤。

八、考核或评价标准

通过项目实施过程中的表现和最后形成的项目实施报告来综合评定成绩。

综合实验实训十六　食物中钙含量的测定

【知识要求】
● 了解食物中钙的含量与食品营养价值间的关系；
● 掌握测定食物中钙含量的方法；
● 为食物中营养素的检验奠定基础。

【技能要求】
● 能根据实验操作方法，完成食物中钙含量的测定；
● 掌握 EDTA 法测定食物中钙含量的原理及操作技术；
● 理解实验的目的和意义。

一、实验实训项目名称

食物中钙含量的测定。

二、实验实训项目目标

1.学生能运用所学食品营养与卫生的相关知识，在教师指导下组织实验实训和完成实验实训方案。

2.学生能利用收集到的资料，分析食物中钙含量测定的相关能力要求并能在后面学习中有重点的学习。

3.使学生学会对资料、数据进行测定、分析与处理，从而得到切合实际的结论。

三、实验实训项目中的具体任务

1.在进行食物中钙含量的测定前，学生或学生小组收集相关资料，并能进行初步分析食物中钙含量测定的具体工作任务。

2.教师对学生的分析结果进行评价。

3.学生在完成实验实训项目任务时，要求以具体的食物中钙含量的测定知识点为基础材料，进行食物中钙含量的测定的各工作任务，完成各项工作任务。

4.教师对学生的项目完成情况进行评价。

四、教师的知识和能力要求

1.教师介绍相关知识要点和本次实验实训的背景和相关要素。

2.给每个学生或学生组确定实验实训的项目后，教师应提出具体的要求与方法。

五、学生的知识和能力准备

1.学生根据本次实验实训要求，事先了解相关知识，在课堂理论和公共营养师培训后能有初步的感受,分析所需要的各类工作能力。

2.学生将项目实验实训结果以检验报告单的形式上交,接受教师和同学的提问。最后再进行完善并上交结题作业。

六、实验实训仪器与设备

食物中钙含量的测定所需要的主要仪器与设备:微量滴定管、电热板。

七、实施步骤与技术要点

(一)教师介绍相关知识要点和本次实验实训的背景和相关要素

1.实验原理

钙与氨羧络合剂能够定量的形成金属络合物,这种络合物的稳定性较钙与指示剂所形成的络合物为强。因此,在适当的 pH 范围内(pH 12~14),以氨羧络合剂滴定时,氨羧络合剂自指示剂络合物中逐步地夺取钙离子而与钙相结合,在达到当量点时,溶液呈现游离指示剂的颜色(为终点),根据氨羧络合剂的用量,计算钙的含量。

一般最常用的氨羧络合剂为乙二胺四乙酸(简称 EDTA),由于它在水中的溶解度很小,故常用它的二钠盐,以 Na_2H_2Y 代表 EDTA,R 代表指示剂,反应如下:

$$CaR \cdot + Na_2H_2Y \rightarrow Na_2CaY + 2H \cdot + R$$

2.材料及试剂

(1)试剂:要求使用去离子水,优级纯试剂。

①1.25 mol/L 氢氧化钾溶液:精确称取 71.13 g 氢氧化钾,用去离子水稀释至 1 000 mL。

②10 g/L 氰化钠溶液:称取 1.0 g 氰化钠,用去离子水稀释至 100 mL。

③0.05 mol/L 柠檬酸钠溶液:称取 14.7 g 柠檬酸钠($Na_3C_6H_5O_7 \cdot 2H_2O$),用去离子水稀释至 1 000 mL。

④混合酸消化液:硝酸与高氯酸之比为 4:1。

⑤EDTA 溶液:精确称取 4.50 g EDTA(乙二胺四乙酸二钠),用去离子水稀释至 1 000 mL,储存于聚乙烯瓶中,4℃保存。使用时稀释 10 倍即可。

⑥钙标准溶液:精确称取 0.124 8 g 碳酸钙(纯度大于 99.99%,105~110℃烘干 2 h),加 20 mL 去离子水以及 3 mL 0.5 mol/L 盐酸溶解,移入 500 mL 容量瓶中,加去离子水稀释至刻度,储存于聚乙烯瓶中,4℃保存。此溶液每毫升相当于 100 μg 钙。

⑦钙红指示剂:称取 0.1 g 钙红指示剂($C_{21}O_7N_2SH_{14}$),用去离子水稀释至 100 mL,溶解后即可使用。储存于冰箱中可保存 1 个月以上。

⑧所有玻璃仪器均以硫酸-重铬酸钾洗液浸泡数小时,再用洗衣粉充分洗刷后用水反复冲洗,最后用去离子水冲洗,晾干或烘干方可使用。

(2)仪器:高型烧杯(250 mL)、微量滴定管(1 mL 或 2 mL)、碱式滴定管(50 mL)、刻度吸管(0.5~1 mL)、试管、电热板(1 000~3 000 W)等。

3.操作步骤

(1)样品制备:微量元素分析的样品制备过程中应特别注意防止各种污染。所用设备如电磨、绞肉机、匀浆机、打碎机等必须是不锈钢制品。所用容器必须使用玻璃或聚乙烯制品,做钙测定的样品不得用石磨研碎。湿样(如蔬菜、水果、鲜鱼、鲜肉等)用水冲洗干净后,要用去离子水充分洗净。干粉类样品(如面粉、奶粉等)取样后立即装容器密封保存,防止空气中的灰尘和水分污染。

(2)样品消化:精确称取均匀样品干样 0.5～1.5 g(湿样 2.0～4.0 g,饮料等液体样品 5.0～10.0 g)于 250 mL 高型烧杯中,加混合酸消化液 20～30 mL,上盖表面皿。置于电热板或电砂浴上加热消化。如未消化好而酸液过少时,再补加几毫升混合酸消化液,继续加热消化,至无色透明为止。加几毫升去离子水,加热以除去多余的硝酸。待烧杯中的液体接近 2～3 mL 时,取下冷却。用去离子水移入 10 mL 刻度试管中,加去离子水定容至刻度。

取与消化样品相同量的混合酸消化液,按上述操作做试剂空白实验测定。

(3)标定 EDTA 浓度:吸取 0.5 mL 钙标准溶液,以 EDTA 滴定,标定其 EDTA 浓度,根据滴定结果计算出每毫升 EDTA 相当于钙的毫克数,及滴定度(T)。

(4)样品及空白滴定:吸取 0.1～0.5 mL(根据钙的含量而定)样品消化液于试管中,加 1 滴氰化钠溶液和 0.1 mL 柠檬酸钠溶液,用滴定管加 1.5 mL1.25 mol/L 氢氧化钾溶液,加 3 滴钙红指示剂,立即以稀释 10 倍的 EDTA 溶液滴定,至指示剂由紫红色变蓝色为止。记录 EDTA 标准溶液用量。以蒸馏水代替样品做空白试验。

4.计算

$$X=\frac{T\times(V-V_0)\times f\times 100}{m}$$

式中:X 为样品中钙元素含量,mg/100 g;T 为 EDTA 滴定度,mg/mL;V 为滴定样品时所用 EDTA 量,mL;V_0 为滴定空白时所用 EDTA 量,mL;f 为样品稀释倍数;m 为样品质量,g。

(二)要求学生根据本次实验实训要求分析在实际情况下如何进行食物中钙含量的测定

包括实验实训项目、实验实训方法、具体的仪器与设备、具体的实验实训步骤、人员和时间的安排、实验实训结果报告等。

(三)教师点评,提出思考问题,引导学生掌握食物中钙含量的测定方法

1.进行食物中钙含量测定的实验意义。

2.进行食物中钙含量测定的具体方法与步骤。

八、考核或评价标准

通过项目实施过程中的表现和最后形成的项目实施报告来综合评定成绩。

第三部分　附　　录

附录一　中国居民膳食营养素参考摄入量表（DRIs）

附表 1　能量和蛋白质的推荐摄入量（RNIs）及脂肪供能比

年龄/岁	能量 Energy[①]				蛋白质 Protein		脂肪 Fat 占能量百分比/%
	RNI/MJ		RNI/kcal		RNI/g		
	男	女	男	女	男	女	
0~	0.4 MJ/kg		95 kcal/kg[②]		1.5~3 g/(kg·d)		45~50
0.5~	0.4 MJ/kg		95 kcal/kg		1.5~3 g/(kg·d)		35~40
1~	4.60	4.40	1 100	1 050	35	35	
2~	5.02	4.81	1 200	1 150	40	40	30~35
3~	5.64	5.43	1 350	1 300	45	45	
4~	6.06	5.83	1 450	1 400	50	50	
5~	6.70	6.27	1 600	1 500	55	55	
6~	7.10	6.67	1 700	1 600	55	55	
7~	7.53	7.10	1 800	1 700	60	60	25~30
8~	7.94	7.53	1 900	1 800	65	65	
9~	8.36	7.94	2 000	1 900	65	65	
10~	8.80	8.36	2 100	2 000	70	65	
11~	10.04	9.20	2 400	2 200	75	75	
14~	12.00	9.62	2 900	2 400	85	80	25~30
18~							20~30
体力活动 PAL[③]							
轻	10.03	8.80	2 400	2 100	75	65	
中	11.29	9.62	2 700	2 300	80	70	
重	13.38	11.30	3 200	2 700	90	80	
孕妇	+0.84		+200		+5,15,+20		
乳母	+2.09		+500		+20		

续表附表1

年龄/岁	能量 Energy[①]				蛋白质 Protein RNI/g		脂肪 Fat 占能量 百分比/%
	RNI/MJ		RNI/kcal				
	男	女	男	女	男	女	
50～							20～30
体力活动 PAL							
轻	9.62	8.00	2 300	1 900			
中	10.87	8.36	2 600	2 000			
重	13.00	9.20	3 100	2 200			
60～					75	65	20～30
体力活动 PAL							
轻	7.94	7.53	1 900	1 800			
中	9.20	8.36	2 200	2 000			
70～					75	65	20～30
体力活动 PAL							
轻	7.94	7.10	1 900	1 700			
中	8.80	8.00	2 100	1 900			
80～	7.74	7.10	1 900	1 700	75	65	20～30

①各年龄组的能量的 RNI 与其 EAR 相同;②为 AI,非母乳喂养应增加 20%;③PAL 为体力活动水平。

(凡表中数字空白之处表示未制定该参考值)

附表2　常量和微量元素的推荐摄入量(RNIs)或适宜摄入量(AIs)

年龄(岁)	钙Ca AI /mg	磷P AI /mg	钾K AI /mg	钠Na AI /mg	镁Mg AI /mg	铁Fe AI /mg 男	女	碘I RNI /μg	锌Zn RNI /mg 男	女	硒Se RNI /μg	铜Cu AI /mg	氟F AI /mg	铬Cr AI /μg	锰Mn AI /mg	钼Mo AI /mg
0~	300	150	500	200	30	0.3		50	1.5		15(AI)	0.4	0.1	10		
0.5~	400	300	700	500	70	10		50	8.0		20(AI)	0.6	0.4	15		
1~	600	450	1 000	650	100	12		50	9.0		20	0.8	0.6	20		15
4~	800	500	1 500	900	150	12		90	12.0		25	1.0	0.8	30		20
7~	800	700	1 500	1 000	250	12		90	13.5		35	1.2	1.0	30		30
11~	1 000	1 000	1 500	1200	350	16	18	120	18.0	15.0	45	1.8	1.2	40		50
14~	1 000	1 000	2 000	1 800	350	20	25	150	19.0	15.5	50	2.0	1.4	40		50
18~	800	700	2 000	2 000	350	15	20	150	15.0	11.5	50	2.0	1.5	50	3.5	60
50~	1 000	700	2 000	2 000	350	15	15	150	11.5		50	2.0	1.5	50	3.5	60
孕妇																
早期	800	700	2 500	2 200	400	15		200	11.5		50					
中期	1 000	700	2 500	2 200	400	25		200	16.5		50					
晚期	1 200	700	2 500	2 200	400	35		200	16.5		50					
乳母	1 200	700	2 500	2 200	400	25		200	21.5		65					

（凡表中数字空白之处表示未制定该参考值）

附表 3　脂溶性和水溶性维生素的推荐摄入量(RNIs)或适宜摄入量(AIs)

年龄/岁	维生素 A RNI /μgRE	维生素 D RNI /μg	维生素 E AI /mgα-TE*	维生素 B_1 RNI /mg	维生素 B_2 RNI /mg	维生素 B_6 AI /mg	维生素 B_{12} AI /μg	维生素 C RNI /mg	泛酸 AI /mg	叶酸 RNI /μgDEF	烟酸 RNI /mgNE	胆碱 AI /mg	生物素 AI /μg
0～		10	3	0.2(AI)	0.4(AI)	0.1	0.4	40	1.7	65(AI)	2(AI)	100	5
0.5～	400(AI)	10	3	0.3(AI)	0.5(AI)	0.3	0.5	50	1.8	80(AI)	3(AI)	150	6
1～	400(AI)	10	4	0.6	0.6	0.5	0.9	60	2.0	150	6	200	8
4～	500	10	5	0.7	0.7	0.6	1.2	70	3.0	200	7	250	12
7～	600	10	7	0.9	1.0	0.7	1.2	80	4.0	200	9	300	16
11～	700	5	10	1.2	1.2	0.9	1.8	90	5.0	300	12	350	20
	男　女			男　女	男　女						男　女		
14	800　700	5	14	1.5　1.2	1.5　1.2	1.1	2.4	100	5.0	400	15　12	450	25
18～	800　700	5	14	1.4　1.3	1.4　1.2	1.2	2.4	100	5.0	400	14　13	500	30
50～	800　700	10	14	1.3	1.4	1.5	2.4	100	5.0	400	13	500	30
孕妇													
早期	800	5	14	1.5	1.7	1.9	2.6	100	6.0	600	15	500	30
中期	900	10	14	1.5	1.7	1.9	2.6	130	6.0	600	15	500	30
晚期	900	10	14	1.5	1.7	1.9	2.6	130	6.0	600	15	500	30
乳母	1 200	10	14	1.8	1.7	1.9	2.8	130	7.0	500	18	500	35

* α-TE 为 α-生育酚当量。

（凡表中数字空白之处表示未制定该参考值）

附表 4　蛋白质及某些微量营养素的平均需要量(EARs)

年龄/岁	蛋白质/(g/kg)	锌/mg		硒/μg	维生素A/μg RE①	维生素D/μg②	维生素B$_1$/mg		维生素B$_2$/mg		维生素C/mg	叶酸/μg DFE
		男	女				男	女	男	女		
0~	2.25~1.25	1.5				8.8*						
0.5~	1.25~1.15	6.7				13.8*						
1~		7.4		17	300		0.4		0.5		13	320
4~		8.7		20			0.5		0.6		22	320
7~		9.7		26	400		0.5		0.8		39	320
11~		13.1	10.8	36	500		0.7		10			320
14~		13.9	11.2	40			1.0	0.9	1.3	1.0	63	320
18~	0.92	13.2	8.3	41			1.4	1.3	1.2	1.0	75	320
孕妇							1.3		1.45		66	520
早期		8.3		50								
中期		+5		50								
晚期		+5		50								
乳母	+0.18	+10		65			1.3		1.4		96	450
50~	0.92										75	320

①RE 为视黄酮当量;②0~2.9 岁南方地区为 8.88 μg,北方地区为 13.8 μg。

(凡表中数字空白之处表示未制定该参考值)

附表5　某些微量营养素的可耐受最高摄入量(ULs)

年龄/岁	钙/mg	磷/mg	镁/mg	铁/mg	碘/μg	锌/mg (男 女)	硒/μg	铜/mg	氟/mg	铬/μg	锰/mg	钼/μg	维生素A/μgRE	维生素D/μg	维生素B₁/mg	维生素C/mg	叶酸/μg DFE①	烟酸/mg NE②
0~				10			55		0.4								400	
0.5~				30		13	80		0.8								500	
1~	2000	3000	200	30		23	120	1.5	1.2	200		80			50	600	300	10
4~	2000	3000	300	30		23	180	2.0	1.6	300		110	2000	20	50	700	400	15
7~	2000	3000	500	30	800	28	240	3.5	2.0	300		160	2000	20	50	800	400	20
11~	2000	3500	700	50	800	37　34	300	5.0	2.4	400		280	2000	20	50	900	600	30
14~	2000	3500	700	50	800	42　35	360	7.0	2.8	400		280	2000	20	50	1000	800	30
18~	2000	3500	700	50	1000	45　37	400	8.0	3.0	500	10	350	3000	20	50	1000	1000	35
50~	2000	3500③	700	50	1000	37　37	400	8.0	3.0	500	10	350	3000	20	50	1000	1000	35
孕妇	2000	3000	700	60	1000	35	400						2400	20		1000	1000	
乳母	2000	3500	700	50	1000	35	400							20		1000	1000	

①DFE 为膳食叶酸当量;②NE 为烟酸当量;③60 岁以上磷的 UL 为 3 000 mg。

(凡表中数字空白之处表示未制定该参考值)

附录二 食物一般营养成分表

（一）谷类及其制品

食物项目	食部/%	重量/g	蛋白质/g	脂肪/g	碳水化合物/g	热量/kcal
稻米（灿、糙）	100	100	8.3	2.5	74.2	353
稻米（上白梗）	100	100	6.7	0.7	77.9	345
糯米（江米）	100	100	6.7	1.4	76.3	345
糯米（紫）	100	100	8.2	1.7	75.7	351
米饭（上白米蒸）	100	100	2.6	0.1	26.1	116
米饭（标准米蒸）	100	100	2.8	0.5	27.2	124
小麦粉（精白粉）	100	100	7.2	1.3	77.8	352
小麦粉（富强粉）	100	100	9.4	1.4	75	350
小麦粉（标准粉）	100	100	9.9	1.8	74.6	354
面条（切面）	100	100	7.4	1.4	56.4	268
面条（富强粉煮）	100	100	3.1	0.1	26.3	118
面条（标准粉煮）	100	100	3.3	0.1	27.8	125
馒头（富强粉）	100	100	6.1	0.2	48.8	221
馒头（标准粉）	100	100	9.9	1.8	42.5	226
烙饼（富强粉）	100	100	6.2	1.8	50.8	244
烙饼（标准粉）	100	100	6.6	2.3	52.4	257
火烧	100	100	7.2	2.6	54.5	270
油饼、油条	100	100	7.8	10.4	47.7	316
脆麻花	100	100	9.9	19.2	62.8	464
燕麦	100	100	15.6	3.2	66.7	358
燕麦片	100	100	14.0	7.0	68.0	391
莜麦面	100	100	15.0	8.5	64.8	396

续表

食物项目	食部/%	重量/g	蛋白质/g	脂肪/g	碳水化合物/g	热量/kcal
荞麦面	100	100	10.6	2.5	72.2	354
小米	100	100	9.7	3.5	72.8	362
小米粥	100	100	0.9	0.2	6.8	33
玉米(黄、鲜)	66	100	3.8	2.3	40.2	196
玉米(黄)	100	100	8.5	4.3	72.2	362
玉米(白、鲜)	25	100	2.1	1.3	21.7	107
玉米(白)	100	100	8.5	4.3	72.2	362
玉米碴(黄)	100	100	9.2	0.7	76.1	348
玉米碴(白)	100	100	9.5	2.6	75.6	364
玉米面(黄)	100	100	8.4	4.3	70.2	353
玉米面(白)	100	100	8.8	6.1	68.6	365
窝窝头	100	100	7.2	3.2	33.3	191

(二)干豆类及其制品

食物项目	食部/%	重量/g	蛋白质/g	脂肪/g	碳水化合物/g	热量/kcal
黄豆	100	100	36.3	18.4	25.3	412
黄豆粉	100	100	40.0	19.2	28.3	446
青豆	100	100	37.3	18.3	29.6	432
红小豆	100	100	21.7	0.8	60.7	337
绿豆	100	100	23.8	0.5	58.8	335
蟆豆(饭豆)	100	100	22.0	2.0	55.5	328
蚕豆(带皮)	100	100	28.2	0.8	48.6	314
蚕豆(去皮、青皮种)	100	100	31.9	1.4	52.0	348
蚕豆(炸、盐)	100	100	28.2	8.9	47.2	382
豌豆	100	100	24.6	1.0	57.0	335
扁豆(黑)	100	100	23.0	0.4	54.9	315
刀豆(大)	100	100	30.7	1.2	53.1	346
猫豆	100	100	27.3	1.3	57.5	351
楠豆(爬山豆)	100	100	21.9	2.5	52.0	318
豆浆	100	100	5.2	2.5	3.7	58
豆腐脑(带卤)	100	100	5.3	1.9	0.5	40

续表

食物项目	食部/%	重量/g	蛋白质/g	脂肪/g	碳水化合物/g	热量/kcal
豆腐（南）	100	100	4.7	1.3	2.8	60
豆腐（北）	100	100	7.4	3.5	2.7	72
油豆腐	100	100	24.6	20.8	7.5	316
豆腐干	100	100	19.2	6.7	6.7	164
豆腐干（熏干）	100	100	18.9	7.4	5.9	166
豆腐丝	100	100	21.6	7.9	6.7	184
千张（百页）	100	100	35.8	15.8	5.3	307
腐竹	100	100	50.5	23.7	15.3	477
豆腐皮（油皮）	100	100	44.8	21.8	12.7	426
粉皮（湿）	100	100	0.02	0.02	19.7	79
粉皮（干）	100	100	0.6	0.2	87.5	354
粉条（干）	100	100	3.1	0.2	96.0	398
凉粉	100	100	0.02	0.01	4.9	20
红腐乳（酱豆腐）	100	100	14.6	5.7	5.8	133

（三）薯类及其制品

食物项目	食部/%	重量/g	蛋白质/g	脂肪/g	碳水化合物/g	热量/kcal
甘薯（红）	87	100	1.8	0.2	29.5	127
甘薯（白）	100	100	3.9	0.8	80.3	344
土豆	88	100	2.3	0.1	16.6	77
山药	95	100	1.5	0.0	14.4	64
芋头（毛芋）	85	100	2.2	0.1	17.5	80
藕	85	100	1.0	0.1	19.8	84
荸荠	73	100	1.5	0.1	21.8	94
土豆粉	100	100	7.2	0.5	76	337
土豆片（油炸）	100	100	4.8	47.7	39.6	607

（四）水果类及其制品

食物项目	食部/%	重量/g	蛋白质/g	脂肪/g	碳水化合物/g	热量/kcal
葡萄（玫瑰香）	87	100	0.4	0.6	8.2	56
柑橘（招柑）	73	100	0.9	0.1	12.8	56
红橘（四川）	77	100	0.7	0.1	9.1	40

续表

食物项目	食部/%	重量/g	蛋白质/g	脂肪/g	碳水化合物/g	热量/kcal
甜橙	73	100	0.6	0.1	12.2	52
苹果	81	100	0.4	0.5	13.0	58
鸭梨	93	100	0.1	0.1	9.0	37
桃(久保)	73	100	0.8	0.1	10.7	47
草莓	98	100	1.0	0.6	5.7	32
鲜枣	91	100	1.2	0.2	23.2	99
红果	81	100	0.5	1.3	20.9	97
香蕉	56	100	1.2	0.6	19.5	88
西瓜(京欣1号)	60	100	0.5	0	8.1	34
哈密瓜	70	100	0.5	0.1	7.7	34
柿	70	100	0.7	0.1	10.8	47
杏	90	100	1.2	0	11.1	49
猕猴桃	90	100	1.0	0	13.0	46

(五)蔬菜类及其制品

食物项目	食部/%	重量/g	蛋白质/g	脂肪/g	碳水化合物/g	热量/kcal
韭菜	93	100	2.1	0.6	3.2	27
蒜苗	83	100	1.2	0.3	9.7	46
菜花	53	100	2.4	0.4	3.0	25
西葫芦	73	100	0.7	0	2.4	12
苦瓜	82	100	0.9	0.2	3.2	18
冬瓜	76	100	0.4	0	2.4	11
丝瓜	93	100	1.5	0.1	4.5	25
黄瓜	86	100	0.8	0.2	2.0	13
茄子(紫)	96	100	2.3	0.1	3.1	23
西红柿(红)	94	100	0.6	0.2	3.3	17
柿子椒(青)	86	100	0.9	0.2	3.8	21
苋菜(红)	46	100	1.8	0.3	3.3	23
空心菜	75	100	2.3	0.3	4.5	30
蒿子秆	58	100	0.8	0	1.9	11
茭白	45	100	1.5	0.1	4.6	25

续表

食物项目	食部/%	重量/g	蛋白质/g	脂肪/g	碳水化合物/g	热量/kcal
南瓜	71	100	0.6	0.1	5.7	26
紫菜苔	70	100	1.3	0.2	1.4	13
菠菜	89	100	2.4	0.5	3.1	27
鸡毛菜(白菜秧)	100	100	2.0	0.4	1.3	17
塌捍菜(太古菜)	81	100	2.7	0.1	3.1	24
黄豆芽	100	100	11.5	2.0	7.1	92
绿豆芽	100	100	3.2	0.1	3.7	29
扁豆	94	100	1.5	0.2	4.7	27
豌豆	34	100	7.2	0.3	12.0	80
蟆豆	95	100	2.4	0.2	4.7	30
胡萝卜(红)	79	100	0.6	0.3	8.3	38
红萝卜(小)	63	100	0.9	0	3.8	21
白萝卜	78	100	0.6	0	5.7	25
葱头	79	100	1.8	0	8.0	39
大白菜	68	100	1.1	0.2	2.1	15
小白菜	99	100	1.3	0.3	2.3	17
圆白菜	86	100	1.1	0.2	3.4	20
油菜	96	100	2.6	0.4	2.0	22
莴笋叶	100	100	2.0	0.5	3.3	26
莴笋	49	100	0.6	0.1	1.9	11
芹菜(茎)	74	200	2.2	0.3	1.9	19
芹菜(叶)	20	100	3.2	0.8	3.8	35

(六)坚果类、菌藻类

食物项目	食部/%	重量/g	蛋白质/g	脂肪/g	碳水化合物/g	热量/kcal
花生(鲜)	53	100	24.6	48.7	15.3	598
花生仁(生)	99	100	26.2	39.2	22.1	546
花生仁(炒)	96	100	26.5	44.8	20.2	590
西瓜籽(炒)	40	100	31.8	39.1	19.1	556
葵花子(炒)	60	100	23.1	51.1	9.6	591
核桃(带衣)	43	100	15.4	63.0	10.7	671

续表

食物项目	食部/%	重量/g	蛋白质/g	脂肪/g	碳水化合物/g	热量/kcal
栗子(生)	79	100	4.0	1.1	39.9	186
莲子	45	100	4.9	0.6	9.2	62
香榧	60	100	10.0	44.1	29.8	556
栗子(熟)	78	100	4.8	1.5	44.8	212
菱角	45	100	3.6	0.5	24.0	115
杏仁(炒)	91	100	25.7	51.0	9.6	600
黑芝麻	100	100	21.9	61.7	4.3	660
黑木耳	100	100	10.6	0.2	65.5	306
白木耳	100	100	5.0	0.6	78.3	339
蘑菇(鲜)	97	100	2.9	0.2	2.4	23
香菇	72	100	13.0	1.8	54.0	284
海带	100	100	8.2	0.1	56.2	258
紫菜	100	100	28.2	0.2	48.5	309

(七)乳类及乳制品

食物项目	食部/%	重量/g	蛋白质/g	脂肪/g	碳水化合物/g	热量/kcal
牛乳	100	100	3.3	4.0	5.0	69
牛乳粉(全)	100	100	26.2	30.6	35.5	522
牛乳粉(脱脂)	100	100	36.0	1.0	52.0	361
羊乳	100	100	3.8	4.1	4.3	69
奶油	100	100	2.9	20.0	3.5	206
黄油	100	100	0.5	82.5	0	745
牛乳(炼乳)	100	100	8.2	9.2	52.7	326
人乳	100	100	1.5	3.7	6.9	67
代乳粉(鹿头)	100	100	17.1	10.2	62.9	412
糕干粉	100	100	5.6	5.1	79.0	368
调制奶粉	100	100	22.5	18.0	52.7	463

(八)蛋和蛋制品及骨粉

食物项目	食部/%	重量/g	蛋白质/g	脂肪/g	碳水化合物/g	热量/kcal
鸡蛋	85	100	14.7	11.6	1.6	170
鸡蛋白	100	100	10	0.1	1.3	46

续表

食物项目	食部/%	重量/g	蛋白质/g	脂肪/g	碳水化合物/g	热量/kcal
鸡蛋黄	100	100	13.6	30.0	1.3	330
鸭蛋	87	100	8.7	9.8	10.3	164
鸭蛋（咸）	87	100	11.3	13.3	3.4	179
松花蛋	88	100	13.1	10.7	2.2	158
鹌鹑蛋	89	100	12.3	12.3	1.5	166
鹅蛋	90	100	12.3	14.0	3.7	190
鸽蛋	90	100	9.5	6.4	1.7	102
骨粉（脱脂）	100	100	…	…	…	…
骨粉	100	100	…	…	…	…

（九）鱼类

食物项目	食部/%	重量/g	蛋白质/g	脂肪/g	碳水化合物/g	热量/kcal
大黄鱼	57	100	17.6	0.8		78
小黄鱼	63	100	16.7	3.6	…	99
带鱼	72	100	18.1	7.4	…	139
草鱼	63	100	17.9	4.3	0	110
鲤鱼	62	100	17.3	5.1	0	115
鲫鱼	40	100	13.0	1.1	0.1	62
黑鲢（胖头鱼）	46	100	15.3	0.9	0	69
黄鳝	55	100	18.8	0.9	0	83
鱼松（带鱼刺、骨）	100	100	59.9	16.4		387
鱼粉	100	100	55.6	11.0	0	321
白鲢	60	100	18.6	4.8	0	118

（十）畜肉类及其制品

食物项目	食部/%	重量/g	蛋白质/g	脂肪/g	碳水化合物/g	热量/kcal
猪肉（肥瘦）	100	100	9.5	59.8	0.9	580
猪肉（肥）	100	100	2.2	90.8	0.9	830
猪肉（瘦）	100	100	16.7	28.8	1.0	330
大排骨	81	100	16.4	32	0	350
火腿（熟）	95	100	16.5	38.8	0.2	416
猪蹄	26	100	15.8	26.3	1.7	307

续表

食物项目	食部/%	重量/g	蛋白质/g	脂肪/g	碳水化合物/g	热量/kcal
猪肝	100	100	21.3	2.5	1.4	131
猪肾	89	100	15.5	4.8	0.7	108
猪肚	92	100	14.6	2.9	1.4	90
牛肉(肥瘦)	100	100	20.1	10.2	0	172
牛肉(肥)	100	100	15.1	34.5	6.4	397
牛肉(瘦)	100	100	20.3	6.2	1.7	144
羊肉(肥瘦)	100	100	11.1	28.8	0.8	307
羊肉(瘦)	100	100	17.3	13.6	0.5	194
羊肉(肥)	100	100	9.3	55.7	0.8	542
羊肝	100	100	18.5	7.2	3.9	154
驴肉	100	100	18.6	0.7	...	81
兔肉	100	100	21.2	0.4	0.2	89

(十一)畜肉类

食物项目	食部/%	重量/g	蛋白质/g	脂肪/g	碳水化合物/g	热量/kcal
鸡	34	100	21.5	2.5	0.7	111
鸡肫	67	100	22.5	1.3	0	101
鸡肝	100	100	18.2	3.4	1.9	111
鸡心	100	100	20.7	5.5	0.2	133
鸭	24	100	16.5	7.5	0.5	136
鸭肫	89	100	20.2	1.8	1.0	101
鸭肝	100	100	17.1	4.7	6.9	138
鸭掌	52	100	13.7	9.8	0	143
鹅	66	100	10.8	11.2	0	144
酱鸭	70	100	26	19.3	4.5	296
板鸭	70	100	9.7	45.0	1.8	451
田鸡(青蛙)	34	100	11.9	0.3	0.2	51

(十二)软体动物、虾、蟹类及其他

食物项目	食部/%	重量/g	蛋白质/g	脂肪/g	碳水化合物/g	热量/kcal
田螺	21	10.7	1.2	3.8	69	191
蚶	88.9	8.1	0.4	2.0	44	...

续表

食物项目	食部/%	重量/g	蛋白质/g	脂肪/g	碳水化合物/g	热量/kcal
牡蛎	100	11.3	2.3	4.3	83	178
淡菜(贻贝干)	100	59.1	7.6	13.4	358	864
干贝	100	63.7	3.0	15.0	342	886
蛤蜊	20	10.8	1.6	4.6	76	82
鱿鱼	98	15.1	0.8	2.4	77	…
鱿鱼(干)	100	66.7	7.4	3.0	345	1 038
黑鱼	73	13.0	0.7	1.4	64	150
海蜇	100	12.3	0.1	3.9	66	微量
海参(干)	81	76.5	1.1	13.2	369	…
海参(水浸)	100	14.9	0.9	0.4	69	12
对虾	70	20.6	0.7	0.2	90	150
青虾	40	16.4	1.3	0.1	78	205
虾米	100	47.6	0.5	0	195	695
虾皮	100	39.3	3.0	8.6	219	1 005
海螃蟹	50	14.0	2.6	0.7	82	191
甲鱼	55	17.3	4.0	0	105	94

参 考 文 献

[1] 林海.食品营养与卫生.武汉:武汉理工大学出版社,2011.

[2] 魏新军.食品营养与卫生学.北京:中国农业科技出版社,2001.

[3] 王丽琼.食品营养与卫生.北京:化学工业出版社,2009.

[4] 任顺成.食品营养与卫生.北京:中国轻工业出版社,2011.

[5] 陈月英.食品营养与卫生.北京:中国农业出版社,2008.

[6] 李华文,邵继红.营养与食品卫生学实习指导.北京:科学出版社,2012.

[7] 吴定,高云.食品营养与卫生保健.北京:中国质检出版社,2013.

[8] 石瑞.食品营养学.北京:化学工业出版社,2012.

[9] 孙秀发,周才琼,肖安红.食品营养学.郑州:郑州大学出版社,2011.

[10] 周才琼.食品营养学.北京:高等教育出版社,2011.

[11] 李铎.食品营养学.北京:化学工业出版社,2010.

[12] 孙远明.食品营养学.北京:中国农业科技出版社,2010.

[13] 彭姗姗.食品营养与保健.北京:中国质检出版社,2011.

[14] 李洁,邹盈.食品营养与卫生.北京:国防工业出版社,2010.

[15] 王丽琼.食品营养与卫生.北京:化学工业出版社,2008.

[16] 陈锦治.营养与膳食指导.北京:中国医药科技出版社,2011.